肾衰论治

主　编　南　征　南红梅
副主编　王秀阁　于　敏　何　泽　米　佳

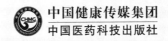

中国健康传媒集团
中国医药科技出版社

内容提要

本书是南征教授以传统中医经典理论和名家论述为依据，结合自己临床治疗肾衰55年实践经验的总结实录。全书分为医论篇和诊治篇两部分，医论篇系统阐述了中西医对慢性肾衰、消渴肾衰认识的历史演化和对其病因病机的认识，同时又专门对毒、伏邪、命门等中医病因、病机进行了更详尽的论述；诊治篇则分为一则八法、慢性肾衰诊治实录、消渴肾衰诊治实录等，对肾衰的具体治疗方进行了阐释。本书适合中医临床工作者和研究者学习参考。

图书在版编目（CIP）数据

肾衰论治/南征，南红梅主编.—北京：中国医药科技出版社，2021.12
ISBN 978-7-5214-2686-1

Ⅰ.①肾…　Ⅱ.①南…　②南…　Ⅲ.①慢性病－肾功能衰竭－中医治疗法　Ⅳ.①R277.525

中国版本图书馆CIP数据核字(2021)第188066号

美术编辑　陈君杞
版式设计　友全图文

出版　**中国健康传媒集团** | 中国医药科技出版社
地址　北京市海淀区文慧园北路甲22号
邮编　100082
电话　发行：010-62227427　邮购：010-62236938
网址　www.cmstp.com
规格　710×1000mm $\frac{1}{16}$
印张　16 $\frac{3}{4}$
字数　307千字
版次　2021年12月第1版
印次　2021年12月第1次印刷
印刷　三河市万龙印装有限公司
经销　全国各地新华书店
书号　ISBN 978-7-5214-2686-1
定价　**49.00元**

获取新书信息、投稿、为图书纠错，请扫码联系我们。

编委会

自序

　　"肾衰"一词，首见于唐代孙思邈所著的《银海精微·视物不真》："肾衰不为心火交济，故心火上炎，眼目必热，则看物不准。今肾水衰乃虚阳攻上，肝血衰则目不得血，岂非血衰而气旺也。"《五脏六腑图说》曰："人之色黄黑者，肾衰也。"《张氏医参七种》亦云："肾主骨，齿落则肾衰矣。"张景岳认为"肾中阳气不足，则命门火衰"，命门火衰，"无水无火，真阴之病"。2010年公布的《中医药学名词》解释：关格，肾衰邪陷证。

　　肾衰，即肾病日久不愈，至肾阳衰微，命门火衰的重症。亦有肝肾瘀毒、痰瘀浊毒、气血阴阳皆衰者。消渴肾衰病机的关键是毒损肾络，邪伏膜原，五脏皆脆，五脏皆弱，元精亏，元气微，命门火衰，真阴为病。赵献可所著《医贯》曰："命门火衰即肾阳衰微。""命门火之功能如走马灯，油足火旺动速，油少火微动缓，火熄则寂然不动。"灯中火，即元气；灯中油，即元精。元精亏，元气微，命门火衰，即肾衰。消渴肾衰属络病。夫天地之气，万物之源也；伏邪之气，疾病之源也。外感伏邪称为伏气之病，邪毒伏邪称为伏邪疾病。譬如，消渴肾衰，是散膏损伤，消渴日久不愈，邪毒→气街→少阴→肾脉→肺中→咽喉→肾络→潜伏膜原。消渴久病，毒邪入络，至虚之处，便是容邪之所，邪阻肾络，郁久蕴毒，深滞于浮络、孙络、膜络，是消渴肾病病情缠绵、久治不愈的根本原因。因此，诊疗上应重视络脉病证之变。

　　肾衰，命门火衰，精水不足之证。治疗上，明代汪绮石所著的《理虚元鉴·阳虚三夺统于脾》谓："阳虚之治，虽有填精、益气、补火之各别，而以急救中气为最先，有形之精血不能速生，无形之真气所宜急固，此益气之所以切于填精也。回衰甚之火者，有相激之危；续清纯之气者，有冲和之美。此益气之所以妙于益火也。夫气之重于精与火也如此，而脾气又为诸火之原，安得不以脾为统哉！"《素问·举痛论篇》曰："百病生于气也。"百病亦亡于气也！清代唐容川所著《血证论》谓："瘀血化水，亦发水肿，是血病而兼水也。""血积既久，亦能化为痰水。""水为血之倡，气行则水行，水行则血行，宜服补气之药以升其水，水升则血升矣，补中益气治之。"清代程文囿所著《女科原旨》谓："血化为水者，《金匮》下瘀血汤治之。"血溶于水，水即肾水。《难经》谓："损其肾者，益其精。"治肾水药用"左归""六味"。总而言之，水气病脉证并治，肾衰属络病、血病。肾主水，肾病即水病。血水同源，血水病，血水同治。正如仲景曰："血不利则为水。""阴阳相得，其气乃行，大气一转，其气乃散。"如《医学衷中参西录》的升陷汤组成：生黄芪、知母、柴胡、升麻、桔梗。可加人参、山茱萸、玄参、天冬、麦冬、生地、龙骨、牡蛎。正所谓宗气大转，邪气皆散。

本书将"肾衰"理论与实践相结合，分为两部分进行详细阐述。第一部分医论篇，第一章慢性肾衰，从对肾衰认识的历史源流入手，综合归纳古今医家诊治肾衰的学术精华、实践经验、有效治法方药，其中以国医大师、全国名老中医的学术经验为主，论述了慢性肾衰的病名、病因病机、诊治。在治法中，除了内治法外，本书还纳入了各位医家的外治灌肠经验方。第二章为消渴肾衰，本病名为笔者首次提出，从病名释义、病因病机、辨证论治分别阐述。其余章节分别从毒邪、伏邪、命门学说阐述与肾衰之关系。第二部分诊治篇，以笔者的"一则八法"为总体思想，以悬壶实录为主，展示了笔者55年临证中收集的诊治慢性肾衰、消渴肾衰的真实验案，以供读者参悟。

在本书的编写过程中，我的学生们献出了自己的宝贵时间和汗水，他们是鲍鹏杰、张琦、赵芸芸、刘乐、刘世林、祝志岳等，在此一并表示感谢，感谢他们付出的辛勤劳动，感谢他们认真负责的著述精神。

由于编者水平有限，书中难免存在一些不足之处，在此也恳请广大同道和读者予以批评指正，以便再版时修订完善。

南征

庚子抗疫

目录

医论篇

诊治篇

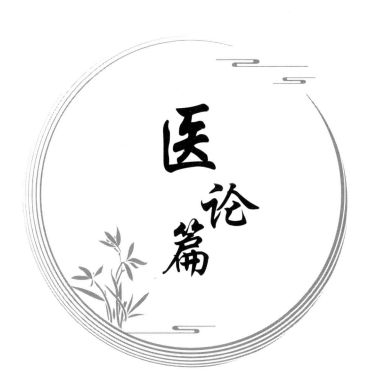

医论篇

第一章 慢性肾衰

一、病名溯源

（一）中医学认识

1.古代文献记载

"肾衰"一词，首见于唐代孙思邈所著的《银海精微·视物不真》："肾衰不为心火交济，故心火上炎，眼目必热，则看物不准。"此处的"肾衰"是指肾水衰少，不能上济于心，导致心肾不交，水火不济，属于病机学的范畴。关于"肾衰"的相关描述，可追溯到秦汉时期的《黄帝内经》（简称《内经》），如《素问·上古天真论篇》谓："七八，肝气衰，筋不能动，天癸竭，精少，肾脏衰，形体皆极。"王冰注曰："肝气养筋，肝衰，故筋不能动；肾气养骨，肾衰，故形体疲极，天癸已竭。"《素问·厥论篇》谓："夫酒气盛而慓悍，肾气有衰，阳气独胜，故手足为之热也。"王冰注曰："醉饱入房，内亡精气，中虚热入，由是肾衰，阳盛阴虚，故热生于手足也。"王冰所说的"肾衰"也属于病机学的范畴。唐代胡愔所著的《黄庭内景五脏六腑补泻图》谓："人之色黄黑者，肾衰也。"此处的"肾衰"属于病名。由上可知，在唐代就有了"肾衰"的病名。此后历代文献中的相关记载，大体可分为病名类、病机类和治疗类。

（1）病名类

1）面色 《黄庭内景五脏六腑补泻图》曰："人之色黄黑者，肾衰也。"黄色为脾之本色，黑色为肾之本色，脾肾衰败则本色暴露。

宋代张君房所著《云笈七签·卷第十四》中谓："齿黑龀者，肾风也；耳痛者，肾气壅也；腰不伸者，肾冰也；色黄者，肾衰也；容色紫光者，肾无他恶也；骨鸣者，肾羸也。"元代丘处机所著《摄生消息论·肾脏冬旺》中曰："冬三月，存辰星之黑气，入肾中存之。人之骨疼者，肾虚也；人之齿多龃者，肾衰也；人之齿堕者，肾风也；人之耳痛者，肾气壅也；人之多欠者，肾邪也；人之腰不伸者，肾乏也；人之色黑者，肾衰也；人之容色紫而有光者，肾无病也；人之骨节鸣者，肾羸也。"明代李梴的《医学入门·脏腑条分》曰："面色紫光者，肾无苦也；色黄黑者，肾衰也。"

2）脉象 明代王九思的《难经集注·卷第二》曰："啄啄连属，其中微曲，曰病（吕曰：啄啄者，不息，故谓之连属。其中微曲，是脾来乘肾，脉缓而曲，故病。丁曰：啄啄谓如雀，啄啄连连时止，肾衰之病也）。"

3）预后 明代萧京所著的《轩岐救正论》问证谓："若乃心病爱咸，肺伤欲苦，脾弱喜酸，肝病好辣，肾衰嗜甘，此为逆候。病轻必危，危者必死，治得其法，服药预防可回生。"甘入脾，属土；咸入肾，属水。今肾衰患者嗜食甘味食物，是土克水也，故为逆候。

（2）病机类

1）肾失封藏 肾主封藏，肾的功能衰弱，肾气不固，封藏失职，则出现唇口干焦、精溢自泄、不饮而利等症状。

宋代陈言所著《三因极一病证方论·三消脉证》中曰："消肾属肾，盛壮之时，不自谨惜，快情纵欲，极意房中，年长肾衰，多服丹石，真气既丧，石气孤立，唇口干焦，精溢自泄，不饮而利。"消肾的病程发展中，肾衰是其发展趋势。明代龚居中所著《红炉点雪·火病泄泻》中曰："若夫痰火病，此则属脾肾两虚，何也？盖肾衰不能摄，脾弱不能运，脾气虚，则阑门之气亦虚，是以不能泌别清浊，致水液渣滓，混入大肠，故或溏而或泄也。"《红炉点雪·梦遗滑精》谓："有下元虚弱，精神荡溢而遗者，此肾衰不摄，玉关无约，而精乃妄泄，法当君以补肾，佐以涩精也。"明代孙一奎所著《赤水玄珠·梦遗门》中曰："《内经》云，主闭藏者，肾也。又云，肾藏精，肾衰则不能管摄，故妄行而出精不时也。又曰，思想无穷，所愿不得，意淫于外，入房太甚，宗筋弛纵，发为白淫、梦遗等症。"明代戴思恭所著《秘传证治要诀及类方》谓三消："上消消心，心火炎上，大渴而小便多。中消消脾，脾气热燥，饮食倍常，皆消为小便。下消消肾，肾衰不能摄水，故小便虽多而渴。然小便既多，津液必竭，久而未有不渴者，谓之全不渴，未有的论……三消久而小便不臭，反作甜气，在溺桶中滚涌，其病为重，更有浮在溺面如猪脂，溅在桶边如樵烛泪，此精不禁，真元竭矣。"

2）肾不藏精 肾藏精、主骨、生髓，肾的功能衰弱，肾精不足，则牙齿松动。先天肾精不足，禀赋不足，则五迟（立迟、行迟、语迟、发迟、齿迟）、五软（头项软、口软、手软、足软、肌肉软）。

宋代陈言所著《三因极一病证方论·齿病证治》谓："齿为关门，肾之荣，骨之余也。肾衰则齿豁，精固则齿坚。"元代朱丹溪的《脉因证治·五十六齿因证》谓："夫齿乃肾之标，骨之余。上龈隶于坤土，足阳明之贯络也；下龈隶于庚金，手阳明之贯络也。手阳明恶寒饮而喜热，足阳明喜寒饮而恶热。肾衰则豁，肾固则坚。"明代张介宾的《景岳全书》持相同观点。

清代吴谦所著《医宗金鉴·牙齿口舌总括》谓："牙齿者，骨之余，属乎肾也。

若无故齿长，疏豁而动，则为肾衰惫也。"明代孙一奎所著《赤水玄珠·论结燥病本不同》谓："东垣清燥汤治湿热成痿，以燥金受湿热之邪，是绝寒水生化之源，源绝则肾衰，痿厥之病大作，腰以下痿软，瘫痪不能动。"明代赵献可所著《医贯·齿论》谓："凡小儿行迟、语迟、齿迟及囟门开者，皆先天母气之肾衰，须肾气丸为主。"清代俞根初所著《通俗伤寒论·夹痛伤寒》谓："即有胃脘留伏痰饮之腹痛，肾虚足不任地之脚心痛，肾衰风袭之下体痿弱、骨节疼痛，病虽从内而发，其实痛在经络，所以治表之药，总无妨于本病。"清代汪宏的《望诊遵经》发望法提纲："窃闻肾之华在发，血之荣以发。盖发者血之余，血者水之类也。经言女子七岁发长，丈夫八岁发长，五八发堕，八八发去者。盖肾主脑，脑者髓之海，发者脑之华，肾盛则发长，肾衰则发堕，脑减则发素也。其或年少而发白，年老而发黑者，赋禀不同也。"

3）肾阴衰少　阴阳互根互用，消长平衡。心火下行以温养肾水，肾水上行以泄心火，心肾相交，水火既济。肾水衰少，则心火上炎，水火不济，心肾不交；肾阴衰少，则肾阳独胜，阴虚火旺。

元代丘处机所著《摄生消息论·夏季摄生消息》谓："夏季心旺肾衰，虽大热不宜吃冷淘冰雪、蜜冰凉粉、冷粥，饱腹受寒，必起霍乱。"元代李鹏飞所著《三元参赞延寿书·四时调摄》曰："书云：夏之一季，是人休息之时，心旺肾衰化为水。至秋而凝，冬始坚，当不问老少，皆食暖物，则不患霍乱，腹暖百病不作。"明代高濂所著《遵生八笺·卷四·四时调摄笺夏卷》曰："夏至后，夜半一阴生，宜服热物，兼服补肾汤药，夏季心旺肾衰，虽大热，不宜吃冷淘冰雪蜜水、凉粉、冷粥，饱腹受寒，必起霍乱。"清代马齐所著《养身秘旨》谓："心旺肾衰色宜避，养肾固精当节制，常令肾实不虚空，自然强健无忧虑。"清代张宗法所著《三农纪》卷二十四养生谓："夏中宜调和心志，此时心旺肾衰，精化为水，至秋乃凝，尤当保肾以固阴。"春夏养阳，秋冬养阴，夏季阳相对旺、阴相对弱，故不能过食寒凉，易伤阳气。

元代滑寿所著《读素问钞·病能》谓："夫酒气盛而慓悍，肾气日衰，阳气独胜，故手足为之热也。醉饱入房，内亡精气，中虚热入，由是肾衰，阳盛阴虚，故热生于手足也。愚按：人或醉饱而房，气聚于脾，胃主行津液，阴气虚阳气入，则胃不和，胃不和则精气竭，精气竭则四肢不荣，酒气与谷气相薄，则内热而溺赤，气壮而慓悍。肾气既衰，阳气独胜，故手足热发而为热厥也。"明代陈士铎所著《辨证录·血症门》谓："然而脾之所以唾血者，仍责之胃土之虚，不特胃土之虚，而尤责之肾水之衰也。盖胃为肾之关门，肾衰则胃不为肾以司开阖，而脾之血欲上唾，而胃无约束，任其越出于咽喉之上矣。故脾之唾血，虽脾火之沸腾，实肾胃二火之相助也。治法平脾之火，必须补脾之土，更须补肾水以止胃之火也。"明代陈士铎的《外经微言》肾水篇曰："水涸而肝益加燥，肾无沥以养肝，安得余波以灌心乎！肝木愈横，心火愈炎，肾水畏焚，因不上济于心，此肾衰之故，非所谓肾旺之时也。少师曰：肾衰不能济心，独心受其损乎？岐伯曰：心无水养，则心君不安，乃迁其怒于肺金，遂移其火以逼肺矣。肺金最畏火炎，随移其热于肾，而肾因水竭，水中之火正无所依，得心火之相会，翕然升木变出龙雷，由下焦而腾中焦，由中焦而腾上焦，有不可止遏之机矣。是五脏七腑均受其害，宁独心受损乎！"肝木篇曰："少师曰：肝属木，木非水不养，故肾为肝之母也。肾衰则木不旺矣，是肝木之虚，皆肾水之涸也。"明代杜文燮《药鉴·六气主病》谓："妄者，虚妄也。火为阳，故外清明而内浊昧。心热甚则肾衰，而志不精一，见闻虚妄，而自为问答，神智失常也。"清代柯琴的《伤寒论注》卷二曰："汗家，平素多汗人也，心液大脱，故恍惚心乱，甚于心下悸矣。心虚于上则肾衰于下，故阴疼。余粮，土之精气所融结，用以固脱而镇怯，故为丸以治之。"

4）肾阳衰弱 腰为肾之府，肾虚则腰痛。脾主运化水湿，肾主水，主气化，肾阳衰弱，火不生土，则脾阳衰弱。脾肾阳衰弱，水液代谢失常，则或便溏，或下利，或水肿。

明代张介宾所著《景岳全书》中曰："腰痛证，旧有五辨：一曰阳虚不足，少阴肾衰；二曰风痹、风寒、湿着腰痛；三曰劳役伤肾；四曰坠堕损伤；五曰寝卧湿地。虽其大约如此，然而犹未悉也。盖此证有表里、虚实、寒热之异，知斯六者庶乎尽矣，而治之亦无难也。"清代叶天士《临证指南医案》论腰腿足痛谓："腰者，肾之府，肾与膀胱为表里，在外为太阳，在内属少阴，又为冲任督带之要会，则腰痛一症，不得不以肾为主病。然有内因、外因、不内外因之别，旧有五辨：一曰阳虚不足，少阴肾衰；二曰风痹风寒，湿着腰痛；三曰劳役伤肾；四曰坠堕损伤；五曰寝卧湿地。其说已详，而景岳更增入表里、虚实、寒热之论，尤为详悉。"

明代陈士铎所著《辨证录·痢疾门》中曰："气熏于肾之中，肾即醉于酒之味，正不必其湿热之尽入之也。然而湿热之侵，由于肾衰之故，肾不能敌，乃移其湿热于脾，脾又久受湿热之困，不能再藏，乃酿成酒积而作痢矣。虽其积在脾，病实在肾。但治脾而痢不能愈，必须治肾。然徒治其肾，病亦不能愈，必须解酒之毒，分消其湿热之气，则不治痢，而痢自止。"清代魏之琇所著《续名医类案·肿胀》谓："水去肾衰，非温补之，则浊凝之阴必致复聚，肾中之火气复然，周身之阳气有蒂，天癸自行，生育可必。"

5）药物性肾损伤 明代李梴所著《医学入门·沉寒痼冷》谓："刚剂慢投恐肾衰，金液丹、黑锡丹、养气丹、返阴丹，尽皆金石慢剂。阴脏性缓，渐服回阳即止，猛进常服，恐水枯火燥，元阳脱矣。阳脏性急者，禁服。"

（3）治疗类

1）黄芪 宋代唐慎微的《重修政和经史证类备用本草》卷七谓："《药性论》云：黄芪，一名王孙。治发背，内补。主虚喘，肾衰，耳聋，疗寒热。生陇西者下，补五脏。"明代薛己的《药性本草》谓："黄芪，主虚喘，肾衰，耳聋，疗寒热，消渴。"明代李时珍的《本草纲目》谓："黄芪，主虚喘，肾衰耳聋，疗寒热，治发背，内补（甄权）。"

2）石南 宋代寇宗奭的《本草衍义》卷十五谓："石南叶，状如枇杷叶之小者，但背无毛，光而不皱……治肾衰脚弱最相宜。"明代龚廷贤的《药性歌括四百味》谓："石南味辛，肾衰脚弱，风淫湿痹，堪为妙药。"

3）桑螵蛸 宋代唐慎微的《重修政和经史证类备用本草》卷二十谓："《药性论》云，桑螵蛸，臣。畏戴椹。主男子肾衰，漏精，精自出。患虚冷者能止之，止小便利。火炮令热，空心食之。虚而小便利，加而用之……盖桑白皮行水，意以接螵蛸就肾经，用桑螵蛸之意如此。然治男女虚损，益精，阴痿，梦失精，遗溺，疝瘕，小便白浊，肾衰不可阙也。"

明代陈嘉谟的《本草蒙筌》曰："桑螵蛸，味咸、甘，气平。无毒。系螳螂所生，逢荆棘俱有。独取桑树者入药，欲得桑津气引经（桑皮善行水，故能引达肾经，如不得真者，加桑白皮佐之）。二三月中，方可收采。曝干复炙（当中破开炙之），免泄大肠。畏旋覆花，宜白龙骨。主女人血闭腰痛，治男子虚损肾衰。益精强阴，补中除疝。止精泄而愈白浊，通淋闭以利小便。又禁小便自遗，故《本经》注云：凡梦遗方中，不可缺也。俗谓禁尿窠，亦指此焉。"明代李时珍的《本草纲目》曰："桑螵蛸，肝、肾、命门药也，古方盛用之。权曰：男子肾衰精自出，及虚而小便利者，加而用之。"明代李梴的《医学入门·治寒门》曰："桑上螵蛸能补肾，专攻遗溺及遗精，白浊疝瘕皆可用，炮熟免令泻病生。（螳螂逢木便产一枚，出子百数，唯产于桑木上，得桑之津气者为佳。味咸甘，气平，无毒。主五脏虚损，肾衰阴痿，梦寐失精，或漏精自出，遗溺白浊，及孕妇小便不禁，不可缺也。久服养神气，益精生子，又主女子伤中疝瘕，血闭腰痛，通五淋，利水道）"

清代张璐的《本经逢原·虫部》曰："桑螵蛸，肝肾命门药也，功专收涩。故男子虚损，肾衰阳痿，梦中失精，遗溺白浊，方多用之。"清代冯兆张的《冯氏锦囊秘录》曰："桑螵蛸，治男子虚损肾衰，五脏气散，疝瘕阴痿，作中腰痛，精遗白浊，益精强用，补中固肾，通淋利水，复禁小便自遗，为梦遗方之要药。久服益气养神，益精生子，女子血闭腹痛，及胎前产后溺遗不禁。"清代陈士铎的《本草新编》曰："桑螵蛸，味咸、甘，气平，无毒。主女人血闭腰痛，治男子虚损肾衰，益精强阴，补中除疝，止精泄而愈白浊，通淋闭以利小便，又禁小便自遗。"

4）腽朒脐 明代李梴的《医学入门·治寒门》曰："腽朒脐咸热无毒，疗痨尸疰攻心腹，精冷面黑膝腰痛，补中破癖并血宿。（腽，温也；朒，内也；脐，剂也，温内之剂。又水物多以脐交，言其性也。东垣云：疗痨瘵，更壮元阳，脾肾虚损极有功也。主鬼气尸疰，梦与鬼交，鬼魅狐魁及中恶邪气，心腹作痛，肾衰精冷，阴痿面黑，腰膝酸痛，脾衰脐腹积冷，少气羸瘦，痞块痃癖。此药补中益气，又兼消导，能破宿血，治惊狂痫疾）"

5）附子、干姜 明代徐春甫的《古今医统大全·火证门》谓："若肾水受伤，真阴失守，无根之火为阴虚之病，以壮水之剂制之，如生地黄、玄参之属。若右肾衰为阳脱之病，以温热之剂补之，如附子、干姜之属。"

2.现代中医学家的认识

中医学中无"慢性肾衰竭（慢性肾衰）"一词，1997年在国家中医药管理局医政司编制的国家标准《中医临床诊疗术语》中明确提出了"肾衰"病名，2010年全国科学技术名词审定委员会审核公布了"慢性肾衰"病名。针对西医学的"慢性肾衰竭"一病，多数医家认为其属于中医"关格""癃闭"等范畴，但这一认识并不是很确切。现将现代著名中医学家的观点简述如下。

（1）国医大师任继学教授对慢性肾衰竭病名的认识

1）关于关格 "关格"一词，源于《内经》，历代医家多有不同认识，归纳起来，其义有四：①脉诊术语，指人迎与寸口脉俱极盛，系阴阳离决之危象。如《素问·六节藏象论篇》指出："人迎与寸口俱盛四倍以上为关格，关格之脉赢，不能极于天地之精气则死矣。"②阴阳之气盛极之危象。如《灵枢·脉度》指出："阴气太盛，则阳气不能相荣也，故曰关；阳气太盛，则阴气不能相荣也，故曰格；阴阳俱盛，不得相荣，故曰关格。关格者，不得尽期而死也。"③指大小便不通。《诸病源候论》卷十四说："关格者，大小便不通也。大便不通谓之内关，小便不通谓之外格，二便俱不通，为关格也。由阴阳气不和，荣卫不通故也。"④指上下不通。《伤寒论·平脉法第二》指出："寸口脉浮而大，浮为虚，大为实。在尺为关，在寸为格。关则不得小便，格则吐逆。"《注解伤寒论》解曰："浮则为正气虚，大则为邪气实。在尺，则邪气关闭下焦，里气不得下通，故不得小便；在寸，则邪气格拒上焦，使食不得入，故吐逆。"

清代张璐《张氏医通》说："阴阳易位，病名关格，多不可治。"明确指出了这一病症的严重性，并进而论述了一些主要见症，如"舌上苔白而水浆不得下曰格，格则吐逆；热在丹田，小便不通曰关，关则不得小便"，指出了本病的主症是少尿或尿闭，并且提出了催吐以促升降，补中助运以促升降，以及从尿闭之时头部有无汗判断预后等一系列完整的对"关格"病因、病机、症状、治疗、预后等的认识。

任继学教授认为，关格不一定完全是慢性肾衰，慢性肾衰在疾病发展过程中的某一阶段，可出现尿少、尿闭、呕吐频甚的关格证候，但大便闭亦有致格者，如肠结证。慢性肾衰发生尿少、尿闭、吐逆只出现于疾病发展过程中的某个阶段，而多尿更为常见，所以据此认为慢性肾衰完全等于关格是不全面的。

2）关于癃闭 "癃闭"之名首见于《内经》，《内经》对癃闭的病位、病因病机都作了比较详细的论述。《素问·灵兰秘典论篇》曰："膀胱者，州都之官，津液藏焉，气化则能出矣。"又曰："三焦者，决渎之官，水道出焉。"《素问·宣明五气论篇》曰："膀胱不利为癃。"《素问·标本病传论篇》曰："膀胱病，小便闭。"《灵枢·本输》曰："三焦……实则闭癃。"已经明确指出了本病的病位在膀胱，膀胱和三焦气化不利，可导致癃闭的发生。在本病的治疗方面，孙思邈的《备急千金要方·膀胱腑》中载："胞囊者，肾膀胱候也，贮津液并尿，若脏中热病者，胞涩，小便不通……为胞屈僻，津液不通，以葱叶除尖头，内阴茎孔中深三寸，微用口吹之，胞胀，津液大通，便愈。"这是最早用导尿术治疗小便不通的记载。《证治准绳·小便不通》中也有"治小便不通，诸药不效，或转胞致死危困，用猪尿胞一个，底头出一小眼子，翎筒通过放在眼儿内，根底以细线系定，翎筒子口细杖子堵定，上用黄蜡封尿胞口，吹满气七分，系定了，再用手捻定翎筒跟头，放了黄蜡，塞其翎筒，在小便出里头，放开翎筒跟头，手捻其气透于里，小便即出"的记载。从治疗的方法来看，本病的病位在膀胱。

因此，根据以上记载，任继学教授认为，慢性肾衰是癃闭的观点值得商榷。

3）"虚损性肾衰"病名的提出 以上诸多名称或命名不正确，如癃闭；或仅为症状和体征，如关格、水肿，而症状和体征只是疾病某一阶段的现象，并不能代表疾病全过程的病理本质，也难以提示疾病的转归和预后。

由国家中医药管理局医政司编制的国家标准《中医临床诊疗术语》中明确提出了"肾衰"之名，其中指出："肾衰可由暴病及肾，损伤肾气，或肾病日久，致肾气衰竭，气化失司，湿浊尿毒不得下泄，以急起少尿甚或无尿，继而多尿，或以精神萎靡，面色无华，口有尿味等为常见症状的疾病。"慢性肾衰即久病之肾衰。

关于虚损的认识：①揭示肾衰的疾病本质。成书于清代的《医方辨难大成》说："虚者空也，如器之内本空也；损者坏也，如物之久而坏也。"明代方隅的《医林绳墨》说："虚者，气血之空虚也；损者，脏腑之坏损也。"明代孙一奎的《赤水玄珠》谓："虚是气血不足……损是五脏亏损。"明代吴谦的《医宗金鉴》说："虚者，阴阳、气血、荣卫、精神、骨髓、津液不足是也；损者，外而皮、脉、肉、筋、骨，内而肺、心、脾、肝、肾消损是也。"可见，虚是指人体的阴阳气血亏虚，损是指脏腑器官受损。清代吴澄的《不居集》曰："虚损者，形精不足。"清代沈金鳌的《杂病源流犀烛》说："虚损，真元病也。"《赤水玄珠》谓："虚损之微，有真火尚存……虚损之甚者，真火已亏。"因此，任继学教授认为，肾衰之前加"虚损"二字，更能体现肾脏脏真受伤，精、气、神受害的疾病本质。②揭示肾衰的病理演变。宋代严用和的《重订严氏济生方·诸虚门》记载："积微成损，积损成衰。"阐明了疾病由于失治误治，而进一步导致脏器功能衰竭的病理过程，这基本符合慢性肾衰逐渐演进的发病过程。③揭示肾衰的错综复杂。《医方辨难大成》又说："病难悉举，证多变异，皆以虚损名之。虚属先天受气之初，本来受有；损属后天成形之后，自败而成。"肾衰前冠以"虚损"，既可以体现本病临床表现的错综复杂，又可以强调先天禀赋薄弱对本病形成所起的作用。④揭示肾衰中的五脏相关。清代洪炜所著《虚损启微》曰："然肾为五脏之本，水为天一之源，则凡患虚损者，实唯肾水之亏，十居八九。盖肾水亏，则肝失所藏而血燥生；肾水亏，则水不归源而脾痰起；肾水亏，则心肾不交而神色败；肾水亏，则盗伤肺气而咳嗽频。""虚损"置于肾衰前，能够反映肾脏衰败殃及其他脏腑的病机特点。⑤说明及补充肾衰的临床表现。本病的临床表现为"真元肾藏虚损，血气不足，耳鸣，目黯，腰膝酸痛，肌体羸瘦，饮食无味"。《圣济总录》载："肾脏虚损，阳气痿弱，少腹拘急，四肢酸痛，面色黧黑，唇口干燥，目暗耳鸣，气短力乏，精神倦怠。""肾脏虚损，骨髓枯竭，小便滑数，腰背拘急，耳鸣色黯。""肾脏虚损，骨痿羸瘦者，盖骨属于肾，肾若虚损，则髓竭骨枯。"以上论述基本符合肾衰的临床症状及体征。任继学教授经过反复探究，认为西医学的"慢性肾衰竭"应以"虚损性肾衰"名之为宜，冠以"虚损"更能体现本病的复杂性、难治性和顽固性。

（2）国医大师吕仁和教授对慢性肾衰竭病名的认识

"关格"最早以脉诊和病理术语见于《内经》。如《素问·六节藏象论篇》谓："人迎一盛病在少阳，二盛病在太阳，三盛病在阳明，四盛以上为格阳；寸口一盛病在厥阴，二盛病在少阴，三盛病在太阴，四盛以上为关阴。人迎与寸口俱盛四倍以上为关格，关格之脉赢，不能极于天地之精气，则死矣。"此处系指脉象而言。《灵枢·脉度》谓："阴气太盛，则阳气不能荣也，故曰关。阳气太盛，则阴气弗能荣也，故曰格。阴阳俱盛，不得相荣，故曰关格。关格者，不得尽期而死也。"此处为对病理状态的描述。阴气太盛，不能入内与阳气相交为关；阳气太盛，不能外出与阴气相荣为格；阴阳俱盛，不能相互营运、交际而产生的病理状态为关格。

汉代张仲景在《伤寒杂病论》中提到以小便不通与呕吐并见为主症的疾病即是关格。"趺阳脉伏而涩，伏则吐逆，水谷不化，涩则食不得入，名曰关格"。"寸口脉浮而大，浮为虚，大为实。在尺为关，在寸为格。关则不得小便，格则吐逆"。

隋代巢元方在此基础上提出："大便不通名为内关，小便不通为外格，二便俱不通为关格。"强调关格为荣卫不通，阴阳气不和，瘕结于腹中所致的大小便不通。此后，尚有医家提出上有吐逆、下有大小便不通为关格。如《类证治裁·关格》言："下不得出为关，二便俱闭也；上不得入为格，水浆吐逆也。"《嵩厓尊生书·下身部·关格病论》谓："粒米不入，渴，喜饮茶水，饮即吐出，热药入口即吐，冷药过时出，大小便俱闭，故名关格。关者，下不得出；格者，上不得入。"

古人对关格的定义或言脉象，或言病理，或言症状，但以症状为多。就症状而言，虽有小便不通兼见呕吐、大小便俱闭、二便俱闭并见呕吐等认识，但后世推崇并一直沿用的仍为张仲景"关则不得小便，格则吐逆"的观点。

1）关格代表慢性肾衰竭的典型症状　慢性肾衰竭代偿期常无特殊不适，随着病情发展，肾小球滤过率（GFR）逐渐下降，而肌酐（SCr）相应上升，消化道症状亦逐渐显现。消化道症状是慢性肾衰竭最早、最突出的表现。早期为食欲减退，而后随着肾功能的恶化，恶心、呕吐等症状逐渐加重。在肾功能衰竭期及尿毒症期，患者恶心呕吐及小便量减少的表现尤为明显，即"上关""下格"，正是以呕吐与小便不通并见为主症的关格病证表现。

2）关格反映慢性肾衰竭的基本病机　慢性肾衰竭患者常见面色晦暗、口中尿味、头重痛、小便有泡沫、腰痛、乏力、小便量少、恶心呕吐、纳呆、舌苔腻等症，是脾肾亏虚，浊邪内停，胃气上逆之征象。《中医临床诊疗术语》亦提出，慢性肾衰竭为"暴病及肾，损伤肾气，或肾病日久，致肾气衰竭，气化失司，湿浊尿毒不得下泄"而引起。

古代典籍多认为关格的病机是清阳之气上逆，浊阴之邪内停。如《证治汇补》云："关格者……既关且格，必小便不通，旦夕之间，陡增呕恶，此因浊邪壅塞三焦，正气不得升降。"强调浊邪内阻，气机升降失司而致关格。《医林口谱六治秘书·关格》有言："格者，阳盛之极，反行阴道，故拒格而食不得入，令人吐逆，此清气反行浊道也，故曰格；关者，阴盛之极，反行阳道，故关闭而溲不通，令人不得小便，此浊气反行清道也，故名曰关。"《中医内科学》将关格的病机归纳为肾气衰惫，致使气化失常，关门不利，浊毒内蕴，损脾伤胃，升降失司，胃气上逆。可见，历代对于关格的病机认识符合慢性肾衰竭的基本病机，均为脾肾亏虚、浊邪内停、气机升降失司，两者吻合一致。

吕仁和教授在长期研读《内经》《伤寒论》等中医经典、吸取前人对慢性肾衰竭的经验认识基础上，结合现代医学知识，在"古为今用，洋为中用，关键在用"的原则指导下，将慢性肾衰竭定名为"慢关格"，实为对关格的继承和发展。

慢性肾衰竭与中医水肿、癃闭、腰痛、虚劳等多种病证看似相似，实则有异。

虽然关格与慢性肾衰竭的典型症状及基本病机均较为匹配，但在慢性肾衰竭早期阶段难以包括在内。有学者统计340例慢性肾衰竭的病历发现，慢性肾衰竭患者中出现恶心者100例，占29.41%；呕吐者98例，占28.82%；小便少者95例，占27.94%。可见，慢性肾衰竭患者出现呕吐和小便不通的"上关""下格"典型症状的比例相对较低，尤其在慢性肾衰竭早期和中期阶段。因此，吕教授提出"慢关格"的命名概念。

一方面，"慢关格"是对西医知识的科学应用。肾衰竭的典型特点即为小便量减少，伴见恶心呕吐等消化道症状，即关格表现。但是，其进程或几天或几年，有急性和慢性之分，慢性肾衰竭即为肾衰竭之慢性者。吕教授将西医学肾衰竭的命名方式借用于中医，提出"急关格"和"慢关格"之名。

另一方面，"慢关格"是对"关格"的继承和创新。慢性肾衰竭是在原发性或继发性慢性肾脏病基础上的肾功能进行性损害所致，由肾功能代偿期向失代偿期、肾功能衰竭期、尿毒症期，逐步发展而成。"慢关格"在保留关格症状、病机，即慢性肾衰竭后期典型中医特点的同时，更体现各种疾病由早期发展到关格的慢性过程，由点到面，与慢性肾衰竭的四期进展甚为贴切，体现慢性肾衰竭相对特定的发生发展及其规律的病理生理变化过程。

因此，吕仁和教授提出，将慢性肾衰竭定名为"慢关格"，认为其是由慢性肾脏病及多种慢性疾病发展到晚期，损害肾脏，导致肾体劳衰、肾用失司、水湿浊毒内停，累及五脏，耗伤气血所致的一种综合症候群。在描述慢性肾衰竭典型症状、基本病机的同时，强调其发生发展的慢性过程，并且体现该病转变及预后，具有全时空特征。

（3）国医大师张大宁教授对慢性肾衰竭病名的认识

从20世纪50年代末开始，慢性肾衰竭属于中医"关格"范畴的观点，逐渐为广大医家所接受，无论是各种中医内科学的著作，还是中医肾病学的专著，以及中医院校《中医内科学》的几版教材中，均将关格与慢性肾衰竭视为同一种病证。在新世纪全国高等中医药院校七年制规划教材《中医内科学》中，认为关格是"元虚衰，气化失常，关门不利，浊毒内蕴，损伤脏腑，耗伤气血，引起气机升降失司，临床以小便不利与恶心呕吐并见为典型表现的病证。西医学的慢性肾功能衰竭可参照本节进行辨证论治"。由此，全国各级中医医院医生书写病历时，均将慢性肾衰竭的中医病名定为"关格"。

现代医学认为，慢性肾衰竭是由于肾实质损害而出现代谢产物潴留，水、电解质和酸碱平衡失调所引起各系统的损害，从而出现恶心、呕吐，小便少甚至无尿症状，为临床所常见。但慢性肾衰竭所导致的脏器受损、内环境紊乱等，绝不是"关、格"两个症状所能概括的，它反应在消化系统、神经系统、血液系统、心血管系统、呼吸系统等诸多方面，所以根据"关、格"二症，而定其为"关格"一病，似欠妥当。更需要指出的是，在大量的慢性肾衰竭患者中，真正以"关、格"为主症的并不多见，中医学是以主要症状定病名的，张大宁教授曾对临床1000多例各种原因导致的慢性肾衰竭患者做过统计，发现"关、格"并见者只占16.8%，且96.4%为三、四期，而在这96.4%人群中，因肾病综合征（尤其是糖尿病肾病）而致者占72.4%，由此可见真正能将慢性肾衰竭命名为关格一病的所占百分比是很少的，所以在临床上凡见慢性肾衰竭（包括一至四期）一律简单地诊断为关格显然是不准确的，也违反了中医学的原旨。

张大宁教授认为，根据慢性肾衰竭的主要临床表现、病机及其病理改变过程，应归属于中医学"肾劳""肾风""溺毒""癃闭"，当然也包括"关格"等范畴。

隋代巢元方所著《诸病源候论·虚劳病诸候》中曾有"五劳"的论述，即肺劳、肝劳、心劳、脾劳、肾劳。而"肾劳"一词，首见于《素问》王冰注："肾劳也，肾气不足，阳气内攻，劳热相合，故恶风而振寒。"这里有两个重点：一是"劳"，劳者虚劳也，又称虚损，七年制《中医内科学》教材中，曾将虚损定义为"虚者，即气血阴阳亏虚；损者，即五脏六腑损伤。本病以两脏或多脏劳伤，气血阴阳中两种或多种因素损伤为主要病机，以慢性虚弱性证候为主要表现的病证。本病发病缓慢，病程较长，迁绵难愈"。这里从根本上反映了慢性肾衰竭的病理学基础和临床表现，而其中肾虚为主要病机，所以定义为"肾劳"是比较合理的。二是在王冰注中提到的"恶风而振寒"的症状，既反映了肾阳亏损的"身体衰弱，热量不足"的病理学基础，又反映了肾衰后期的临床症状，是非常恰当的。后世宋代严用和所著《济生方》中所述"肾劳虚寒，面肿垢黑"等则更为形象准确。

"肾风"一词，首先见于《内经》。《素问·奇病论篇》云："有病疱然如有水状，切其脉大紧，身无痛者，形不瘦，不能食，食少……病生在肾，名为肾风……心气痿者死。"所谓"疱然如水状"，形象地叙述了肾衰的望诊，"心气痿者死"的论述，明确地提出了肾衰患者出现"心包积液"的危险预后。

"溺毒"一病，在清末何廉臣所著《重订广温热论·验方妙用》中曾详细描述了尿毒症晚期的病机与症状："溺毒入血，血毒上脑之候，头痛而晕，视力蒙眬，耳鸣耳聋，恶心呕吐，呼吸带有溺臭，间或猝发癫痫状，甚则神昏痉厥，不省人事。"这里所讲的"溺毒入血，血毒上脑"的病机，和"恶心呕吐，呼吸带有溺臭……神昏痉厥，不省人事"的症状，可以说是古人对尿毒症的临床表现最为形象的论述。

由此，张大宁教授认为，科学地讲，慢性肾衰竭应属于"肾劳""肾风""溺毒"及"癃闭""关格"等范畴，单单定义为"关格"是不恰当的。

（二）西医学认识

慢性肾衰竭（chronic renal failure，CRF）是指各种原发性或继发性慢性肾脏病（chronic kidney disease，CKD）所致进行性肾功能损害而出现的一系列症状或代谢紊乱组成的临床综合征。慢性肾脏病的定义和分期目前仍采用肾脏病预后质量倡议（kidney disease outcomes quality initiative，KDOQI）的标准。具体是指：①肾脏损伤（肾脏结构或功能异常）≥3个月，可以有或无GFR下降，临床上表现为病理学检查异常或肾损伤（包括血、尿成分异常或影像学检查异常）；②GFR<60ml/（min·1.73m²）≥3个月，有或无肾脏损伤证据。分期具体根据GFR水平，其中1期为肾功能正常，GFR≥90ml/（min·1.73m²）；2期为肾功能轻度下降，GFR为60~89ml/（min·1.73m²）；3期为肾功能中度下降，GFR为30~59ml/（min·1.73m²）；4期为肾功能重度下降，GFR为15~29ml/（min·1.73m²）；5期为肾衰竭，GFR<15ml/（min·1.73m²）。随着CKD概念的不断扩展，除GFR外，改善全球肾脏病预后组织（Kidney Disease Improving Global Outcomes，KDIGO）在2009年将蛋白量增加为判断预后的指标，同时将CKD 3期分为CKD3a[GFR 45~59ml/（min·1.73m²）]和CKD3b[GFR 30~44ml/（min·1.73m²）]。CKD是由原发性肾脏疾病和各种继发性肾脏疾病以及各种先天、遗传性肾脏疾病等导致的临床肾脏病的统称。其临床表现多种多样，范围可从无症状、实验室检查异常到尿毒症。

近年来，CKD尤其是终末期肾脏疾病（ESKD）患者的发病率、住院率均有明显升高，严重威胁着人类的健康。在美国，从1988年到2002年，ESKD的年发病率从39.4/100万人上升到98.3/100万人，2011年为357/100万人。随着近年来糖尿病、高血压、肥胖等发病率的增加，人口老龄化，以及CKD易感性相对较高的少数民族所占人口比例的增加，我国CKD的发病率也明显增加。近年的流行病学调查资料显示，我国CKD的患病率为9.4%~12.1%。

二、病因病机

（一）中医学认识

1.国医大师张镜人教授对慢性肾衰竭病因病机的认识

张镜人教授认为本病的主要病机是肺、脾、肾等脏腑功能受损与浊邪弥漫阻塞互为因果，而运用泄浊法可阻断这一恶性循环，以防止病情的进一步恶化和发展。

慢性肾功能不全常是从慢性肾炎发展而来，部分患者可追溯到急性肾炎病史，属中医"风水"范畴。部分患者则可无明显急性病史，发现浮肿、乏力、腰酸、尿液变化时已属慢性，但无论是否有明显的风水病史，其病因均与外邪侵袭和脏腑虚损有关。《素问·水热穴论篇》指出风水的病因是由于"肾汗出逢于风"。对于另一部分无风水病史的患者，也可以发现其病史中有反复感受风热和湿热的经过，由于当时治疗不彻底，风邪虽散而湿邪未除，久稽体内，酿生里热，致伤脾肾。感受外邪虽是病因之一，但内在正气是否充足、脏腑功能是否协调，则是更为重要的因素。本病的发生，往往由于各种原因（如其他慢性病，或先天不足、饮食失常、七情内伤、房劳过度等）影响和减弱了机体正气，使抵抗力下降，正常的阴阳平衡失调，再加上外来的风热与湿热等感染因子乘虚内舍脏腑，从而形成了肾脏慢性炎症的病理改变。而病理变化又可分为湿热蕴结、耗气伤阴，正气亏损、邪毒内盛两类。慢性肾炎发展到肾功能不全，内蕴之湿积久渐从热化，无形之邪热和有形之邪湿结合，遂成湿热之邪逗留三焦，中侵伤脾，下注伤肾，脾肾气阴两伤，形成"升降""开阖"失常，精微（蛋白）被漏出，水浊（血中废物）反而滞留。病情的迁延不愈和失治误治，脾、肾功能严重损害，湿邪弥漫，充斥中焦，渐致清浊相干，阴阳乖乱，肌酐及尿素氮升高；气损及阳，阴损及血，正气大为耗伤，形成本虚标实，虚实并存这样一个复杂而又棘手的病理状态。

2.国医大师任继学教授对慢性肾衰竭病因病机的认识

任继学教授认为，慢性肾衰竭的发生发展是一个错综复杂的过程。主要由先天禀赋不足，肾精衰少，肾中阴阳水火失衡，或饮食失宜、劳倦过度、七情过极伤肾所致。上述因素为本病发生的基本病理基础，复因外邪侵袭，进一步促使本病发展。另外，消渴肾病、慢性肾风、紫癜性肾炎等各种肾病迁延日久不愈，是本病发生的重要原因。一些肾毒性药物的滥用也会引起本病的发生。

（1）内伤因素

1）禀赋不足　禀赋受于"父母未生之前"，亦即先天。《类经》云："夫禀赋为胎元之本，精气之受于父母者也。"《素问·金匮真言论篇》曰："夫精者，身之本也。"任继学教授认为，此精来源于"二五之精，妙合而凝"。"二"是指禀受于父母之天壬之精、天癸之精，二者交融谓之妊；"五"是指禀赋内胎之五行，即天壬、天癸均含有五行生克制化之信息，正如《周易·三极图贯》所说："五行相克，即是消息。"因而任继学教授提出：禀赋是生命在时间和空间上形成的调控→排序→编码→信息→表达，而表达于外者即是象，象是宏观与微观皆可见的，如气血、脏腑、津液等。禀赋不足因乎于先天，其与肾气的强弱和肾中阴阳的盛衰密切相关，这一关系构成了慢性肾衰竭的基本病理过程。

2）饮食失宜　饮食失宜包括过饥、过饱、五味偏嗜。《医余》曰："饮食不通利于二便，则糟粕留滞于内为秽物，命之曰郁毒……饮食过度，而毒生矣。"毒生则人病。

过饥时由于摄食不足，气血之源匮乏，后天之精无以濡养先天之精，久必肾中精气不足。过饱时由于摄食无度，损伤脾胃，化生郁毒，土虚水竭，进而及肾，即《医悟》所言"饥饱损伤胃气，或辛热厚味内助火邪，伏于血分，耗散胃阴，阴液既伤，肠胃干槁，不能下济，肾无所受"。或痰湿内生，阻滞气血化毒，遏伤阳气，亦可致肾精不足，命火衰耗。

关于五味偏嗜对人体的损害，历代医家多有论述。如《素问·生气通天论篇》曰："阴之所生，本在五味，阴之五宫，伤在五味。"《素问·五脏生成篇》曰："多食甘，则骨痛而发落……"《医宗金鉴·订正金匮要略注》谓："蓼味辛散，辛能走肾，二月卯木主令，肾主闭藏，若食之则伤肾。"人体内的脏腑生理活动不是孤立的，而是由内外经络、膜原相互连接组成的一个完整有机体。肾为枢机之源，内寄真阴真阳之气，一切脏腑活动皆以肾气的盛衰为依据，因而肾与其他脏腑有着广泛的联系，他脏的病变日久必化毒而及于肾，即《问斋医案》所言"五脏之伤，穷必及肾"之意，导致肾精衰少，肾中阴阳水火失衡，这是造成慢性肾衰竭发生发展的因素之一。

3）劳倦过度 劳倦过度包括房劳过度、劳神过度、劳力过度。房劳过度，施泄过多，损伤肾脏，耗散肾气，致精亏火衰。如王冰《重广补注黄帝内经素问》云："强力入房则精耗，精耗则肾伤，肾伤则髓气内枯。"劳神过度则伤脑，脑为髓之海，脑伤则髓耗，髓耗则精衰。劳力过度则伤肾，如马莳所著《黄帝内经素问注证发微》云："肾者，作强之官，因于过于强力，则肾气内伤，精髓内枯。"因此劳倦过度可致肾中精气不足，命火耗损，是导致慢性肾衰竭发生或加重的重要因素。

4）七情所伤 《医余》曰："夫七情者气也，虽忧郁，逢喜有时忽消，虽逢喜忧郁或时不消，是因忧而有毒聚不去也。""夫怒者非病，情也。病者非情，毒也。故因怒而毒动则病，毒不动则虽怒不病。"可见七情不节可生毒，导致耗伤肾精。故李东垣所著《内外伤辨惑论》曰："喜怒忧恐……损耗元气。"七情不节又是招引外邪之源，《灵枢·寿夭刚柔》云"忧恐忿怒伤气"。任继学教授认为，此受伤之气，一为元气受伤，不能御邪于外；二为营气受累，血脉营气不足，不能束邪；三为卫气受扰，表卫失护，导致御邪功能低下，外邪易侵，而"肾气衰微，不能领邪外达"（《谢映庐医案》），患者常因感冒而加重病情。

（2）外感因素

外感因素以风寒、风热、时疫病毒为主。任继学教授认为其侵犯人体的途径有二：一是邪毒从皮毛玄府而入，因肺与皮毛相合，又因少阴肾脉注入肺中，循咽喉，邪毒由气血之道侵犯于肾，潜伏膜原，"膜原者，屏障血气者也"（《类经·痿证》），故药物不易达于病所而难治，邪毒久蕴则可加重本病；二是邪毒由呼吸道而入，邪结咽喉之血络或毛脉而生红肿，毒随少阴经脉下犯肾之膜原、血络，致病情加重。

（3）其他因素

肾风、消渴肾病、多囊肾、狼疮肾、紫癜肾等患者，由于失治误治，而致病情迁延，可进展为慢性肾衰竭。同时，对于慢性肾衰竭的发生、发展，任继学教授强调药物损害是一个重要的因素，尤其是抗生素以及一些具有肾毒性中药制剂的滥用，可损害肾脏功能，导致慢性肾衰竭的发生。

（4）病机——病本在肾，累及他脏

任继学教授认为慢性肾衰竭的病机核心是蚕食样发展，毒邪伤于肾之膜原以及毛脉、缠络、结络、斜络、孙络，造成"络脉缠绊之地"气街不通，血道瘀塞，隧道不畅，肾之络脉瘀滞，致使肾失封藏，不能约束肾精之闭藏，精血反而外溢。血液外渗，而生血尿，精微外泄，即为蛋白尿，内渗于脏腑转而化水，内溢外侵而成水肿。若毒邪久而不解，盘踞肾内器官肌核脂膜内外，损伤命火温煦脏腑之力，下不能温肾，中不能煦脾养胃，上不能温润于肺，引发机体气化代谢功能障碍，发生水精代谢失常，从而酿生水毒、痰浊、涎毒等病理产物，导致本病的发生。

肾为先天之本，五脏之根，精血之府，水火之宅，又是枢机之源，人之阳气非此不发，人之阴精非此不滋，肾与他脏在生理上密切联系，故肾病日久，在病理上必累及他脏。

1）肾衰与脑髓的关系　肾为水脏，肾藏精，精生骨髓，髓得命火之温润则髓动，得相火之温化则血生，即是精生髓，"骨髓生血"（孙鼎宜《伤寒杂病论章句》）之意，故李中梓曰："血之源头在乎肾。"由于肾衰，肾精不足，命火虚衰，精气不化，则不能生髓，又因水毒、痰浊、涎毒等伤髓，致髓虚血少；更因命火不足，脾机失煦，健运失常，水谷不化，精微不生，肾中真阴失充，髓气不生，不能生血，则成血极。

清代叶天士所著《叶选医衡》曰："肾生髓，髓以脑为主。"经络、气血、水精之道为肾、脑气化升降之用，因代谢障碍产生水毒、痰浊、涎毒的作用，肾髓受抑，髓虚不能养脑，脑虚则神机不全，五神必离必乱；邪毒由经络气血之道，上犯于脑，邪失脑气之束，毒害神明之枢，发生枢机功能障碍，阖多开少，"堵其神气出入之窍"（陆锦燧《景景医话》），神明受阻则多见头晕、头痛、少寐、神志恍惚，甚至昏愦、谵妄等症。

2）肾衰与三焦的关系　三焦者，元气之别使；命门者，三焦之本原。命门"下通二肾，上通于心，贵属于脑"（《本草纲目·胡桃》），为生命之源，相火之主，精气之府。肾脏功能衰竭，温煦无力，可造成三焦气化受损，隧道壅塞，决渎无权，致水液泛滥，外溢肌肤，而生水肿。

3）肾衰与心的关系　肾乃血之源，为水精之脏，能生髓，髓生血，以供心主血之用；心为血液循环之官，内藏君火温化之能。水火相交，升降相因，以保心肾藏真之能为生理之常。肾衰则肾体受损，肾阳受伤，命火不足，相火不发，不能蒸精化液生髓，久则髓虚不能生血，故水火失济则血少不能上奉于心，心体失养，心阳匮乏，心气内脱，心动无力，血行不畅，瘀结于心，心体胀大而成心衰之患或心包络病变。

4）肾衰与肝的关系　肾衰则肾精亏损，肾水不足，不能养肝，肝津虚血少，筋膜失养，而见爪枯筋急。肝失肾水滋荣，肝气逆变，阳郁为热为风，上冲于脑，见眩晕之症。或因肝失命火温煦，疏泄无力，调血功能减退；脾胃失煦，升降有碍，致使清气不升、浊气不降；心失命火温煦，心阳不振，血行阻滞；脑失命火温煦，脑之血脉循行受阻，浊毒不能下泄反而壅积于上，亦可见眩晕之症。

5）肾衰与胃的关系　清代蔡贻绩所著《内伤集要》曰："胃为肾关门，肾衰胃不能司开阖，胃无约束，任其越出。"清代缪遵义所著《温热朗照》曰："胃为肾关，同一机轴。"脾胃与肾命在生理上是一升一降的枢轴，因肾衰命火也衰，相火不足，不能温发脾升胃降枢机之轴，导致清气在下、浊气在上，而生腹满、腹胀；水毒扰胃，胃气上逆，故见恶心呕吐、纳呆之症。

由于卫气出于下焦，肾衰则卫气必虚；胃是肾之关门，肾衰则胃气不足，营气必亏；胃病脾必虚，中气不生，元气亏损，从而卫气不能固表，营气不能护脉守血，元气不能御内守中，所以患者易患感冒，促使病情恶化。

6）肾衰与肺的关系　肺为水之上源，由水道升降之能下济肾水，则肾水不竭；肺为气之主，行呼气，布施营卫，肾有动气，以生元气之本，纳气之根主吸气，一呼一吸则行气化代谢。肾衰则相火乏于下，肺失温润则肺无肃降之力、治节之能、宣发之功，通调水道功能不全，三焦水渎不利，则水津内停，呼吸不利，水道升降功能受阻，水津代谢失常，蓄结上焦，多成肺水或悬饮之疾。

3.国医大师张琪教授对慢性肾衰竭病因病机的认识

张琪教授认为，急、慢性肾衰竭皆由湿热毒邪入于血分，以血络瘀阻为主，正如唐容川所谓离经之血不散成瘀，由于蛋白尿、血尿日久出现肾功能恶化，临床常见头痛、心烦少寐、五心烦热、搅闹不宁、恶心呕吐、舌紫少苔、脉弦数等表现为血瘀兼热毒证，宜用清热解毒、活血化瘀法治疗。

古代中医无"肾衰竭"之病名，其症状散见于"水肿""关格"等论述中。肺通调水道，脾运化水湿，肾主水液之蒸腾气化，故古代多从肺、脾、肾三脏功能失调、水湿停滞论治，而现代肾病研究之初，亦不敢质疑前贤，使得肾衰竭的治疗疗效欠佳。20世纪70年代起，中医肾病学界开始重视瘀血在肾功能衰竭中的作用，运用活血化瘀法治疗肾功能衰竭，使疗效有了大幅的提高。

张琪教授重视气血理论，认为其地位应与八纲同列。而对瘀血致病，极为推崇王清任的思想，如《医林改错》提出"诸病之因，皆由血瘀"，"人皆知百病生于气，而不知血为百病之始也"。虽然慢性肾衰竭以脾肾虚损为病机关键，但脾虚运化失司，水湿内停；肾虚气化不利，浊不得泄，升清降浊功能紊乱，湿浊内蕴，日久必化为浊毒，浊毒入血，血络瘀阻为患，会进一步加重正气的耗损，使肾功能更加恶化。西医学研究发现，慢性肾炎肾衰竭患者有肾小球基底膜增厚、肾小球毛细血管内皮细胞增生、肾小球玻璃样变性和纤维化、肾小球萎缩等病理变化，多有高凝及微循环障碍。与中医"血瘀"的认识不谋而合，临床可见面色晦暗、舌紫少苔等瘀血证的表现。

4.国医大师吕仁和教授对慢性肾衰竭病因病机的认识

吕仁和教授根据多年的临床经验，提出糖尿病微血管并发症"微型癥瘕形成"的病机学说，认为糖尿病肾病及其并发症的发生实质上是消渴病久治不愈，久病入络，伤阴耗气，痰郁热瘀互相胶结于络脉，形成微型癥瘕，由瘕聚渐成癥积的过程。癥瘕为病，初则聚散无常，假物成形，尚属易治；聚久成积而不散，有形可征，难于治疗。并应用"微型癥瘕"理论指导糖尿病肾病的临床治疗，在重视活血化瘀的基础上，更强调软坚散结，常用莪术、卫茅、夏枯草、山楂、大黄、牡蛎等药物化瘀散结，以阻止微型癥瘕的形成，防止瘕聚不断发展成癥积，临床取得了很好的疗效。

在肾脏疾病方面，吕仁和教授将络病理论与癥瘕理论进一步发展，认为肾络从某种意义上可以理解为肾脏的泌尿功能，并提出肾脏疾病的根本病机为外感六淫、内伤七情、饮食不节、起居无常、情志失调及禀赋不足等因素造成人体正气亏虚，邪气内着，或气结血瘀阻滞不通，或痰湿邪毒留而不去，久病入络，造成气滞、血瘀、毒留，结为癥瘕，聚积于肾络，即形成肾络微型癥瘕，损伤肾脏本身，进而影响肾脏的功能，从而导致各种肾脏疾病的形成。

吕仁和教授秉承《内经》《伤寒论》《金匮要略》等经典的学术思想，又结合现代医学知识，同时运用"六对论治"理论、肾病"微型癥瘕"理论进行辨证，认为慢关格是由慢性肾脏病及多种慢性疾病发展到晚期，损害肾脏，而致肾体劳衰，肾用失司，水湿浊毒内停，累及五脏，耗伤气血所致的一种综合症候群。

慢关格是由多种慢性肾脏疾病所致的疾患，主要是由于先天不足，素体肾虚；

或各种原因（外感、内伤）内损于肾，导致肾精亏虚，不能分清泌浊，浊毒不能下泄反而上泛。其次是由于水湿内停、瘀血阻络、浊毒互结等壅塞三焦，使气机不得升降。本虚与标实又互为因果，周而复始，加重病情。

（1）本虚病因

1）先天不足　肾为先天之本，主藏精，主气机升降，先天肾元不足，气化失常，水湿浊毒之邪瘀滞；肾为先天之本，卫气出于下焦，患者先天肾气亏虚，肾精不足致卫气乏源，卫外不固，无力抗邪，且体虚易感外邪。

2）年老体虚　年老或久病体虚之人，正气不足，不仅容易感受病邪而且外邪侵袭之后，难以驱除，使疾病迁延，病久不愈。

3）劳倦过度　久病体虚不耐劳作，过度劳累，进一步耗损机体气血阴阳，致抗病能力降低而易感邪毒，且病后难以痊愈。

（2）邪实病因

1）水湿内停　脾肾阳虚，气不化水，阳不化浊，使水湿内停，而湿留中焦，使脾运失职，湿邪困脾，水湿之邪更甚，进一步损伤阳气，加重水湿内留。

2）瘀血阻络　病久气机不利，升降失常，必见血瘀；脾肾气虚，无力推动血行，血液瘀滞。

3）浊毒互结　浊毒的产生，是由于三焦通道不利，与肺、脾、肾三脏气化功能有密切的关系。当肺、脾、肾虚损时，饮食不能化为精微，而成浊邪。浊邪壅塞三焦，使气机不得升降。

5.国医大师张大宁教授对慢性肾衰竭病因病机的认识

慢性肾衰竭多因各种慢性肾脏疾病（包括原发性肾脏疾病与继发性肾脏疾病）反复不愈，迁延日久所致。一般而言，先天不足、感受外邪、劳倦内伤、饮食不节、久病正虚等都会直接或间接导致或影响本病。从病机上讲，脾肾阳虚、肝肾阴虚、湿毒内停、肝风内动、气滞血瘀、邪陷心包等，均为临床常见。但在诸多的病因病机中，张大宁教授认为要紧紧抓住三个主要病机，即肾虚、血瘀与湿毒，而肾虚从肾气不足到肾阳虚损，至肾元衰败；血瘀从血瘀气滞到瘀血内积，至瘀毒互结；湿毒从湿毒内蕴到湿毒上逆，至湿毒四泛，是慢性肾衰竭病机发展的重要过程。也就是说，"虚、瘀、毒"的逐渐加重，是慢性肾衰竭从轻到重的根本病因病机。

当然，张大宁教授也再三指出，慢性肾衰竭是一个综合症状群，从中医学理论讲，也涉及诸多脏器，如初病脾肾、中期肝肾、后期损及多个脏器，形成肾元衰败、肝风内动、内陷心包等本虚标实的多种病机。但辨证之要在于抓重点，举重则旁轻，抓本则标明，择其要者，一通百通，不择其要，杂乱无穷。

为此，张大宁教授在临床辨证上重点抓了肾虚、血瘀及湿毒三大基础辨证，在此基础上，结合不同患者的症状、舌脉等，主次兼顾，立法施治。

在主症的问诊上，对慢性肾衰竭早期患者重点抓水肿、尿少、眩晕及一般肾虚症状，很少有特异性症状。中期以后重点抓夜尿增多和畏寒肢冷两个症状。一般而言，夜尿占一天24小时尿量的三分之一，但随着肾衰竭的加重，夜尿量可增至二分之一，甚至更多，畏寒肢冷亦为常见，尤其老年人更为突出。这些均系肾虚进一步亏损所致。到晚期，应重点抓恶心呕吐、皮肤瘙痒、小便清长无味、各种出血倾向等症。最后则出现气短不能卧、神昏谵语，甚至昏迷至死。

恶心呕吐一症，早期表现为晨起刷牙时恶心，而后才逐渐发展为吃饭或服汤药时恶心呕吐，不少患者都误认为胃病，按慢性胃炎治疗，从而耽误了病情。皮肤瘙痒一症系由湿毒外泛肌肤所致，一般以胸背部为主，尤以遇热时为甚，而老年双下肢瘙痒者则与肾衰无关。小便清长无味多出现在晚期，系由肾元亏损，不能排泄体内毒素所致，此时患者可以表现为尿少、尿闭，也可以是尿量正常。为此，不少患者常对自己是否为肾衰表示怀疑，实际上此时尿液有量无质，尿液已无氨味，肾元已败。出血可表现为齿衄、鼻衄、肌衄、咯血、呕血、便血等，亦为肾元亏虚，气不摄血所致。至于气短不得卧者，多为心阳、心气不足，邪入心包的先兆，最后则出现邪入心包，表现为神昏谵语，昏迷至死。

此外要提到的是，按中医的观点看，腰痛应是肾虚重要的、特异性症状，但是张大宁教授做了大量的临床治疗后发现，在全过程的慢性肾衰中，腰痛发生率不足35%，故不应把腰痛作为重要主症处理。

对于慢性肾衰的望诊，张大宁教授提出了"望诊四要"，即"一望面色二看舌，三望舌下四甲错"，所谓"望而知之谓之神"。面部望诊为"望诊四要"之首，面部的色泽荣润或枯槁，真实地反映了体内脏腑，尤其是肾中精气的盛衰。就慢性肾衰而言，张大宁教授将面色分为较正常、萎黄、㿠白与黧黑四种。即开始时面色较为正常，而后出现萎黄，最后出现面色黧黑，显示病情由轻至重。张大宁教授团队曾统计过500例肌酐在451μmol/L以上患者，面色黧黑者占91.85%。

二望舌，张大宁教授认为慢性肾衰患者在舌体、舌质与舌苔的表现方面，要注意虚、瘀、湿三个方面。主要体现在舌体胖大者为脾肾阳虚，舌质红绛者为肝肾阴虚、瘀血内阻，舌苔黄腻或白腻者均为湿毒内蕴。

三望舌下，张大宁教授非常重视舌下望诊。舌下望诊可见于隋代巢元方的《诸病源候论》，该书卷十二记载："身面发黄，舌下大脉起青黑色。"宋代陈自明的《妇人大全良方》又有"舌下之脉黑复青"的描述，宋代施发的《察病指南》中有"舌下脉青而黑，子母皆死"等论述，这些均为舌下脉络诊法奠定了基础。

正常人舌下位于舌系带两侧各有一条纵行的大脉络，即舌下脉络。其直径在1.6～2.7mm之间，长度不超过舌尖至舌下肉阜连线的五分之三，颜色暗红。望舌下脉络主要是指望其长度、形态、色泽、粗细及舌下小血络等变化。张大宁教授认为，短细色淡者为肝肾不足、气血虚弱；粗胀青紫，甚至紫黑者为血瘀，色越深者血瘀越重，可结合望舌综合分析。但有时舌下脉络变化早于舌的变化。张大宁教授团队曾在临床上统计过98例慢性肾衰患者，其中从舌下脉络统计89%的血瘀证，发现随着病情加重，其血瘀证的比例呈上升趋势，所以舌下望诊应是诊断血瘀的重要一环。

四望甲错，即望肌肤甲错。慢性肾衰患者由于肾虚血瘀、气血虚弱的原因，致使肌肤得不到营养，加之湿毒邪泛，所以呈现一种肌肤甲错的现象。临床上多表现在四肢，且先从下肢开始，延至上肢。

对于诊脉，张大宁教授非常重视，认为切脉是中医诊断疾病的一种重要方法，万万不可忽视。在慢性肾衰中，首先要重视尺脉，尺脉候肾，左尺脉以决肾阴，右尺脉以决肾阳，二者配合，可判断人体元阴元阳之根。张大宁教授讲，切尺脉时，先要重视其"有根与无根"，有根者，虽沉而有力，有力而势柔，势柔而数缓，数缓而律齐（这里的数指至数）；无根者，沉而无力，微而欲散，或浮大而空，虚弱欲绝。左关弦细者多虚阳上扰，右关濡弱者多脾虚湿停，寸、关、尺三部俱沉细欲绝者，多为死候。

6.国医大师郑新教授对慢性肾衰竭病因病机的认识

（1）脾肾亏虚为病之根本

郑新教授认为慢性肾衰是由多种肾脏病逐渐发展而来，病程长，病变迁延日久，为本虚标实之证，病因主要和脾肾虚损有关，其诱因则为外邪侵袭与过劳所致，亦有由于其他慢性疾病、先天不足、后天失养、六淫侵袭、七情所伤、劳倦过度、肾毒性药物损害、房事不节及年老肾衰等各种原因损伤机体正气，使抗御能力下降，阴阳平衡失调，加之外来邪气等乘虚内侵脏腑所致。主要是正虚与邪实两个方面，正虚指脏腑气血阴阳虚损，尤以脾肾虚损为甚；邪实是指痰湿、瘀血、浊毒等，时有兼夹外邪。郑新教授认为在慢性肾衰发展的不同阶段，该病的病机也略有不同，或以本虚为主（本虚多涉及肺、脾、肾等脏腑，而以脾、肾功能失调为关键），或以标实为主（标实多与痰湿、浊毒、六淫外邪等有关），或本虚标实相当。肾气虚是慢性肾衰发生和发展的内在条件，外邪、饮食、劳倦、情志所伤是导致慢性肾衰发生和发展的主要因素，瘀血阻络贯穿慢性肾衰病程始终。

（2）病位在肾，涉及多脏

郑新教授推崇"肾为先天之本，脾为后天之源"之说。肾为先天之本，五脏之根，治病求本，以顾护肾气为先；脾为后天之本，气血生化之源，"有胃气者生，无胃气者死"，在慢性肾衰患者中常有体现。肾衰患者常出现神疲乏力，食欲不振，大便稀溏或干结，口淡不渴或口干喜饮，腰膝酸痛，腹胀尿少，恶心呕吐，颜面、下肢浮肿等症，皆为脾肾本质虚弱所致。古人也云："诸病不愈，必寻到脾胃之中，方无一失。""凡欲察病者，必须先察胃气；凡欲治病者，必须常顾胃气。""脾胃者，土也，万物之母……治杂证者，宜以脾胃为主。"可见在慢性肾衰的治疗中运用健脾法的重要性。

故郑新教授认为慢性肾衰之病位在肾，涉及多脏，属本虚标实证，但临床上以脾肾双亏、气阴两虚多见。在临床诊治中，郑新教授也发现慢性肾衰患者因久病，多大量、长期使用激素和细胞毒性药物、清热解毒中药等，都可影响脾胃功能，引起胃肠功能失调，胃炎、胃及十二指肠溃疡，导致脾失健运，使水液泛滥而加重水肿。清气不升，精微下泄，耗伤阴精，损害脾肾之气。因此，肾脏病扶正之重点也在脾、肾。正如《素问·阴阳应象大论篇》所说："形不足者，温之以气；精不足者，补之以味。"

（3）脾肾亏虚，浊毒痰血阻滞为病机关键

郑新教授认为脾肾亏虚，浊毒痰血阻滞为慢性肾衰的病机关键。慢性肾病以病程冗长、迁延复发为特点，郑新教授在临证时发现患者在病变过程中时有血瘀证的发生，血瘀又直接影响着肾病的发展变化，但以瘀血作为主证较为少见，一般作为兼证和标证出现。如《素问·调经论篇》中云"瘀血不去，其水乃成"，《金匮要略》认为"血不利则为水"，《血证论》认为"瘀血化水，亦发水肿……血积即久，亦能化为痰水"，究其原因非虚即实。本虚致瘀：本虚多指肺、脾、肾之气血阴阳亏损不足。肺主一身之气，脾司气血生化，肾为先天之本，三脏于虚，气血不足。气为血之帅，虚则无力行血，阻滞成瘀，正如周学海云："气虚不足以推血，则必有瘀。"标实致瘀：水湿、湿热、外感时邪等均可引起血瘀之证。《素问·调经论篇》有云："孙络外溢，则经有留血。"《血证论》云："病血者未尝不病水，病水者未尝不病血。"

7. 国医大师李佃贵教授对慢性肾衰竭病因病机的认识

国医大师李佃贵教授认为"浊毒"既是一种对人体脏腑经络及气血阴阳造成严重损害的致病因素，同时也是蕴积于体内的病理产物，从而导致脏腑功能失调，气血运行紊乱。曹东义认为"浊毒"一说借鉴了《内经》清浊的描述，《灵枢·阴阳清浊》云："浊而清者，上出于咽；清而浊者，则下行。"《丹溪心法》卷三赤白浊六十四指出："胃中浊气，下流为赤白浊。"清代石寿堂所著《医原·湿气论》曰："湿为浊邪，以浊归浊，故传里者居多。"故李佃贵教授认为"浊毒致病"的临床机变多属正虚邪实。浊毒既有"湿邪"的特性，还兼有"毒"的特点，一旦迁延日久，必将变证丛生，造成脏腑的进一步损害。疾病发展过程中，邪壅经络，气机不畅，邪不得散，血不得行，津不得布，津血停留，化生痰浊、瘀血，痰浊、瘀血相互搏结，反复日久，耗伤脏腑气血津液，从而造成浊毒内壅、气滞络阻、脾不升清、胃失和降、阴血耗伤、气虚血郁等诸多证机变化。浊毒之邪重在"浊"，浊邪久蕴凝聚成毒。浊与毒的性质相似，"浊"迁延不愈，易生变端；"毒"结滞脉络，损害气血，且二者常常互生互助致病。在多年的临床经验中，李佃贵教授总结出"浊毒"致病的病理特点多为正虚邪实，即脏腑气血虚弱，其中以脾肾两虚为主。邪实乃湿浊毒邪壅阻，困遏脾肾，致清气不升，浊气不降，最终成阴阳离决之势。浊毒证是以浊毒为病因，而慢性肾衰由于发病原因复杂，病程绵长，极易发展为浊毒瘀塞于内，故临床治疗时需以"浊毒"论治。慢性肾衰的早中期处于浊毒内蕴壅盛的阶段，人体的气血阴阳受损较浅，尚有能力与之抗衡。因此，在此阶段采用化浊解毒中药汤剂可起到延缓慢性肾衰进展、缓解症状、保护残肾功能的作用。

8.国医大师邹燕勤教授对慢性肾功能衰竭病因病机的认识

慢性肾衰按病情之轻重，分为肾功能不全代偿期、失代偿期和尿毒症期。慢性肾功能不全代偿期、失代偿期的临床证候以气阴两虚、阴阳两虚较多，尿毒症晚期正不胜邪，阴阳俱衰日趋严重，最后会出现内闭外脱、阴竭阳亡的难以挽回的局面。根据"诸湿肿满，皆属于脾""腰为肾之府"以及"肝肾同源"等理论，邹燕勤教授认为本病病位以肝、脾、肾为主。

本病病机主要是肾元衰竭，水毒潴留。肾元衰竭是指肾之真阴真阳俱衰；水毒潴留是由肾元衰竭而致的各种代谢废物的潴留。临床表现为气、血、阴、阳不足，虚弱劳损，肾的气化功能受损，肾之阴阳俱衰，致当升不升，当降不降，当藏不藏，当泄不泄，形成本虚标实的危重综合症候群，故其病变之本是肾元衰竭。由肾元衰竭可形成各种本虚证候，诸如脾肾气虚证、脾肾阳虚证、脾肾气阴两虚证、肝肾阴虚证、心脾肾阴阳两虚证等。而因肾元衰竭引起的水湿证、湿浊证、湿热证、血瘀证、风动证等都是因虚致实产生的病理产物，这些病理产物反过来又成为加重肾衰发展的病理因素。故肾元衰竭是发病之本，水毒潴留是发病之标，本证属因虚致实的本虚标实证。

肾阴、肾阳衰竭，可致全身各个系统产生严重的病理变化。阳虚易致阴盛，所以阳虚类证候易致湿浊、水毒之邪潴留，而出现本虚标实的一系列证候。阴虚类证候主要为肝肾阴虚，病理演变易致阴虚火旺、阴虚阳亢、阴虚血瘀等本虚标实之候，进一步可发展为肝风内动、风阳上扰或痰蒙心包等危候。

9.笔者南征教授对慢性肾衰竭病因病机的认识

慢性肾衰竭是各种慢性肾病因久治不愈或失治误治发展到后期的病理阶段。南征教授认为毒损肾络、命门火衰是本病的病机关键。其病因不外乎先天禀赋不足、外感所伤、饮食不节、劳逸失度等，导致气滞、痰凝、血瘀、湿浊之邪合而成毒，损伤肾络，肾间动气大伤，肾之体用皆损。此时若毒邪不解，日久不愈，则邪伏膜络，盘踞膜原，导致五脏皆弱，五脏皆脆，肾体用大伤，命门火衰。

张景岳云："天之大宝，只此一丸红日；人之大宝，只此一息真阳。""肾中阳虚，则命门火衰。"命门火衰，无水无火，真阴之病也。明代赵献可所著《医贯》曰："余有一譬焉，譬之元宵之鳌山走马灯，拜者、舞者、飞者、走者，无一不具，其中间惟是一火耳。火旺则动速，火微则动缓，火熄则寂然不动，而拜者、舞者、飞者、走者，躯壳未尝不存也……命门君主之火，乃水中之火，相依而永不相离也。"命门火之功能如走马灯，油足火旺则动速，油少火微则动缓。灯中火，即元气；灯中油，即元精。元精亏，元气微，命门火衰，即肾衰。

10.曹恩泽教授对慢性肾衰竭病因病机的认识

曹恩泽教授在长期诊治肾病的临床实践中，认识到虽然各种慢性肾脏疾病有病因、病程和发病阶段的不同，但其基本病机主要是本虚标实，待发展至慢性肾衰阶段，其基本病机则转化为脾肾亏虚为本，浊毒瘀血蕴结弥漫三焦为标，尤其是浊毒弥漫三焦为其病机之关键。《内经》言："邪之所凑，其气必虚。"本病的病因是正气本虚，易感外邪而诱发加重；本病特点是病程长，易反复，预后差；正虚邪实是其基本病机。张仲景在《伤寒论·平脉法》中提出："寸口脉浮而大，浮为虚，大为实，在尺为关，在寸为格。关则不得小便，格则吐逆。"此段描述与慢性肾衰病证相似，已认识到其病机乃是虚实夹杂，阴阳升降失常。水肿为慢性肾衰常见症状，《景岳全书·肿胀》指出"凡水肿等证，乃肺、脾、肾三脏相干为病……其本在肾……其标在肺……其制在脾"，认为其病机根本为肺、脾、肾三脏功能失调；《金匮要略》指出"血不利则为水"，表明瘀血是慢性肾衰发病的重要病理因素。现代临床实践总结认为，肺、脾、肾三脏功能失常，水液代谢紊乱，形成以虚、浊、瘀、毒为病理因素的本虚标实之证是慢性肾衰的发病基础。曹恩泽教授指出，慢性肾衰的病机重点随病程进展的不同阶段而有所变化，需仔细区分各阶段正虚和邪实所占比例的差异。如在慢性肾衰早中期阶段，以脾肾气虚为主，后期则偏于阴虚和阳虚。综上所述，曹恩泽教授认为慢性肾衰病程冗长，病因病机繁杂多变，但脾肾亏虚为本及浊毒瘀血蕴结为标的基本病机不会轻易变化，临证之时要紧抓，而其病机之关键当为浊毒弥漫三焦，可依据三焦辨证理论结合慢性肾衰的具体病程演变，探求其证治规律，并在临证中创立了从三焦辨治慢性肾衰的证治规律。

综上所述，现代著名中医学家们对慢性肾衰的病因病机都有自己不同的见解，但是大同小异，只是侧重点不同而已。我们求同存异，概括如下：慢性肾衰的病因不外乎内因、外因、不内外因。内因有先天禀赋不足、饮食失宜、劳倦过度、七情所伤；外因有外感六淫，以风寒、风热、时疫病毒为主；不内外因有肾病日久、失治误治、药毒所伤。其病位在肾，与肺、脾关系密切，常涉及心、肝、胃、三焦、脑髓。其病机为毒邪盘踞膜原，损伤肾络，肾元衰败，湿、浊、瘀毒潴留，命门火衰。病机关键为肾虚毒损。

肾为先天之本，命门为人体性命之根，本损根坏则五脏皆摇。肾命之所以受害而为病，是因久患慢性之疾，正衰邪留，肾气内变，肾体有痿而发，然有先从真阳受损而起者，亦有先从真阴受伤而发者。

病起于阳者，则阳亏而不振，造成命火无生成之本，必然造成命火欲息之势，则相火亦无生化之源，相火内乏，下不能温肾，中不能煦脾养胃，则中焦不运不化，升降功能呆滞，清者欲升不达，浊者欲降不行，又相火内虚不能内寄于肝，则肝乏少阳温化之力，引起疏泄功能障碍，则症见纳呆、腹胀，甚则恶心、呕吐、乏力等。正由于相火乏于下，不能上温润于肺，则肺无肃降之力、治节之能、宣发之功，造成通调水道功能不全，三焦决渎不利，则水津内停，久而内泛外溢而成水肿、气短、心悸、胸闷之患。

病发于阴者，先天之精必乏，精乏则不能生髓，髓虚则病变有二：一为髓虚不能养脑，脑虚则神机不全，五神必离必乱，则症见头晕、头痛、少寐、神志恍惚，甚至谵妄、昏迷等；二为髓虚则邪毒内侵，阻绝水谷精微之内荣。髓虚不能生血，造成血虚，血虚又不能滋荣脏腑，则心体失养而生心悸、气短；肝乏血荣则木亢阳旺，故见头晕而胀；脾少血液内滋则失统血之能，症见鼻、齿衄血。终则因阳亏命衰相微，气少，阴极，髓虚，血乏，五脏大伤，三焦水道不利，经络瘀滞，水停毒结，水精内涵失调，水火已息，不生不化，则命火终矣。

（二）西医学认识

CKD的病因在西方国家以继发性因素为主，其中糖尿病和高血压为两大首位因素。在我国仍以IgA肾病为主的原发性肾小球肾炎最为多见，其次为糖尿病肾病、高血压肾病、狼疮性肾炎、梗阻性肾病以及多囊肾等。部分急性肾损伤（AKI）会出现不同程度的CKD。此外，心血管疾病、吸烟、白蛋白尿、高脂血症及CKD家族史等流行病学因素也导致了CKD进展的风险增加。

CKD进行性进展，导致肾单位和肾功能不可逆的丧失，最终致ESKD。其内在机制颇为复杂。除原发病因、各种肾脏疾病特异性病理生理改变之外，还存在一系列共同机制，其中包括肾小球高滤过、矫枉失衡、肾小管高代谢、蛋白尿、尿毒症毒素等学说。此外，各种生长因子和血管活性物质在CKD进展中的作用越来越被认识。

1.肾小球高滤过

1986年Brenner等人证实残余肾的单个肾单位存在肾小球滤过率增高（高滤过）、血浆流量增高（高灌注）和毛细血管跨膜压增高（高压力），即著名的"三高学说"或"肾小球高滤过学说"。其机制主要是残余肾单位入球小动脉较出球小动脉扩张更加显著所致。在"三高"状态下，肾小球可显著扩展，进而牵拉系膜细胞，使细胞外基质（ECM）大量增加，加以高血流动力学引起肾小球内皮、上皮细胞形态和功能的异常，使肾小球进行性损伤，最终发展为不可逆的肾小球硬化。

2.矫枉失衡

慢性肾衰竭时体内某些物质的积聚，并非全部由于肾脏清除减少所致，而是机体为了纠正代谢失调的一种代偿适应，其结果又导致新的不平衡。

CKD患者对钠平衡的维持就是一个典型案例。在肾脏损伤早期，钠排泄减少，导致钠及细胞外液潴留，血压升高。尽管早期的高血压有助于增加肾小球滤过及钠的排泄，然而这种维持钠平衡的矫枉失衡将导致容量依赖性高血压。另一观点认为，钠排泄的增加是由循环中Na^+-K^+-ATP酶抑制剂表达增加所介导，后者通过提高肾小管细胞内钠浓度，降低细胞重吸收滤过钠的能力。然而当钠摄入突然减少时，由于这种钠排泄的矫枉失衡机制的存在，机体仍然过度排钠，导致细胞外容量减少，肾脏灌注不足，GFR下降。

CKD过程中出现的钙磷代谢异常也说明了矫枉失衡的现象。随着有效肾单位的减少，肾脏对磷的排泄减少，血磷增加，血中钙磷复合物增加，游离钙下降，通过甲状旁腺的钙敏受体，刺激甲状旁腺激素（PTH）的释放增加，抑制肾小管Ⅱ型Na/Pi转运，增加尿磷排泄；血磷的升高通过降低活性维生素D_3的作用，同时刺激FGF23水平增加，后者与Klotho辅助因子共同作用于肾小管，抑制Ⅱ型Na/Pi转运，同样加大尿磷的排泄。但该代偿结果的不良效应是导致继发性甲状旁腺亢进和肾性骨病以及心血管疾病和死亡的发生。

3.肾小管高代谢

在CKD进展过程中，肾小管并不是处于被动的代偿适应或单纯受损状态，而是直接参与肾功能持续减退的发展过程。其机制可能与残余肾单位生长因子增加、溶质滤过负荷增加、脂质过氧化作用增强、多种酶活性增加、Na^+-H^+反向转运亢进和

细胞内 Na^+ 流量增多等有关。

肾小管的高代谢可引起残余肾单位内氧自由基生成增多，自由基清除剂（如谷胱甘肽）生成减少，进一步引起脂质过氧化作用增强，进而导致细胞和组织的损伤，使肾单位进一步丧失。

4. 高血压

高血压导致肾功能进行性损害基于以下几点：首先，高血压本身可造成肾脏损伤，恶性高血压损伤入球小动脉及肾小球内皮细胞，甚至导致血管栓塞；其次，慢性高血压通常引起肾小球缺血性损伤；此外，高血压的严重程度与肾功能损伤速度直接相关，大量循证医学证据表明，血压的良好控制可以明显延缓CKD的进展。尽管高血压和CKD之间的因果关系有时很难确定，但高血压与肾脏损伤及心血管疾病的进展之间确实存在密切相关性。

5. 蛋白尿

蛋白尿是肾小球疾病最常见的临床表现之一，是由各种原因（免疫炎症和非免疫炎症）导致肾小球滤过屏障破坏所致。目前有观点认为，蛋白尿不仅反映肾小球损伤，而且是一个独立的导致肾脏病变进展的主要因素，也是心血管事件的独立危险因素。蛋白加重肾功能损伤的机制包括：①蛋白对肾小球系膜细胞与足细胞的毒性作用：大分子蛋白在系膜细胞中穿行时可激活一系列信号反应，使系膜细胞增生并产生细胞外基质（ECM），导致肾小球硬化。滤过的各类大分子物质中低密度脂蛋白（LDL）对系膜的损伤作用最为显著。此外，从肾小球基底膜滤过的蛋白尤其是大分子量的蛋白质分子在进入鲍曼囊腔后可对肾小球脏层上皮细胞，即足细胞产生直接的损害，包括足细胞的凋亡。②蛋白对近端肾小管上皮细胞的直接毒性作用：大量蛋白质进入肾小管并超过肾小管重吸收能力时，可引起肾小管的损害。过度的蛋白可以增加溶酶体负荷，引起溶酶体肿胀、破裂，大量溶酶体中的蛋白酶释放入血中，引起肾小管刷状缘脱落，直接损害小管上皮细胞结构的完整性。③蛋白可以改变肾小管上皮细胞生物活性：最近的研究表明，蛋白可以调节肾小管上皮细胞功能，改变它们的生长特性和细胞因子及基质蛋白的表型，如转分化、凋亡等，从而导致肾小管-间质损害。

6. 脂质代谢紊乱

进行性肾功能损害常表现有脂质代谢紊乱，如血浆甘油三酯、胆固醇、极低密度脂蛋白、低密度脂蛋白、饱和脂肪酸增多，尤其是富含载脂蛋白（apoB）的脂蛋白增多，而高密度脂蛋白和不饱和脂肪酸降低。高脂血症对肾脏的损伤可能主要是通过以下机制起作用：①脂蛋白沉积于肾小球系膜区，刺激系膜细胞的增殖和细胞外基质的产生，导致肾小球硬化；②脂蛋白，尤其是低密度脂蛋白，可刺激系膜细胞表达单核巨噬细胞趋化蛋白-1（MCP-1）引起单核巨噬细胞浸润，释放炎性介质，从而加重肾小球损伤；③使肾小球基底膜通透性增加，并通过产生具有细胞毒性的过氧化亚硝酸盐而导致细胞凋亡引起肾脏损害。

7.尿毒症毒素

传统上，尿毒症毒素仍分为以下三类：

（1）小分子物质

分子量<0.5kD，包括无机物质中的无机磷、氢离子、某些酸根（如SO_4^{2-}）和有机物质中的尿素、肌酐、尿酸、胍类、酚类和胺类等。

尿素的神经毒性与其代谢产生氰酸盐有关，后者可干扰高级神经中枢的整合功能。肌酐达到一定浓度时，能引起细胞寿命缩短、溶血，还可以引起嗜睡、乏力等神经肌肉系统的功能异常。尿酸主要是引起痛风。胍类毒素在积聚到一定量时可引起多系统损害，包括厌食、恶心、呕吐、腹泻、消化性溃疡和出血、皮肤瘙痒、贫血、抽搐和意识障碍以及糖耐量异常，还会引起肺水肿、肺淤血和心室传导阻滞、心功能不全等。酚类包括甲酚、4-羟基苯甲酸、4-羧基苯甲酸、二羧苯甲酸和酚酸。其中酚酸是假性神经递质，主要引起中枢神经系统的抑制作用。胺类包括脂肪族胺、芳香族胺和多胺。脂肪族胺可引起肌阵挛、扑翼样震颤及溶血作用。芳香族胺主要引起脑组织抑制作用。

（2）中分子物质

分子量为0.5~5.0kD，主要是一些多肽类物质，可引起周围神经病变、尿毒症脑病、糖耐量异常，还对细胞生成、白细胞吞噬、淋巴细胞与纤维细胞增生有明显的抑制作用。

（3）大分子物质

分子量>5kD。目前认为这些物质主要是一些内分泌激素，如生长激素、甲状旁腺激素（PTH）、促肾上腺皮质激素、胰高血糖素、胃泌素及胰岛素等，其中以PTH和胰岛素作用更为突出。

此外，还有若干种低分子量蛋白质如核糖核酸酶、β_2微球蛋白、溶菌酶、β_2糖蛋白等，当这些物质在体内浓度升高，均可能有毒性作用。其中β_2微球蛋白引起全身性淀粉样病变已为人们所熟知。

8.细胞介质、血管活性因子、生长因子等

（1）促炎症分子

通过激活补体，抑或刺激或增加局部淋巴细胞、单核/巨噬细胞和血小板聚集而导致局部炎症反应。例如许多肾小球疾病由于局部免疫复合物沉积或形成可激活补体，这些补体大部分来源于血液循环，少部分可以由局部合成，激活的补体成分如C5b-9功能上可看作一种"细胞介质"，刺激肾小球细胞增生、生长因子释放、氧自由基产生和类花生四烯酸形成而损害肾小球。巨噬细胞进一步分泌更多炎症因子、促纤维化因子等，使损伤进一步加重。

（2）血管活性物质

Ang Ⅱ作为缩血管物质主要是优先收缩肾小球出球小动脉，增加肾小球跨毛细血管压而损害肾小球、促进肾小球硬化。此外Ang Ⅱ可作为一种生长和基质促进因子，激活转化生长因子-β/Smad途径、纤溶酶原激活物抑制剂-1及其他细胞因子，加重肾小球、肾脏间质的损伤。该作用不依赖于其血流动力学效应。此外，醛固酮也参与了肾脏间质损伤及胶原的沉积。

内皮素（ET-1）是另一种主要的缩血管物质，可以引起肾脏血液灌注不全，降低GFR，加重多种肾脏病的进展。

扩血管物质如前列腺素E_2（PGE_2）和一氧化氮（NO）主要是起保护肾脏的作用，研究证实应用非甾体抗炎药（NSAIDs）可以加重肾功能不全，而给予PGE_2则可以改善肾功能，减轻局部细胞介质和基质产生。在环孢素肾病模型中同样证实，肾组织的NO能明显减轻肾小管-间质损害，然而NO亦可不依赖其血流动力学效应而损害肾小球，如NO能刺激肾小球系膜细胞释放多种细胞介质。

（3）生长因子

生长因子主要介导肾组织损伤以后的过度修复。如TGFβ、PDGF、bFGF和IGF-1等均能直接刺激肾小球系膜细胞增生，分泌ECM等。

（4）ECM与蛋白酶

正常情况下，肾组织细胞内蛋白和ECM处在一个合成和降解的动态平衡状态下，在肾小球和肾小管-间质纤维化过程中，这种平衡往往被打破，即蛋白合成增加、各种蛋白酶活性下调、ECM降解不足。此外，过去仅认为增加的ECM是一种组织支撑物，现在亦被认为是一种"细胞介质"，可结合和潴留多种生长因子，亦可能对细胞直接作用改变它们的表型。

三、诊断与鉴别诊断

当疑诊为CKD时，应注意询问有无高血压、糖尿病、高尿酸、异常脂质血症等病史，尿检异常史，可能影响肾脏功能的药物应用史，有无肾脏、肾结石、尿道手术，以及CKD家族史。体格检查包括卧立位双上肢血压的测定，寻找可能提示CKD相关的表现，如外周水肿等。

（一）分期

根据GFR下降的程度可将CKD分为5期。GFR与白蛋白尿为评估肾脏功能损伤所必需。通常情况下，GFR受血清肌酐水平、年龄、体重、性别、种族等因素影响，血清肌酐则与肾脏排泄及体内产生情况密切相关，后者往往由肌肉成分及肉类摄入情况决定。由于肾脏强大的代偿功能，只有当超过50%肾功能丢失后才出现血清肌酐水平的升高。此外，受自身可变因素的影响，单纯的血清肌酐难以作为GFR的评估手段。目前通行采用各种eGFR公式，用以评估不同种族、人群的肾功能，MDRD改良及CKD-EPI公式用得较多。由于血清肌酐评估肾功能的不足，检测血清胱抑素C单用或联合血清肌酐用于eGFR的评估在临床上越来越多。

尿液镜检很重要，红细胞管型往往提示肾小球肾炎，尿白细胞及细颗粒或粗颗粒管型多提示间质性肾炎，尿嗜酸性细胞阳性多提示药物反应导致的肾脏间质损伤。微量白蛋白尿定义为24小时尿30~300mg白蛋白，或晨尿30~300mg白蛋白/肌酐。尿白蛋白排泄率超过微量白蛋白尿水平称为白蛋白尿，应准确收集24小时尿液进行检测，此外，选取3次非连续的晨尿标本进行白蛋白与肌酐浓度的比值检测具有同样的准确性。

（二）其他实验室检查

血液生化检查包括钠、钾、氯、碳酸盐、钙、磷、尿酸、PTH、碱性磷酸酶等，评估水电解质酸碱状况、CKD相关的骨病；糖尿病患者需监测血糖及糖化血红蛋白水平等。随着CKD进展加重，需注意评估及监测红细胞比积和（或）血红蛋白水平。当血清铁水平偏低，血清铁蛋白浓度低于200ng/ml，及转铁蛋白饱和度（TSAT）低于20%时提示铁缺乏。

（三）影像学检查

早期影像学评估应包括肾脏及膀胱的超声检查以排除尿路梗阻。肾脏体积增大提示糖尿病、HIV相关肾病或浸润性疾病（如淀粉样变性）可能；肾脏体积缩小，尤其是肾皮质萎缩，提示慢性肾小球或间质性肾炎；若双侧肾脏大小不一，尤其是高血压患者，应考虑肾动脉硬化可能。

CKD的诊断应注意下面几个问题：

1.基础疾病的诊断：可通过病史询问、体检及实验室检查而确定，某些特殊检查如B超、X线造影、MRI及CT等对确定原发病甚有帮助。基础疾病的诊断在CKD的早期相对容易，必要时可行肾穿刺活检以明确。

2.尽可能寻找引起肾功能恶化的可逆因素，纠正这些因素有望恢复肾功能，常见的有：①血容量不足。包括绝对血容量不足和有效血容量不足，可由过分钠水限制伴强效利尿剂治疗，消化道丢失如恶心、呕吐、腹泻等引起，尿电解质分析有助于诊断。②肾毒性药物的使用。最常见的为氨基糖苷类抗生素、造影剂和前列腺素合成抑制剂，特别在容量不足情况下更易发生。③梗阻。包括肾内梗阻和肾外梗阻。前者主要有尿酸结晶和大量本-周蛋白沉积阻塞肾小管，肾外梗阻主要有尿路结石、前列腺肥大或增生、泌尿系及周围组织肿瘤等，糖尿病患者常可因肾乳头坏死而引起尿路梗阻。④感染。CKD常易伴发感染，包括全身感染和尿路感染，往往会加重机体额外负荷，促进肾功能恶化。⑤严重高血压。包括原发性和继发性高血压，可引起肾小动脉尤其是入球小动脉痉挛，造成肾血流量下降。高血压还可引起心力衰竭，进一步引起肾血流量下降。此外，长期高血压的肾血管处于适应性状态，血压下降过快，亦会引起肾功能恶化。⑥水、电解质、酸碱平衡失调，失水或水过多，高钠或低钠血症，高钾或低钾均可促进肾功能进一步恶化，特别是酸中毒，即使处于代偿期亦会加速肾功能损伤的进展。⑦过度蛋白饮食和大量蛋白尿，已列为肾病进展的因素之一。⑧充血性心力衰竭或心脏压塞可引起肾脏有效循环血容量不足和肾淤血。⑨严重的甲状旁腺功能亢进，特别在高磷饮食时更易发生，不仅能引起全身广泛的软组织钙化，亦是促进肾病进展的重要因素。⑩高分解代谢状态，如手术、消化道出血、大剂量激素冲击治疗、发热等。

3.明确CKD的分期，以给予不同的治疗计划。目前根据美国肾脏病基金会（KDIGO）推荐的CKD分期标准。采用不同的GFR估算公式，分别考虑了年龄、性别、种族、体重、肌酐、尿素氮、血清白蛋白等影响因素。

四、治疗

（一）中医学

1.中药内服方

（1）国医大师任继学教授辨证论治慢性肾衰经验

①脾肾阳衰证

主症：颜面灰白晦滞，畏寒喜暖，四肢浮肿发冷，腹胀纳呆，呕逆，甚则腹水，大便溏薄，小便色白短少，水肿按之如泥，没指凹陷不能起，久而则复。舌体胖大，质淡红有齿痕，苔白前滑，脉多沉迟无力，亦有沉缓。

治法：补肾壮阳为主，佐以健脾之品。

方药：补肾壮阳饮。仙茅15g，韭子15g，鹿角胶15g，鹿茸粉5g（冲服），龟胶10g，白术15g，土茯苓200g，爵床50g，党参15g，砂仁10g（后下），枸杞子

15g，茜草10g。水煎服。

②脾肾阴竭证

主症：颜面虚浮灰白，唯两颧微红，口干咽燥不渴，喜冷不欲饮，腰酸，腹中热痞，手足心热，便结，下肢浮肿，肌肤有烘热感，小便短少、色黄赤。舌体瘦，质红干，苔少或苔黄少津，脉沉数而虚。

治法：滋阴补肾为主，佐以理脾之品。

方药：补肾养阴汤。淡菜15g，龟甲胶15g，炒熟地20g，阿胶10g，黄精15g，砂仁10g（后下），土茯苓200g，爵床50g，白术15g，佛手15g，石斛20g，女贞子50g。水煎服。

③精亏血虚证

主症：颜面、皮肤、爪甲苍白，少气，心悸，口干而渴，胸腹热感，健忘，毛发憔悴，浮肿不消，甚则腹大有水，少尿或无尿，或有咳嗽无痰，食纳不香，便少。舌苍白，苔少，脉虚而微数。

治法：填精补血为主，佐以和胃之品。

方药：益肾填精饮。龟甲胶15g（烊化），鹿角胶15g（烊化），黄精20g，淡菜25g，白术15g，鲍鱼25g，山茱萸25g，土茯苓200g，爵床50g，白豆蔻15g（后下），羊羔肉15g，甲鱼1具。水煎服。

④水毒湿浊内逆证

主症：颜面或全身严重浮肿，胸脘胀闷，纳呆，腹胀，恶心呕吐，口中淡、臊、臭气味，身痒，灰褐斑，神志淡漠，甚则烦而不安，尿少或无尿，便结。舌体胖大而厚，质淡红，苔根部厚腻，脉多沉濡无力。

治法：健脾降逆为主，佐以醒脾益肾之品。

方药：渗利醒脾饮。沉香15g，白豆蔻15g，土茯苓200g，爵床50g，威灵仙15g，苍术20g，大腹皮15g，地肤子15g，陈皮15g，佩兰15g，猪苓10g，炒二丑各5g。水煎服。

⑤虚风内动证

主症：颜面苍白，虚浮暗滞，头晕头痛，两耳失聪，两手撮空，震颤，鼻、齿衄血，神志欠清，甚则惊厥、抽搐、呼吸气促，尿深赤而少，便结。舌绛红，苔薄黄而干，脉弦紧而数而微。

治法：平肝息风为主，佐以滋阴补肾之品。

方药：滋阴平肝饮。紫河车10g（冲服），白芍15g，沉香15g，灵磁石10g，熟地15g，龟甲20g，羚羊角5g（先煎），淡菜15g，黄精25g，钩藤15g（后下），天竺黄15g。水煎服。

各证除辨证投药以外，还可送服复肾异功散配合治之。复肾异功散：海狗肾2具，紫河车1具，大海马100g，鲍鱼50g，鹿内肾（洗净去筋膜）2对，藏红花50g，冬虫夏草100g，淡菜100g，广砂仁50g，土茯苓200g，爵床50g，光燕菜50g，发菜50g，山茱萸100g，海参100g，龟甲胶50g，鹿角胶50g，白术50g。共为细末。痰轻者，每次送服10g；痰重者，每次送服15g。每天2～3次。

（2）国医大师张琪教授辨证论治慢性肾衰经验

①慢性肾衰的早期

慢性肾衰早期是指肾功能不全的代偿期，临床上无明显慢性肾衰时湿浊毒邪留滞的症状。

主症：腰酸腰痛，乏力倦怠，夜尿频多，畏寒，肢冷。舌质淡红，或有齿痕，苔薄白，脉沉细。

治法：健脾补肾。

方药：黄芪15g，党参15g，白术10g，当归10g，何首乌15g，熟地黄15g，菟丝子15g，女贞子15g，山茱萸15g，淫羊藿15g，仙茅15g，枸杞子20g，丹参15g，山楂15g，益母草30g，山药20g。水煎服。

②慢性肾衰的中期

慢性肾衰中期是指肾功能不全失代偿期及肾功能不全衰竭期，临床以脾肾两虚、湿浊瘀阻者居多。

主症：面色萎黄或苍白，倦怠乏力，气短懒言，腰膝酸软，腹胀呕恶，口中秽味。舌淡暗，苔厚，脉沉滑或沉缓。

治法：补益脾肾，活血泄浊。

方药：扶正化浊活血汤。红参15g，白术15g，菟丝子20g，熟地黄20g，淫羊藿15g，黄连15g，大黄7g（后下），草果仁15g，半夏15g，桃仁15g，红花15g，丹参20g，赤芍15g，甘草15g，茯苓15g。水煎服。

③慢性肾衰的晚期

慢性肾衰发展到尿毒症期已是晚期。

主症：面色晦暗，腹胀，恶心、呕吐，口中黏腻，手足麻木。舌质暗红，苔厚腻，脉沉滑或弦滑无力。

治法：泄浊解毒，顾护胃气。

方药：化浊汤。大黄10g（后下），黄芩10g，黄连10g，草果仁15g，藿香15g，苍术10g，紫苏叶10g，陈皮10g，半夏15g，生姜15g，茵陈15g，甘草10g。水煎服。

活血解毒汤。连翘20g，桃仁15g，红花15g，当归15g，枳壳15g，葛根20g，赤芍15g，生地黄20g，丹皮15g，丹参20g，柴胡20g，甘草15g，大黄7g（后下）。水煎服。

（3）国医大师吕仁和教授辨证论治慢性肾衰经验

①脾肾气虚，水湿内停证

主症：倦怠乏力，腰酸膝软，气短懒言，食少纳呆，双下肢水肿，脘腹胀满，大便不实，口淡不渴。舌质淡暗，苔白滑，脉沉细滑。

治法：健脾补肾，祛湿利水。

方药：黄芪30g，当归10g，太子参30g，丹参30g，丹皮20g，赤芍20g，猪苓30g，茯苓30g，枳实10g，熟大黄10g。

加减：倦怠乏力气虚明显者，加灵芝、红景天；湿邪化热者，加白花蛇舌草、郁金、威灵仙；肝郁气滞者，加香橼、佛手、玫瑰花等。

②脾肾阳虚，瘀水互结证

主症：倦怠乏力，畏寒肢冷，腰酸痛、冷痛喜温，双下肢水肿，脘腹胀满，食少纳呆，大便不实，夜尿清长。舌紫暗，苔白腻，脉沉涩。

治法：温补脾肾，化瘀利水。

方药：狗脊10g，续断10g，川牛膝30g，生黄芪30g，当归10g，丹参30g，川芎15g，桃仁10g，红花10g，猪苓30g，茯苓30g，补骨脂10g，淫羊藿10g，芡实10g，金樱子10g。

加减：脾肾阳虚重者，加巴戟天；水肿明显者，加泽兰、车前子；瘀血较轻者，加牡丹皮、赤芍等；小便泡沫多、蛋白多者，加萆薢、倒扣草；胃肠不调者，加木香、黄连。

③肝肾亏虚，湿热郁滞证

主症：头晕、头痛，腰膝酸软，乏力，口干咽燥，五心烦热，大便干结，尿少色黄，偶有手足搐搦，恶心，纳呆。舌暗红、少苔，脉沉细或弦细。

治法：滋补肝肾，清热化湿。

方药：太子参30g，川牛膝30g，丹参30g，丹皮30g，赤芍30g，茵陈蒿30g，栀子10g，柴胡10g，鳖甲10g（先煎），地骨皮30g，香附10g，乌药10g，枳实10g，熟大黄10g。

加减：腰膝酸软、肝肾亏虚者，加山萸萸、炒杜仲；湿热重，恶心呕吐者，加土茯苓、威灵仙、郁金；血瘀重证、瘀血阻络者，加地龙、水蛭、土鳖虫；肝郁明显时加香橼、佛手、玫瑰花；心神失养、夜寐不安者，加酸枣仁、百合、夜交藤。

④阴阳两虚，浊毒瘀滞证

主症：疲倦乏力，腰膝酸软，畏寒肢冷，五心烦热，口干咽燥，夜尿清长，大便干结，恶心呕吐，肢体困重，食少纳呆。舌淡暗、有齿痕，苔薄，脉沉细。

治法：调补阴阳气血，降浊化瘀利水。

方药：黄芪30g，当归10g，太子参30g，丹参30g，川芎15g，丹皮30g，赤芍30g，猪苓30g，茯苓30g，桃仁10g，红花10g，水红花子10g，陈皮10g，姜半夏10g，龟甲10g（先煎），生鹿角10g（先煎），枸杞子10g，枳实10g，熟大黄15g，三七粉6g（冲服）。

加减：气虚明显者，加灵芝、红景天；络脉瘀阻，"络脉微型癥瘕形成"加三棱、莪术、鬼箭羽、夏枯草等；胃气上逆，恶心呕吐加旋覆花、代赭石；小便不通时加泽兰、车前子、石韦；病情危重时，临时加入冬虫夏草、藏红花、西洋参。

（4）国医大师邹燕勤教授辨证论治慢性肾衰经验

①脾肾气虚证

主症：倦怠乏力，气短懒言，纳少腹胀，腰酸腿软，大便干或不实，夜尿清长。舌质淡、边有齿痕，脉细。

治法：补气健脾益肾。

方药：六君子汤加减。党参、黄芪、山药、白术、陈皮、茯苓、桑寄生、川续断、杜仲、枸杞子、当归、菟丝子、六月雪等。

加减：若属脾虚湿困者，可加制苍术、藿香、佩兰、厚朴等；脾虚大便溏者，加炒扁豆、炒薏苡仁、炒芡实；水肿明显者，加车前子、泽泻，茯苓改为茯苓皮。

②脾肾气阴两虚证

主症：面色少华，气短乏力，腰膝酸软，皮肤、口唇干燥，大便不实或干结，夜尿多。舌质淡红、边有齿痕，脉细。

治法：益气养阴，健脾补肾。

方药：参芪地黄汤加减。太子参、黄芪、山药、生地黄、熟地黄、枸杞子、南沙参、北沙参、怀山药、制首乌、茯苓、泽泻、山茱萸、牛膝、六月雪等。

加减：大便干结者，加肉苁蓉、火麻仁、制大黄等；心慌气短，属心气阴不足者，可加麦冬、五味子、紫丹参、炙甘草等。

③脾肾阳虚证

主症：面色㿠白或黧黑晦暗，神疲乏力，纳差，大便溏或五更泄泻，口淡不渴，腰膝酸痛或腰部冷痛，或畏寒肢冷，夜尿频多清长。舌淡胖，有齿痕，脉沉弱。

治法：温补脾肾。

方药：济生肾气丸加减。制附子、肉桂、生黄芪、炒白术、茯苓、薏苡仁、炒山药、淡干姜、姜半夏、陈皮、淫羊藿、巴戟天、车前子、六月雪、怀牛膝、紫丹参。

加减：水肿明显者，加猪苓、泽泻、牵牛子。

④肝肾阴虚证

主症：头晕头痛，耳鸣目涩，咽干少饮，腰酸乏力，心烦少寐，血压偏高。舌偏红、苔少，脉细弦。

治法：滋肾平肝。

方药：杞菊地黄汤加减。制首乌、枸杞子、怀山药、熟地、生地、怀牛膝、山茱萸、泽泻、茯苓、潼蒺藜、桃仁、红花、豨莶草、杜仲、灵磁石、车前子等。

加减：头晕、头痛明显者，加天麻、钩藤；耳鸣眩晕、血压高者，加夏枯草、石决明。

⑤阴阳两虚证

主症：精神萎靡，倦怠乏力，头昏而晕，潮热，手足心热，腰膝酸软，肢冷畏寒，面色无华或面色晦滞，指甲苍白，肢体轻度浮肿。舌淡胖或淡红、苔薄白，脉沉细或细弦。

治法：温扶元阳，补益真阴。

方药：全鹿丸加减。鹿角胶、巴戟天、紫河车、淫羊藿、肉苁蓉、黄芪、炒熟地、山茱萸、枸杞子、茯苓、车前子、怀牛膝等。

加减：若补阴则碍阳，补阳则损阴，可调理脾胃，补益气血，化肾精，充阴阳，选炒山药、茯苓、炒薏苡仁、谷芽、麦芽、陈皮、焦山楂、六神曲等。

⑥湿浊证

主症：恶心呕吐，胸闷纳呆，或口黏欲饮，口有尿味。舌苔白腻。

治法：和中降逆，化湿泄浊。

方药：小半夏加茯苓汤加减。湿浊较重，舌苔厚腻者，加制苍术、白术、薏苡仁运脾燥湿，紫苏叶、厚朴降逆化湿，制大黄通腑泄浊。

⑦湿热证

主症：口干，口苦，甚则口臭，恶心频频。舌苔黄腻。

治法：和胃泄浊，利湿解毒。

方药：藿香左金汤或黄连温胆汤加减。藿香、淡吴茱萸、炒川黄连、紫苏叶、苍术、法半夏、陈皮、泽泻、制大黄、六月雪等。

（5）全国名中医刘宝厚教授辨证论治慢性肾衰经验

①脾肾气阴两虚证

主症：面色少华，神疲乏力，动则气短，腰膝酸软，口干唇燥，或有手足心热，大便干燥，尿少色黄，夜尿清长。舌淡胖嫩，苔白，脉沉细。

治法：益气养阴，滋肾通络。

方药：参芪地黄汤合大补元煎加减。黄芪50g，太子参15g，熟地黄20g，茯苓15g，山药15g，丹皮15g，山茱萸15g，枸杞子15g，当归15g，红花10g。

加减：咽喉干痛者，加玄参15g，麦冬15g，桔梗10g，生甘草6g；心悸失眠者，加酸枣仁30g，五味子15g，何首乌15g；大便干结者，加制大黄6～10g；腰膝酸冷，夜尿频多者，加芡实30g，金樱子30g，益智仁15g。

②脾肾阳虚，湿浊内蕴证

主症：倦怠乏力，形寒肢冷，面色委顿，恶心欲吐，纳呆腹胀，面浮肢肿，大便秘结。舌淡胖，苔厚腻，脉沉细无力。

治法：温补脾肾，化湿泄浊。

方药：真武汤加味。制附子15～30g（先煎），茯苓15g，炒白术20g，白芍15g，干姜15g，党参15g，甘草6g，制大黄6～10g（后下），煅牡蛎50g（先煎）。

加减：恶心呕吐者，加姜半夏15g，姜竹茹15g，伏龙肝60g（煎汤代水）；腹胀嗳气者，加大腹皮10g，木香10g。

③湿热中阻，浊邪犯胃证

主症：恶心呕吐，纳呆腹胀，口苦口干，心烦失眠，或痰多，便秘。舌红苔黄腻，脉弦数或弦滑。

治法：清热化湿，和胃止呕。

方药：黄连温胆汤加味。黄连10g，姜半夏15g，陈皮15g，茯苓15g，砂仁10g，枳壳10g，竹茹10g，生姜6g，伏龙肝60g（煎汤代水）。

加减：大便秘结者，加生大黄6～10g；湿热酿痰，蒙蔽心包，症见神昏谵语者，加石菖蒲10g，郁金10g。

④脾肾阳虚，脉络瘀阻证

主症：全身疲乏，面色晦滞，气短懒言，纳呆腹胀，腰膝酸软，大便溏泻，小便清长。舌暗体胖、有齿痕，苔白，脉沉弱或沉弦。

治法：补气健脾，温肾通络。

方药：金匮肾气丸合香砂六君子汤加减。黄芪60g，当归15g，附子15g（先煎），肉桂10g，熟地20g，山茱萸15g，山药15g，茯苓15g，炒白术15g，木香10g，砂仁10g，益母草15g，莪术15g，杜仲15g，续断15g。

加减：若偏阳虚，水肿明显者，加椒目10g，车前子15g（包煎）；兼脾虚湿困者，加制苍术10g，白豆蔻10g，藿香10g；脾虚腹泻者，加补骨脂15g，干姜15g。

⑤脾肾阳虚，水瘀互结证

主症：畏寒肢冷，胸腹胀满，腰痛，腰膝酸软，大便溏薄，小便短少，下肢水肿明显。舌暗，或有瘀斑，苔白，脉沉涩。

治法：补肾健脾，温阳利水，活血通络。

方药：实脾饮合血府逐瘀汤加减。附子15g（先煎），干姜15g，厚朴10g，木香10g，茯苓15g，白术15g，大腹皮15g，猪苓15g，泽泻15g，丹参15g，川芎15g，牛膝15g，当归15g，桃仁15g。

加减：胸满气逆，腹胀，尿少者，加黑丑、白丑各15g，椒目15g；胃寒乏力，小便清长者，加桂枝15g，附子用到30g。

⑥脾肾阳虚，心阳不振证

主症：面色灰暗青紫，面浮肢肿，心悸气促，四肢厥冷，尿少、尿闭，甚则大汗淋漓，神志模糊。舌质淡胖或紫暗，脉细数或结代。

治法：回阳救逆。

方药：四逆汤合参附龙牡汤加减。附子15g（先煎），干姜10g，甘草10g，人参10g（包煎），龙骨30g（先煎），牡蛎30g（先煎），当归20g。

（6）全国名中医南征教授辨证论治慢性肾衰经验

①气阴两虚兼瘀毒证

主症：倦怠乏力，气短懒言，腰酸膝软，口干咽燥，五心烦热，夜尿清长，面色晦暗。舌淡暗有齿痕或有瘀点瘀斑，脉沉细或细涩。

治法：益气养阴，解毒通络，导邪益肾。

方药：参芪肾衰安汤加减。人参10g（包煎），黄芪50g，黄精50g，熟地黄15g，血竭3g（冲服），僵蚕10g，蝉蜕10g，络石藤10g，土茯苓60g，白茅根50g，槟榔10g，草果10g，厚朴10g，丹参10g。

②肝肾阴虚兼瘀毒证

主症：头晕，头痛，腰酸膝软，口干咽燥，五心烦热，大便干结，尿少色黄，面色晦暗。舌暗红少苔或有瘀点瘀斑，脉沉细或弦细而涩。

治法：滋补肝肾，解毒通络，导邪滋阴。

方药：杞地肾衰安汤加减。枸杞子20g，生地黄15g，北沙参15g，当归20g，麦冬20g，血竭3g（冲服），僵蚕10g，蝉蜕10g，络石藤10g，土茯苓60g，白茅根50g，槟榔10g，草果10g，厚朴10g，丹参10g。

③脾肾阳虚兼瘀毒证

主症：畏寒肢冷，倦怠乏力，气短懒言，食少纳呆，腰酸膝软，腰部冷痛，脘腹胀满，大便不实，夜尿清长，面色晦暗。舌淡暗有齿痕或有瘀点、瘀斑，脉沉弱或沉涩。

治法：温补脾肾，解毒通络，导邪助阳。

方药：附桂肾衰安汤加减。制附子5g（先煎），肉桂10g，黄芪50g，补骨脂15g，陈皮10g，益母草10g，甘草5g，血竭3g（冲服），僵蚕10g，蝉蜕10g，络石藤10g，土茯苓60g，白茅根50g，槟榔10g，草果10g，厚朴10g，丹参10g。

④阴阳两虚兼瘀毒证

主症：畏寒肢冷，五心烦热，口干咽燥，腰酸膝软，夜尿清长，大便干结，面色晦暗。舌暗红有齿痕或有瘀点、瘀斑，脉沉细而涩。

治法：双补阴阳，解毒通络，导邪益肾。

方药：龟鹿肾衰安汤加减。龟甲胶10g（烊化），鹿角胶10g（烊化），人参10g（包煎），枸杞子20g，血竭3g（冲服），僵蚕10g，蝉蜕10g，络石藤10g，土茯苓60g，白茅根50g，槟榔10g，草果10g，厚朴10g，丹参10g。

⑤痰热湿浊兼瘀毒证

主症：恶心呕吐，肢体困重，食少纳呆，脘腹胀满，口中黏腻。舌质紫暗或有瘀点、瘀斑，苔厚腻，脉弦滑。

治法：化痰泄浊，解毒化瘀，导邪益肾。

方药：二陈肾衰安汤加减。姜半夏5g，陈皮10g，藿香30g，竹茹20g，酒大黄10g，枳实10g，苏叶10g，黄连10g，血竭3g（冲服），僵蚕10g，蝉蜕10g，络石藤10g，土茯苓60g，白茅根50g，槟榔10g，草果10g，厚朴10g，丹参10g。

加减：口干加玄参、石斛、天花粉、五味子、葛根；消谷善饥加麦冬、石膏；多尿加益智仁、诃子；手足心热加青蒿、黄柏；腰酸加杜仲、桑寄生；盗汗加牡蛎、麻黄根、浮小麦；畏寒加肉桂、小茴香；恶心呕吐加苏叶、黄连；视物模糊加丹参；血尿加地榆、仙鹤草；蛋白尿加陈皮、络石藤、僵蚕、蝉蜕；尿酸高加猫爪草、秦皮、秦艽；血脂高加楂花、薏苡仁；纳呆加焦三仙、鸡内金；咽喉不利加紫荆皮、马勃、郁金等。均须灵活掌握。

对于水气凌心、水气凌肺、水气凌脑等重症，采用中西医综合，对症治疗。

（7）全国名中医韩明向教授辨证论治慢性肾衰经验

①湿热证

主症：纳差、腹胀、恶心呕吐，口苦口干，或口中黏腻，小便黄赤，大便黏腻。舌质红，苔黄腻，脉濡数或滑数。

治法：清热化湿，化瘀泄浊。

方药：清肾颗粒。生大黄、白花蛇舌草、茵陈、益母草、车前草、白豆蔻、猪苓、茯苓、薏苡仁、扁豆、泽泻、丹参、黄连、白术。

②气虚证

主症：腰膝酸软，头晕耳鸣，神疲体倦，少气懒言，尿少水肿，面色少华。舌质淡，苔薄白或薄腻，脉弱。

治法：补中益气。

方药：四君子汤、补中益气汤、黄芪建中汤化裁。多选用黄芪、白术、茯苓、山药、扁豆等。

③阴虚证

主症：头晕耳鸣，手足心热，盗汗，口干咽燥，尿少色黄。舌质红，舌体有裂纹，苔少，脉沉细或数。

治法：滋阴补肾。

方药：清肾颗粒加熟地黄、枸杞子、墨旱莲、女贞子、桑椹等。

④阳虚证

主症：腰膝酸软，神疲体倦，畏寒，四肢不温，腹胀，大便溏。舌质淡胖，脉沉细。

治法：温阳补肾。

方药：清肾颗粒加菟丝子、益智仁、狗脊、淫羊藿等。

（8）曹恩泽教授辨证论治慢性肾衰经验

①肺肾气虚，风邪侵袭证

主症：水肿，腰膝酸软，易感冒，神疲乏力，少气懒言，自汗。舌质淡，苔薄白，边有齿痕，脉细弱。

治法：补肺益肾。

方药：黄芪、白术、防风、黄精、菟丝子、山茱萸、生地黄等。

②浊毒内蕴，上犯心肺证

主症：少尿或无尿，颜面、四肢浮肿，恶心呕吐或烦躁不安，甚则谵语、神昏。舌质淡白有齿痕，苔白腻，脉濡细。

治法：湿浊偏盛者，宜温化降浊开窍；热邪偏重者，宜解毒降浊、清心开窍。

方药：湿浊偏盛，上犯心包者，予菖蒲郁金汤合温脾汤加减：石菖蒲、郁金、连翘、丹皮、山栀、竹叶、滑石、附子、干姜、人参、大黄。热邪偏重，湿浊化热内陷心包者，予牛黄承气汤加减：安宫牛黄丸清热涤痰以开心窍；大黄荡涤污秽，引热下行，疏通经隧，清降湿浊。

③脾肾气虚，湿浊内蕴证

主症：乏力，纳差，腰酸腰痛，水肿。舌淡苔白，脉细。

治法：健脾益肾，降浊化瘀。

方药：自拟清补降浊方加减。生黄芪、白术、茯苓、薏苡仁、蝉蜕、土茯苓、白花蛇舌草、地龙、泽兰、益母草、生大黄、狗脊、淫羊藿。

④脾肾阳虚，寒湿困阻证

主症：畏寒肢冷，恶心呕吐，乏力，头身困重，纳呆，大便溏，脘腹痞闷，面色㿠白，水肿。舌质淡胖，苔白腻，脉濡缓或濡细。

治法：健脾燥湿，和胃降浊。

方药：自拟清降汤Ⅰ号方加减。生大黄、生黄芪、土茯苓、白花蛇舌草、丹参、苍术、白蔻仁、砂仁、莪术、蝉蜕、全蝎、煅龙骨、煅牡蛎等。

⑤脾肾亏虚，湿热蕴结证

主症：恶心纳呆，甚则呕吐，口干苦，时口中可闻及尿臭味，自觉烦热，胸闷。舌体胖大边有齿痕，黄腻苔，脉滑数。

治法：清热化湿，降浊和胃。

方药：自拟清降汤Ⅱ号方加减。生大黄、胆南星、土茯苓、白花蛇舌草、地龙、炒黄柏、淡竹叶、白茅根、玉米须、竹茹、姜半夏、莪术、槐花米、蝉蜕、全蝎、煅龙骨、煅牡蛎等。

⑥肝肾阴虚，风阳上扰证

主症：头昏，头痛，烦躁易怒，耳鸣，时有手足抽搐，尿闭，肌肉瞤动，甚则眩晕、神昏等。

治法：滋阴潜阳，镇肝息风。

方药：镇肝息风汤加减。怀牛膝、代赭石、龙骨、牡蛎、龟甲、白芍、玄参、天冬、茵陈、川楝子、生麦芽、甘草。

⑦阴阳两虚，浊毒弥漫证

主症：面色灰暗，全身浮肿，四肢厥冷，气急不续，面色㿠白，恶心呕吐，口有尿味而咸，无尿。舌淡胖，苔黑或灰，脉沉细欲绝。

治法：温阳益气固脱。

方药：参附汤及黑锡丹加减。重用附子、人参，灌服黑锡丹。但此期已脾肾衰微，浊毒弥漫三焦，变证、坏证多出，若湿浊毒邪同时侵犯上下二焦，则可现阴阳离决之候，非一方一药可获效，要根据病情进行中西综合治疗，如尽早选择透析替代治疗，方能不至延误病情。

2.中药保留灌肠方

清代吴师机《理瀹骈文》云："外治之理，即内治之理；外治之药，即内治之药。所异者法耳。"指出了外治法与内治法只是在给药途径上有所不同。中药保留灌肠是临床治疗慢性肾衰的常用方法，被临床医生广泛应用。中药保留灌肠能起到通腑泄浊解毒的作用。现将部分保留灌肠方归纳如下，供同道参考。

（1）国医大师张镜人教授保留灌肠方

组成：生大黄、生龙骨、生牡蛎、六月雪、徐长卿、皂荚子。

用法：浓煎100ml，保留灌肠。

（2）国医大师朱良春教授保留灌肠方

组成：生大黄10～20g，白花蛇舌草30g，六月雪30g，丹参20g。

加减：有阴凝征象者，加熟附子15g，苍术20g；血压较高或有出血倾向者，加生槐米45g，地龙15g；湿热明显者，加生黄柏20g；阴虚者，加生地黄、石斛各20g。

用法：煎成200ml，每日2～4次，保留灌肠。

（3）国医大师郑新教授保留灌肠方

肾衰灵灌肠方组成：大黄、生龙骨、生牡蛎、黄芪、当归、丹参、红花、党参、淫羊藿。

用法：水煎100ml，保留灌肠。

（4）国医大师李佃贵教授保留灌肠方

组成：大黄30g（后下），蒲公英30g，丹参30g，牡蛎30g（先煎），土茯苓30g，当归20g，槐米20g，醋莪术15g，地龙15g，龟甲15g（先煎），炒僵蚕15g，芒硝9g（冲）。

用法：水煎100ml，保留灌肠。

（5）国医大师邹燕勤教授保留灌肠方

组成：生大黄15g，蒲公英30g，生牡蛎30g，六月雪30g，生甘草5g。

用法：水煎保留灌肠，以每日大便2～3次为度。保留灌肠时间30～60分钟，每日1次，10～15天为1个疗程。每个疗程结束后休息3～5天，再继续下一个疗程。

（6）全国名中医皮持衡教授保留灌肠方

肾药Ⅲ号组成：生大黄、生牡蛎、巴戟天、蒲公英、川芎。

用法：水煎100ml，保留灌肠。

（7）全国名中医刘宝厚教授保留灌肠方

肾衰通腑液组成：生大黄30g，生牡蛎60g，红花15g，附片15g，槐花10g。

用法：浓煎成200ml汤剂，加热至37～38℃，每次100ml，高位保留灌肠。每日1～2次，7～10天为1个疗程，根据病情休息3天后可行第2疗程。

（8）全国名中医南征教授保留灌肠方

组成：酒大黄10g，厚朴10g，枳实10g，金银花20g，生牡蛎50g（先煎），黄芪50g，制附子5g（先煎），土茯苓100g。

用法：水煎外用，2日1剂，每日1次，每次100ml，睡前保留灌肠，4周为1个疗程，4周后查肾功能。各型证候均可配合应用。

（9）全国名中医黄文政教授保留灌肠方

组成：大黄、制附子、生牡蛎、丹参、黄芪、蒲公英。

用法：水煎100ml，保留灌肠。

（10）全国名中医韩明向教授保留灌肠方

解毒泄浊颗粒组成：大黄、六月雪、煅牡蛎、煅龙骨、全蝎、地龙、槐米。

用法：水煎100ml，保留灌肠。

（二）西医学

CKD的治疗应注意两个方面，首先要重视对原发疾病和加重因素的治疗，这是控制和阻止慢性肾脏病进展、保护肾脏功能的关键。其次要给予CKD患者一体化治疗，以进一步延缓肾功能的进展、减少并发症、提高患者生活质量。根据CKD的不同阶段选择不同的防治策略。

1.原发病和诱因的治疗

对于初次诊断的CKD患者，必须积极重视原发病的诊断和治疗，同时应积极寻找肾功能不全加重的各种诱发因素，予以合理纠正。

2.一体化治疗

包括饮食治疗、并发症的治疗（高血压、贫血、水电解质和酸碱平衡紊乱、感染、CKD-MBD、心血管并发症等）和肾脏替代治疗。一方面它是由肾脏科医师主导的将CKD从早期预防、延缓肾功能进展，到后期的肾脏替代治疗进行系统规范的防治；另一方面，包含由多学科、多层次医师共同合作完成的对患者进行长期监测、指导和治疗的系列过程，包括心理、社会和生物医学等的综合防治。

CKD的治疗主要根据不同阶段进行阶梯式的治疗策略，具体见表1-1。

（1）CKD 1~2期

患者症状和并发症往往不明显，可能有相关继发疾病的表现。积极查找原发病因非常重要。应积极控制高血压，优选血管紧张素转换酶抑制剂（ACEI）和血管紧张素AT1受体阻断剂（ARB），大多需要联合应用降压。治疗原发病、降低蛋白尿、延缓肾功能进展，注意饮食限盐、合理蛋白摄入。

表1-1　慢性肾脏疾病的分期和诊疗策略

分期	GFR[ml/（min·1.73m²）]	诊疗策略
1	≥90	病因的诊断和治疗
		并发症的治疗
		延缓疾病的进展
2	60～89	延缓肾功能的进展
3	30～59	并发症的评估和治疗
4	15～29	肾脏替代治疗的准备
5	15或透析	肾脏替代

（2）CKD 3期

CKD 3期患者比较关键，大多数已得到明确诊断，有关并发症及心血管事件开始明显出现，特别是在3b期。此时除寻找可治疗的病因，纠正可逆因素、预防或延缓肾功能进展、减少心血管风险、治疗贫血等并发症仍是重点。

（3）CKD 4期

此期患者的临床表现更明显，危险性更高，随访频率应增加，建议每3～6个月进行一次包括血生化等检查，GFR＜20ml/（min·1.73m²）时应开始做好肾脏替代治疗（RRT）准备，对患者开展相关知识的培训、教育以及心理辅导。积极治疗CKD并发症，包括高血压、继发性甲状旁腺功能亢进、酸中毒、肾性贫血、尿毒症症状等，并尽量避免应用肾毒性药物包括造影剂等。

（4）CKD 5期

GFR＜15ml/（min·1.73m²），尿毒症症状进一步加重，应给予RRT治疗，目的是延长寿命，提高尿毒症患者的生活质量，并促进康复与回归社会。对于到底何时开始RRT尚无明确定论，患者之间也存在个体化差异，一般认为GFR＜10ml/（min·1.73m²），患者一般情况尚可，无严重症状、营养不良，可开始进入常规的RRT治疗。如状况严重，出现难以纠正的容量负荷过多或肺水肿、加速性或顽固性高血压、心包炎、持续而明显的恶心与呕吐、持续进展的尿毒症性脑病或神经病变症状时可适当提前。患者的随访频率应增加至1～3个月一次，根据病情调整次数，可再缩短间隔。

3.饮食疗法

CKD患者的营养治疗方案，需根据患者肾功能水平、病因、营养状况、摄食及消化能力、饮食习惯等来进行制订，尽量做到合理化、个体化。原则上应有利于患者保持良好的营养状况，或使营养不良得到改善，同时有利于控制肾脏基础疾病、保护肾功能。

首先要对CKD患者进行营养状况监测和评估，包括生化测定、人体学测量、身体成分分析及饮食评价（表1-2），每一种方法都有一定的局限性，必须综合考虑。

表1-2 CKD患者营养不良的评价指标

指标	评价
生化参数	血清白蛋白浓度＜40g/L
	血清转铁蛋白浓度＜2g/L
	血清IGF-1浓度＜200ng/ml
	血清前白蛋白浓度＜0.3g/L或呈下降趋势
	血清肌酐浓度明显下降而尿毒症症状加重或肌酐动力学异常下降
人体学测量	体重进行性下降或低于理想体重85%
	皮褶厚度、中臂肌围和（或）肌力异常
身体成分分析	干体重下降（由生物电阻抗或EDDEXA测得）
	总体氮和（或）氮指数（观察值/预期值）下降
饮食评价	自发性低蛋白饮食[＜0.7g/（kg·d）]和蛋白分解率增加[＞1.0g/（kg·d）]

未严格控制的高蛋白饮食可导致代谢性酸中毒、高磷血症、水肿、高血压及尿毒症症状。有以上任何一种并发症的CKD患者需控制饮食蛋白至0.8g/（kg·d），特别是CKD 4期至透析前。若CKD尿毒症症状持续存在，饮食蛋白质应限制在0.6g/（kg·d），同时应注意摄入蛋白质的质量。必要时补充必需氨基酸（EAA）或α-酮酸，可使体内必需氨基酸与非必需氨基酸比例失调得到纠正，同时有利于改善蛋白合成，使氮代谢产物的生成减少。EAA的补充可由口服和静脉滴注两种途径进行，后者对食欲不振患者更适合。α-酮酸是氨基酸前体，通过转氨基或氨基化的作用，在体内转变为相应的氨基酸，其疗效与EAA相似，且有以下优点：①尿素氮生成率及水平下降更为显著，蛋白合成与分解的比率增高；②可降低血磷、碱性磷酸酶和PTH水平；③无导致GFR升高或白蛋白排泄增加现象。

事实上，不同阶段的CKD患者实际蛋白摄入量大多超过指南的推荐量。可通过监测24小时尿素氮排泄量了解患者饮食控制的依从性，通过定期监测体重及血清蛋白水平了解蛋白质营养情况。

CKD患者的热量摄入一般应为30～35kcal/（kg·d），其中碳水化合物应占热卡摄入的70%左右；脂肪摄入应注意多价不饱和脂肪酸（PUFA）与饱和脂肪酸（SFA）比值≥1。增加PUFA的摄入，可改善患者脂代谢，减轻动脉硬化的程度。注意补充水溶性维生素，尤其是维生素B$_6$和叶酸。并按病情补充矿物质和微量元素，如铁和锌。

4.控制高血压

严格控制血压是干预慢性肾脏病进展、降低心血管事件及死亡的最重要措施。非药物措施包括限钠、降体重、适当锻炼等。ACEI、ARB、利尿剂、钙通道阻断剂（CCB）、β受体阻滞剂、α受体阻滞剂、血管扩张药及中枢降压药等均可以作为降血压药物使用。在单用上述药物仍不能有效控制高血压时，可多种降压药物联合使用。对于蛋白尿、糖尿病患者，目标血压应低于130/80mmHg，普通患者可控制在140/90mmHg以下。

降血压时应注意采取不同的对策。对于持续性的长期难以控制的高血压，应逐渐降低血压，防止过快、过猛，以避免肾灌注压突然下降，肾功能急剧恶化；对于近期血压突然升高、肾功能急剧恶化的患者，应给予强有力的药物治疗，使血压迅速恢复正常，避免肾功能严重损害或使受损的肾功能得以逆转。另外，对年龄较大的患者，降压不应过低，否则容易出现脑供血不足等现象。

ACEI和ARB在临床应用已有多年，延缓肾功能减退的作用比较明确。这种作用主要通过血压依赖性肾小球血流动力学效应、非血压依赖性肾小球血流动力学效应和非血压依赖性非肾小球血流动力学效应而起作用。血压依赖性肾小球血流动力学效应是通过降低系统高血压而间接降低肾小球内"三高"。非血压依赖性肾小球血流动力学效应是由于ACEI、ARB具有扩张出球小动脉强于入球小动脉的特点，而直接降低肾小球内"三高"。非血压依赖性非肾小球血流动力学效应的肾脏保护作用包括：①抑制系膜细胞增生，减少细胞外基质的产生和沉积，延缓肾小球硬化；②改善肾小球滤过屏障的通透性，减轻蛋白尿而防止蛋白尿所引起的肾脏损害；③抑制血浆醛固酮水平，减少醛固酮的心肾不利作用；④增加胰岛素敏感性，改善糖代谢、脂代谢异常，防止因血脂、血糖代谢紊乱引起的肾脏损害；⑤降低肾脏氨的产生，防止氨本身及激活补体所引起的损害；⑥促进ECM蛋白酶活性并降低其抑制物的活性，促进基质降解；⑦抑制肾组织TGFβ、PDGF及MCP-1表达；⑧抑制肾小管间质单核-巨噬细胞及成纤维细胞积聚。

应用ACEI和（或）ARB时要注意以下几点：①应用初期应严密监测肾功能的变化，部分肾脏病患者应用后可以出现GFR下降以致肌酐上升，少数甚至出现急性肾功能不全。但是，在一般情况下这种下降并不十分明显，用药后1~2周内血清肌酐上升和（或）内生肌酐清除率下降<30%，可在严密监测下继续应用；如果血清肌酐上升和（或）内生肌酐清除率下降>30%，应立即停药。②ACEI的主要不良反应包括咳嗽、皮疹、味觉异常及粒细胞减少，这主要与此类药物引起的一些激肽类和P物质增加有关。如果症状严重、难以耐受应立即停药。ARB不良反应与ACEI相似，但一般较少出现咳嗽症状。③ACEI或ARB可引起高钾血症，应定期复查电解质，同时还应注意排除其他可能导致高钾的原因。④ACEI和ARB联合应用比单独应用有更显著的降蛋白尿作用，但不推荐用于老年、明显心血管并发症的患者。ACEI和ARB在下列情况下尽量避免使用：①双侧肾动脉狭窄；②临床存在明显的血容量不足情况；③使用非甾体类消炎药时；④对于肌酐水平＞265.2mmol/L的患者。

钙通道阻滞药（CCB）治疗高血压的疗效已被临床广泛接受。CCB可以使肾钠排泄增加，对延缓肾功能进展也有一定疗效。CCB保护肾功能机制如下：①抗氧化作用，减轻氧自由基引起的肾损害；②对抗去甲肾上腺素、Ang Ⅱ等缩血管作用；③减少肾组织钙盐沉积；④抑制血小板的活化和聚集，抑制血小板活化因子、TXA_2的合成，从而减轻肾脏损害；⑤通过抑制系膜细胞对大分子物质的捕获，减少大分子物质在肾小球系膜区的沉积；⑥抑制系膜细胞增殖及基质增加来延缓肾小球硬化，保护肾功能。应用CCB时也应注意药物不良反应，如非双氢吡啶CCB导致的心动过缓、双氢吡啶CCB导致的水肿（多发生于踝部，与扩张毛细血管前小动脉，而不扩张小静脉相关）和反射性心动过速等。

β受体阻滞剂能有效降低血压。研究证明，β受体阻滞剂治疗高血压合并心力衰竭能够显著改善患者生活质量，延长患者寿命；治疗高血压合并心肌梗死能够减慢心率、抑制心肌收缩力、降低心肌氧耗、缩小梗死面积，从而保护缺血心肌，提高室颤阈值，降低死亡率。应用β受体阻滞剂要避免突然停药，以免导致血压反弹。同时要根据β受体阻滞剂药理学特点，给予个体化治疗，通常从小剂量开始。

CKD患者常常需要数种降压药物联合治疗，且往往用药剂量显著高于原发性高血压患者。最多见的联合用药是ACEI和（或）ARB+CCB/利尿剂，有不少患者常常还需要合并应用肼屈嗪或哌唑嗪。应用利尿剂时应注意：①当GFR＜30ml/min或（和）SCr＞159μmol/L时，噻嗪类利尿剂治疗反应差，应更换为袢利尿剂。②袢利尿剂有助于维持CKD晚期患者肾脏血流，易导致低钾血症，应用时要注意血电解质的变化。随着肾功能不全的进展，往往需要更大剂量袢利尿剂（如80~160mg呋塞米）来减轻过多的容量负荷。③保钾利尿剂容易出现高钾血症，肾功能不全患者应慎用。

5.纠正水、电解质紊乱和酸碱平衡失调

对有明显失水的患者，若无严重高血压和心力衰竭，可视病情需要补液，因慢性肾脏病患者对水的调节能力减退，补液不宜过多过快，以口服补液为最佳。不能口服的患者，静脉输液时一定要严密观察其血压、心功能状态，以避免水潴留的发生。当严重肾功能障碍而水、钠摄入不加限制时也可导致水潴留或水中毒，故应严格限制入水量，以每日排水量与非显性失水量之和为度，并应限制钠摄入量，同时

可给予利尿剂。临床上一般多选用袢利尿剂。慢性肾功能不全应用利尿剂时还应注意即使应用后尿量没有增加，也会在一定程度上纠正水钠潴留，缓解高血压，因为利尿剂还具有肾外排钠作用，主要是通过肠道排钠，此外，也会影响血管壁细胞钠含量和调节压力感受器对去甲肾上腺素和血管紧张素的反应。对严重水潴留患者还是宜尽早行透析治疗。

多尿者可有缺钾，宜谨慎补充钾盐。有钾潴留或高钾血症者，应限制钾摄入，并按"钾代谢紊乱"处理。

酸中毒现已被列为CKD进展的一个重要因素，并且是肾性骨病和营养不良的重要机制之一，应积极予以纠正，并且对所谓"正常HCO_3^-浓度酸中毒"也应治疗。下列几种情况可考虑存在"正常HCO_3^-浓度酸中毒"：①反复腹泻或使用大量利尿剂；②阴离子间隙增加；③蛋白负荷过多；④肾石症和肾结石；⑤不明原因肾脏病进展；⑥尿枸橼酸排泄减少等。现推荐对于CKD患者一般应使其血浆HCO_3^-浓度维持在22mmol/L以上。轻度酸中毒可酌情给予碳酸氢钠口服。若二氧化碳结合力低于15mmol/L，可用碳酸氢钠或乳酸钠静脉滴注，但在治疗过程中要注意防止低钾和低钙，警惕发生高钠血症、高渗血症和诱发心力衰竭。

6.改善脂质代谢

CKD时，高脂血症治疗的靶目标是将血浆LDL胆固醇水平控制在100mg/dl以下（2.6mmol/L），总胆固醇低于200mg/dl（5.2mmol/L）。可给予饮食治疗，补充PUFA（多不饱和脂肪酸）或鱼油，必要时给予药物治疗。他汀类药物在CKD的较早期，特别是蛋白尿明显的患者中显示有延缓肾功能进展、降低心血管风险的效应。但在尿毒症透析患者中的随机对照研究中未显示其心血管的保护效果。

7.控制感染

CKD患者极易并发感染，特别是肺部和尿路感染，会加重肾功能损伤，应根据当地的耐药谱及药敏试验结果选择适合的抗生素，禁用或慎用肾毒性药物，必须使用时则应根据肾功能决定药物剂量及给药间期。注意抗生素中钠和钾含量，以避免加重电解质代谢紊乱。

8.清除肠道毒物

用于尿毒症阶段，此时肾脏对多种物质清除率显著下降，可通过肾外途径来增加这些物质的清除，以缓解尿毒症症状。通过肠道清除毒物是一种传统的方法，但近年来它的意义不仅局限在缓解尿毒症症状上，同时还可能具有延缓肾脏病进展的作用，延缓透析的时间。常用的肠道吸附剂如口服氧化淀粉，能吸附肠道中含氮代谢产物，并通过腹泻作用将毒性物质排出体外，长期服用可降低血尿素氮水平。但应注意此类药物的不良反应。

9.其他并发症的处理

（1）恶心呕吐

除限制蛋白质摄入和纠正酸中毒外，可应用甲氧氯普胺肌注或口服；或氯丙嗪肌注或口服。注意口腔卫生，防止细菌和真菌生长。保持大便畅通，亦有助于减轻胃肠道症状。短期如无效，应考虑透析治疗。

（2）贫血和出血

CKD贫血的治疗除了纠正相关因素外，主要予以促红细胞生成因子（ESA）、铁剂等治疗。前者主要为不同的促红素制剂，包括长效制剂，目前一些非促红素类制剂已进入不同临床研究阶段，包括EPO肽拟类及HIF稳定剂，已取得一定临床经验。

ESA是目前CKD透析和非透析患者贫血治疗的常规药物。在开始ESA治疗前，应先处理所有可纠正的贫血原因（包括铁缺乏和炎症状态等）。对于未接受铁剂或ESA治疗的成年CKD贫血患者，TSAT $\leq$ 30%、铁蛋白 $\leq$ 500μg/L，可尝试使用静脉铁剂治疗（在非透析的CKD患者中，或可尝试进行为期1~3个月的口服铁剂治疗）。应根据患者铁缺乏的严重程度、静脉通路的情况、之前对口服铁剂的疗效和不良反应情况、患者依从性和药物价格等因素选择常用的铁剂及治疗方案。常用的铁剂有右旋糖酐铁、蔗糖铁、葡萄糖酸铁等，一些新型铁剂也开始应用。由于晚期CKD患者对口服铁剂的吸收下降，静脉铁剂可提供更好疗效。血液透析患者应给予静脉铁剂。应注意补铁的不良反应，特别是过敏反应。定期随访铁代谢指标，避免铁过量。

在起始和维持ESA治疗时，推荐应在减少输血所致潜在获益与贫血相关症状所致可能风险（如脑卒中、高血压等）间进行平衡。对有恶性肿瘤史的CKD患者，应谨慎用ESA治疗。对于非透析的CKD患者，Hb $\geq$ 100g/L者不建议开始就使用ESA治疗；Hb < 100g/L者，建议基于Hb下降率、需要输血的风险、与ESA治疗相关的风险以及贫血所致症状的出现等情况，个体化决定是否开始应用ESA治疗。对于CKD 5期透析的患者，当Hb为90~100g/L时，建议开始ESA治疗，以免Hb下降至90g/L以下。由于部分患者在较高的Hb浓度下生活质量会获得改善，此时可给予个体化治疗，即在Hb > 100g/L时，也可给予ESA治疗。

根据患者Hb浓度、体重和临床情况决定ESA初始治疗剂量。需要注意的是，血红蛋白浓度的完全纠正与脑卒中风险相关，一般情况下，建议使用ESA维持Hb浓度不应超过115g/L，对所有患者，避免使用ESA将Hb浓度升高超过130g/L。对ESA反应低下的患者，避免反复增加剂量并超过原本以体重为基础的起始治疗剂量的2倍。

当治疗慢性贫血时，尤其对于适宜器官移植的患者，在允许的情况下，尽量避免输注红细胞，以减少与输血相关同种致敏的风险。然而，对于ESA治疗无效或ESA治疗风险超过获益的患者，或需要快速纠正贫血以稳定患者病情或预先纠正Hb浓度时，进行红细胞输注的获益超过可能的风险。

应注意ESA的不良反应，如高血压、栓塞（特别是动静脉内瘘栓塞）等，罕见的会出现抗EPO抗体所致的再生障碍性贫血。

慢性肾功能不全患者常有明显出血倾向，应予重视，透析治疗可改善血小板功能和血小板第3因子释放反应，有助于减少出血，但透析时使用肝素也有增加出血的潜在危险，必要时可改用低分子肝素。严重出血除输注鲜血或血小板悬液外，可酌情用抗纤溶止血剂，有时需要手术止血。此外，纠正贫血也有助于纠正出血。最后，对严重出血患者还可使用冷沉淀制剂及1-去氨-8-D精氨酸加压素（DDAVP）。前者是一种富含Ⅷ因子、vWF、纤维蛋白原的血浆制品，可明显缩短尿毒症患者出血时间，但要注意防止血源性疾病的传播。后者（弥凝）是一种人工合成的抗利尿激素衍生物，能够代替冷沉淀制剂治疗尿毒症活动性出血患者。该药不良反应很少，可能有面色潮红、轻度眩晕和头痛，如重复使用，疗效会降低。尽管如此，对于活动性出血患者DDAVP仍是最好的快速止血药物。

（3）心力衰竭、心律失常及心包炎

心力衰竭处理原则与非尿毒症引起的心力衰竭相似，如使用洋地黄宜选快速短效的制剂，以减少蓄积中毒。对利尿剂不能奏效的高容量性心力衰竭应尽早行透析治疗。心律失常多为电解质代谢和酸碱平衡紊乱所诱发或加剧，故应在纠正的基础上使用抗心律失常药物或进行起搏除颤治疗。心包炎的治疗应限制水钠摄入，强调早期透析治疗。尿毒症性心包炎对加强透析治疗有良好反应，对透析反应差的患者要考虑感染、炎症和免疫因素。透析相关性心包炎则需改变透析治疗方案，如血液透析滤过、腹膜透析等，透析时应尽量减少肝素用量，采用低分子肝素可能是一种更好的选择。

（4）动脉粥样硬化

心血管并发症的风险与许多因素密切相关，如血液循环中同型半胱氨酸、低密度脂蛋白胆固醇水平、CKD-MBD等。降低同型半胱氨酸措施如给予叶酸等并未降低CKD患者心血管并发症的风险。他汀类对CKD 2期、3期早期患者有效，但对透析患者获益作用不明显，也没有强烈的证据表明，针对CKD-MBD的治疗改善了心血管的死亡。提示应该予以多种措施方可取得临床效果。

（5）神经精神症状

纠正水盐代谢和酸碱平衡紊乱，可使大部分患者症状减轻。抽搐时，可使用地西泮（安定）静脉或肌内注射，或用苯妥英钠或苯巴比妥等。严重烦躁不安时，可静脉滴注冬眠合剂，但应保持气道通畅及血压稳定。及时选择适合的血液净化治疗可使大部分患者的症状得以改善。应用镇静剂要谨慎，勿使药物积蓄加重病情。有周围神经病变时应尽早充分透析，并可使用大剂量B族维生素。

（6）CKD-MBD

总的治疗目标：①调节PTH在可接受范围，防止甲状旁腺的自主增生，形成再发性甲旁亢；②防治高磷血症、高血钙，减少血管钙化，维持正常钙磷水平；③维持正常骨代谢；④维持恰当的维生素D水平，使其发挥矿化及免疫、心血管等作用；⑤最终降低并发症及死亡。治疗主要是三方面：①磷的控制，包括饮食限制及磷结合剂；②活性维生素D及其相关制剂；③钙敏受体拟似剂。

对于CKD 3~5期患者，建议将血清磷及血清钙水平维持在正常范围；对于CKD 5期透析的患者，严格控制血磷水平较难，应尽量将升高的血磷水平降低，使之接近正常范围，建议使用钙离子浓度为1.25~1.50mmol/L之间的透析液，并增加透析对磷的清除。

饮食中磷的摄入应控制在每天900mg以内，钙的摄入（包括饮食及药物）应控制在每天1500~2000mg。若限磷饮食难以达到理想水平时，需同时应用磷结合剂，促进肠道排泄，减少磷的吸收。使用磷结合剂应综合考虑CKD分期、CKD-MBD的其他表现、钙的水平、同时进行的其他治疗以及不良反应等因素来选择。常用的磷酸盐结合剂包括碳酸钙、醋酸钙、盐酸司维拉姆或碳酸镧。含钙结合剂应用时需注意避免高钙血症及软组织磷酸钙的沉积。当患者血清磷水平<1.94mmol/L时，含钙结合剂推荐常规使用，但为降低软组织钙化风险，钙剂量不应超过每日2g；当患者血清磷水平更高或需要更大剂量含钙结合剂时，可使用司维拉姆或碳酸镧，但比较昂贵；当血清磷水平>2.26mmol/L时，含铝结合剂可快速降低血磷水平。为避免铝中毒，应短期使用，且应避免透析液铝暴露。

对于CKD 3~5期且未接受透析的患者，全段PTH（iPTH）水平超出检测的正常值上限的患者，应首先评价是否存在高磷血症、低钙血症和维生素D缺乏，并相应地给予减少饮食中磷的摄入、服用磷结合剂、补钙和（或）天然维生素D等，在纠正了可调节因素后如果PTH进行性升高并且仍持续高于正常值上限，则建议使用骨化三醇或维生素D类似物进行治疗。对于CKD 5期透析的患者，iPTH水平维持在正常值上限的2~9倍，当PTH水平向高或向低变化时都应该启动或调整治疗，以防止PTH水平超出或低于这一范围。

对于高磷血症的CKD 3~5期患者，如果高钙血症持续存在或反复发作，或出现动脉钙化和（或）无动力性骨病和（或）血清PTH水平持续过低，对于含钙的磷结合剂和（或）骨化三醇或维生素D类似物的使用应加以限制，可以应用盐酸司维拉姆或碳酸镧。对于高PTH、高钙的患者，可给予钙敏受体拟似剂，临床经验在积累中。在出现严重甲状旁腺功能亢进的患者，如果临床/药物治疗无效，可进行甲状旁腺切除。

五、预后

即使在同种类型肾脏疾病患者中，肾功能不全的进展速度也各异，因此对CKD患者采取eGFR或肌酐时间曲线个体化评估肾功能进展情况非常重要。由于GFR的下降与蛋白尿升高的程度一致，监测蛋白水平可作为另一个预示肾功能不全进展的指标；此外，持续的微量白蛋白尿，尤其是白蛋白尿，还与心血管疾病风险密切相关。心血管疾病是CKD最主要的死亡原因，在多数患者，包括早期肾脏疾病患者中均可出现。其他导致CKD高死亡率的因素还包括高血压、糖尿病、贫血、营养不良、炎症、高PTH、高LDL胆固醇水平、血管钙化及高半胱氨酸血症等。

第二章 消渴肾衰

一、病名释义

"消渴"之病名，首见于《素问·奇病论篇》："夫五味入口，藏于胃，脾为之行其精气，津液在脾，故令人口甘也，此肥美之所发也，此人必数食甘美而多肥也。肥者令人内热，甘者令人中满，故其气上溢，转为消渴。治之以兰，除陈气也。"汉代张仲景在《金匮要略》中设专篇《消渴小便不利淋病脉证并治第十三》论治消渴，其中"男子消渴，小便反多，以饮一斗，溲一斗，肾气丸主之"，并创了补肾法治疗消渴之先河。唐代孙思邈在《备急千金要方》中指出饮食控制应当放在治疗消渴的首位，"其所慎有三：一饮酒，二房室，三咸食及面。能慎此者，虽不服药而自可无他。不知此者，纵有金丹亦不可救，深思慎之"。至宋代《圣济总录》首次出现了"消肾"病名，"论曰消肾者，由少服石药，房室过度，精血虚竭，石势孤立，肾水燥涸，渴引水浆，下输膀胱，小便利多，腿胫消瘦，骨节酸疼，故名消肾"，并创立了一系列方剂，如地黄汤、黄芪饮、阿胶汤等。金元时期，出现了"三消"理论，如李东垣《兰室秘藏》曰："下消者，烦躁引饮，耳轮焦干，小便如膏。叔和云：焦烦水易亏，此肾消也。以六味地黄丸治之。"笔者根据历代文献中"消渴""消肾""下消""肾消"的记载以及其背后蕴含的病机变化规律，结合现代医学对糖尿病、糖尿病肾病的认识，提出了"消渴肾病"的中医新病名。"消渴肾病"是指消渴病日久，久病入络，肾络损伤，肾体不用，肾功大伤，伤及肝、脾、心以及其他脏腑，以尿浊、眩晕、目糊、水肿为临床特征的常见多发疑难杂症。该病名经全国科学技术名词审定委员会审核通过，并于2010年录入《中医药学名词》一书中。

"肾衰"一词，首见于唐代孙思邈的《银海精微·视物不真》："肾衰不为心火交济，故心火上炎，眼目必热，则看物不准。"唐代胡愔所著《黄庭内景五脏六腑补泻图》曰："人之色黄黑者，肾衰也。"由此可知，在唐代就有了"肾衰"这一名词。在1997年10月1日开始实施的由国家中医药管理局医政司编制的国家标准《中医临床诊疗术语》中，明确提出了"肾衰"之名，书中指出："肾衰可由暴病及肾，损伤肾气，或肾病日久，致肾气衰竭，气化失司，湿浊尿毒不得下泄，以急起少尿甚或无尿，继而多尿，或以精神萎靡，面色无华，口有尿味等为常见症状的疾病。"2010年全国科学技术名词审定委员会审核公布了"慢性肾衰"病名，定义为"肾病日久所致的肾衰"。笔者基于对"消渴肾病"的多年研究，结合历代医家对"肾衰"的论述、现行国家标准对"慢性肾衰"的定义以及现代医学对"糖尿病肾病""慢性肾病"的认识，提出了"消渴肾衰"的中医新病名。"消渴肾衰"指消渴肾病后期，毒邪伏于膜络，日久不愈，邪伏膜原，导致五脏皆弱，五脏皆脆，肾体用大伤，命门火衰。以乏力、面色无华或面色晦暗、精神萎靡、水肿、口有尿味、肌酐升高为主要临床表现。

至此，形成了以消渴—消渴肾病—消渴肾衰为主线的完整的疾病诊治体系。消渴肾病相当于糖尿病肾病（DKD），消渴肾衰相当于糖尿病肾病Ⅴ期（肾功能衰竭期）。

二、病因病机

笔者继承导师国医大师任继学教授学术思想，认为消渴病位在散膏，散膏即今之胰腺。消渴日久不愈，毒邪内生，损伤肾络，发为消渴肾病。消渴肾病失治误治，至后期毒邪伏于膜络，日久不愈，邪伏膜原，导致五脏皆弱，五脏皆脆，肾体用大伤，命门火衰，发为消渴肾衰。张景岳曰："肾中阳虚，则命门火衰。"命门火衰，无水无火，真阴之病也。明代赵献可《医贯》曰："余有一譬焉，譬之元宵之鳌山走马灯，拜者、舞者、飞者、走者，无一不具，其中间惟是一火耳。火旺则动速，火微则动缓，火熄则寂然不动，而拜者、舞者、飞者、走者，躯壳未尝不存也……命门君主之火，乃水中之火，相依而永不相离也。"命门火之功能如走马灯，油足火旺则动速，油少火微则动缓。灯中火，即元气；灯中油，即元精。元精亏，元气微，命门火衰，即肾衰。故本病的病机关键是毒损肾络，邪伏膜原，命门火衰。现将散膏、膜原的历代论述简要陈列如下。

（一）论散膏

"散膏"一词，首见于《难经·四十二难》："脾重二斤三两，扁广三寸，长五寸，有散膏半斤，主裹血，温五脏，主藏意。"明代李梴的《医学入门·脏腑条分》曰："散膏主裹血，各脏血脉，皆其所主也。"明代龚廷贤的《万病回春·周身脏腑形状》曰："脾……有散膏半斤，主裹血，温五脏，主藏魂。"

清代吴谦的《医宗金鉴·脾脏经文》曰："脾有散膏半斤，主裹血，温五脏，主藏意与智。"清代张锡纯的《医学衷中参西录·滋膵饮》谓："盖膵为脾之副脏，在中医书中名为散膏，即扁鹊《难经》所谓脾有散膏半斤也（膵尾衔接于脾门，其全体之动脉又自脾脉分支而来，故与脾有密切之关系）……近阅医报且有单服山药以治消渴而愈者，以其能补脾固肾，以止小便频数，而所含之蛋白质，又能滋补膵脏，使其散膏充足，且又色白入肺，能润肺生水，即以止渴也。"《医学衷中参西录·太阴病提纲及意义》谓："且《难经》谓脾有散膏半斤，即西人所谓甜肉汁，原系胰子团结而成，方书谓系脾之副脏，其分泌善助小肠化食，实亦太阴经之区域也。为其经居于腹之中间，是以腹满为太阴经之的病。"清代陈士铎的《本草新编》曰："乳香，味辛、苦，气温，阳也，无毒。入脾、肺、心、肝、肾五脏。疗诸般恶疮及风水肿毒，定诸经卒痛并心腹急疼。亦入散膏，止痛长肉。"

国医大师任继学教授认为，消渴的病位之本在人体之"散膏"，即今之胰腺；病之标在三焦。而散膏乃由先天之精化生而成，其体由多种肌核组成，内通经络血脉，为津、精之通道，外通玄府，以行气液，故人体内外之水精，其升降出入皆由散膏行。三焦是有形、有体、有用之经脉，为六腑之一。《中藏经》说："三焦者，人之三元之气也（任继学教授认为此处是言其用），号曰中清之腑（任继学教授认为此处是言其形，即脘），总领五脏六腑、营卫、经络、内外左右上下之气也。三焦通；则内外左右上下皆通。"故三焦为行水精、气液、津血之通道。

引发散膏发生病变的原因有三：一是情志抑郁；二是饮食失节，尤其是酗酒蓄毒；三是年老体衰，生理退化或先天禀赋不足所致。其病机核心是以燥为害，燥分热燥、寒燥。热燥耗精损液，寒燥凝精害液，使液不散，津不布，邪毒瘀滞内生，损害散膏，侵蚀三焦，进而脏真受伤，募原受损，由损生逆，由逆致变，变而为病。三焦为气化水津之通道，今三焦受损，气化受阻，故气不化精，精不化液，水精代谢失常，气血循环瘀阻，痰浊内生，毒自内泛，体液暗耗而成病。故临床病象多先由体倦、口干始，渐呈烦渴、善饮、多尿、尿甜、善饥多食、形体消瘦、汗出、皮肤瘙痒，但亦有无症状者或症状轻微者。

（二）论膜原

1.募原释义

"募原"一词，首见于《内经》，如《素问·疟论篇》曰："其间日发者，由邪气内薄于五脏，横连募原也，其道远，其气深，其行迟，不能与卫气俱行，不得皆出，故间日乃作也。"关于"募原"二字，全元起以"募作膜"，明代张介宾《类经·痿证》谓："筋膜者，按全元起曰：人皮下肉上筋膜也。盖膜犹幕也，凡肉理脏腑之间，其成片联络薄筋，皆谓之膜，所以屏障血气者也。凡筋膜所在之处，脉络必分，血气必聚，故又谓之膜原，亦谓之脂膜。膜、幕俱音莫。"巢元方亦然之，故后人多从全元起等医家的意见而写作"膜原"，因而"募原"与"膜原"通用。清代俞根初《通俗伤寒论·和解剂》谓："膜者，横隔之膜；原者，空隙之处。"

2.募原的部位

《内经》中谓："邪气内薄（搏）于五脏，横连募原也。"由此可知，五脏与募原相互连接。明代张介宾《类经·痎疟》曰："诸经募原之气，内连五脏，邪在阴分，故道远行迟而间日作也。"由"诸经募原之气"可知，诸经皆有募原，则五脏六腑皆有募原，或皆与募原相连。至明代，吴又可认为募原是表里之分界，是半表半里。如《温疫论·原病》曰："邪自口鼻而入，则其所客，内不在脏腑，外不在经络，舍于夹脊之内，去表不远，附近于胃，乃表里之分界，是为半表半里，即《针经》所谓横连膜原是也。胃为十二经之海，十二经皆都会于胃，故胃气能敷布于十二经中而荣养百骸。毫发之间，靡所不贯。凡邪在经为表，在胃为里。今邪在膜原者，正当经胃交关之所，故为半表半里。其热淫之气，浮越于某经，即能显某经之证……精气自内由膜原以达表，振战止而后热，此时表里相通，故大汗淋漓，衣被湿透，邪从汗解，此名战汗。"清代张锡纯认为募原遍布人体。如《医学衷中参西录·少阳病小柴胡汤证》曰："人身之膜原，无处不相联络，女子之胞室亦膜也。其质原两膜相合，中为夹室，男女皆有，男以化精，女以通经，故女子之胞室亦曰血室。"

综上所述，募原在机体上，并不是局限于半表半里的部位，更不是肠胃之间有此组织，而是广泛分布于机体内外的一种组织。何以知之？杨上善说："五脏皆有募原。"李中梓说："募原者，皮里膜外也。"刘熙说："膜原者，募络一体也。"这些记载，说明募原在机体内是一种刚柔相济的组织，这种组织在体内深处是分布在脏与腑互相连接的空隙之间，在体内浅处是分布在肌肉与皮肤相接的间原之地。由此看来，募原在机体内深层与表层各个组织间是起着桥梁与纽带作用的。

3.募原与肌腠的区别

明代陈士铎所著《外经微言·小络篇》谓："应龙问于岐伯曰：膜原与肌腠有分乎？岐伯曰：二者不同也。应龙曰：请问不同？岐伯曰：肌腠在膜原之外也。应龙曰：肌腠有脉乎？岐伯曰：肌腠膜原皆有脉也，其所以分者，正分于其脉耳。肌腠之脉内连于膜原，膜原之脉外连于肌腠。应龙曰：二脉乃表里也，有病何以分之？岐伯曰：外引小络痛者，邪在肌腠也；内引小络痛者，邪在膜原也。应龙曰：小络又在何所？岐伯曰：小络在膜原之间也（陈士铎曰：小络一篇，本无深文，备载诸此。以小络异于膜原耳，知膜原之异，即知肌腠之异也）。"

4.募原的形与质

募原这种分布于机体各部的组织，不是古代医家凭空设想出来的，而是经过一定临床实践验证出来的一种组织系统，所以说募原在机体各部是有形可验、有质可查的。张志聪说："募原者，连于肠胃之脂膜，亦气分之腠理。"又说："在外则为皮肤肌肉之腠理，在内则为横连脏腑之膜原。"石芾南说："膜原，前近胸腹，后近腰脊，即上中下三焦之冲衡，人身半表半里之中道也。"薛生白说："膜原者，外通肌肉，内连胃腑，即三焦之门户。"

考张氏曰"脂膜"，曰"腠理"，曰"膜原"，蔡陆仙释之曰："腠理者，肌肉之纹理……理中之白膜曰脂。"又说："募原者，肠胃外之膏膜……孙脉、络脉者，募原中之小络。"全元起释之曰："膜者，人皮下肉上筋膜也。"

综观上述，不难理解，中医所谓"募原"，相当于肌肉组织中的筋膜与腱膜，消化系统中的肠系膜、腹膜，呼吸系统中的胸膜，以及网状内皮系统等组织。因为这些膜样组织皆分布于脏腑之外，机体之内，很符合"半表半里""横连五脏之募原"的论述，但进一步细究蔡氏所言"孙络、络脉者，募原中之小络"可知，募原亦包括了淋巴系统组织。

5.募原的生理功能

从上述形质来看，募原的生理功能有二。

一为机体内气化与体液循环之重要辅助器官。何以知之？《素问·太阴阳明论篇》曰："脾与胃以膜相连耳。"张志聪释曰："膜为募原也，相连耳，而能为之行其津液。"《体仁汇编》亦说："募原之间，皆有络脉，以其升降津液也。"这说明人体内的气化功能与体液循环，除三焦主宰施化以外，募原也确系一条主要的渠干，并可视为三焦系统的辅助系统。因此，从这一点上看，募原具有淋巴系统输送淋巴液的作用。

二是募原对机体还起着保卫作用。张志聪说："膜原者，皆三焦通会元真处……乃卫气游行之膜理也。"这就指出募原在机体内不但有气化与体液循环的功能，更主要的是还具备了防御病邪之功能，这种防御功能近似淋巴结、网状内皮系统等组织的功能。

6.募原的病理变化

募原的御邪功能，是在人体阴阳平衡，营卫和谐的基础上构成的。如果受到某些条件的影响或不良因素刺激，导致人体阴阳失衡，营卫不和，则正气紊乱，腠理不密，而募原御邪之机亦随之失灵。因此，六淫或天行时疫之邪侵入人体时，往往内潜于募原，久伏不出，则募原便发生病理变化。就其病变来说，是随着病因的风、寒、暑、湿、燥、火，及疫疠之邪的性质不同，而在机体上反映出不同的症状，其具体的病理变化表现在以下几个方面。

（1）疟邪侵入机体后，表卫空疏，不能御邪外出，使邪气内陷，伏于五脏或半表半里之募原，导致募原之转输不畅，迫使卫气循行失其常度，其行迟，是以间日再会，而遇邪气内争，发为间日疟。吴又可说："疟邪舍于伏膂之内，附近于胃，乃表里分界，是为半表半里，即《素问·疟论篇》所谓'横连募原'者也。"故症见寒热之时长、势甚等。

（2）因寒邪直犯小肠之外，伏于募原之中，孙络受阻，津血不能流注于大经，汁沫外溢，遇寒相结，久留则成积病。《素问·举痛论篇》谓："寒气客于小肠募原之间，络血之中，血泣不得注于大经，血气稽留不得行，故宿昔而成积矣。"所以，在症状上呈现腹内有结块，痛或不痛之症也。

（3）因寒邪侵及肠胃之内，潜于募原之下，阻绝孙络不通，津血不行，卫气不达。寒邪内扰孙络，导致络脉产生绌急，故症见腹痛或胃脘痛等。所以《素问·举痛论篇》曰："寒气客于肠胃之间，募原之下，血不得散，小络急引故痛。"是其据也。

（4）疫疠之邪，污染了饮食和空气而侵入机体，乘机体御邪之能失灵，造成疫病下趋募原，募原为邪所扰，则生理功能紊乱，而发生温热病的病理反应。所以吴又可说："病疫之由……邪自口鼻入，舍于伏脊之内，即《针经》所谓横连募原是也。"又说："温疫之邪，伏于募原，如鸟栖巢，如兽藏穴，营卫所不关，药石所不及，至其发也，邪毒渐张，内侵于腑，外淫于经，营卫受伤，诸证渐显，然后可得而治之。"综观以上论述，温疫之邪潜于募原之中。随其气迁，既能转变为经病，又能按卫、气、营、血的层次传变为热性疾患。所谓经病者，即太阳经，头项痛，腰痛如折；阳明经，目痛鼻干，眉棱骨痛；少阳经，胁痛，耳聋，寒热更作，呕而口苦也。所谓卫气营血为病者，即卫分所呈现的恶寒发热、头痛、咳嗽，无汗或有汗，口渴；而营分反映出的症状是舌绛，心烦不寐，或斑疹隐隐，内陷心包，则有神昏谵语、肢厥出现；而侵入血分者，则舌质深绛或紫绛，吐血、鼻衄而发斑。

（5）因温邪侵袭机体，直中肠胃，内伏募原，致使募原气结不宣，中阳不布，湿郁化热，外溃肌肉，内痹中州，则升降之机失司，导致清阳不升，浊阴不降，湿蒙清阳，热灼津液，湿热相搏，则卫气不达，故症见始则恶寒，后但热不寒，胸闷，舌白，口渴不欲饮，或有大便溏，小便短赤。清代薛雪《湿热论》第一条即谓"膜原者，外通肌肉，内近胃腑，即三焦之门户，而实一身之半表半里。邪由上受，直趋中道，故病亦多归膜原"，而生湿热之疾。

（6）因外邪与内邪互为相引，直损募原气化之机，因而体液循环功能也随之失常，致使体液内缩，外溢肌表，内渍脏腑，引出三焦之水而为水肿之疾。王晋三说："水流貌，引三焦之水……流出水道……走皮里膜外之水饮。"马元台说："膜原者，皮里膜外也。"即为本病生成之理。

（7）张锡纯的《医学衷中参西录·清解汤》谓："春温，其证因冬月薄受外感，不至即病。所受之邪，伏于膜原之间，阻塞脉络，不能宣通，暗生内热。"叶天士

《临证指南医案·呕吐》谓："吴（三六），壮年形伟，脉小濡，恶闻秽气，食入呕哕，缘阳气微弱，浊阴类聚，口鼻受污浊异气，先入募原，募原是胃络分布，上逆而为呕吐，此病理标者，用芳香辟秽，扶正气治本，以温上通阳。"《临证指南医案·暑》谓："程（四二），秽热出清窍入，直犯募原，初头痛肌胀，今不饥痞闷，以苦辛寒法。""某（三三），秽暑吸入，内结募原，脘闷腹痛，便泄不爽，法宜芳香逐秽，以疏中焦为主。"由此可知，各种邪气侵袭人体，其发病皆与募原相关，或"伏于募原"，或"先入募原"，或"直犯募原"，或"内结募原"，从而出现各个部位的相应临床表现。

7. 募原的生理病理特点

自《内经》指出："邪气内薄于五脏，横连募原也，其道远，其气深，其行迟，不能与卫气俱行，不得皆出，故间日乃作也。"历代医家皆遵从此观点。由此不难看出，募原的生理特点是"其道远，其气深，其行迟"。

募原的生理特点决定了邪气容易伏藏于募原的病理表现，也决定了邪伏募原之后疾病的难治性、缠绵性、隐匿性。如宋代窦材的《扁鹊心书·两胁连心痛》谓："又肥气、息贲，此积在脏之募原，若泥古方，专于剥削，未有不死者也。"明代张介宾的《景岳全书·论证》谓："即如妇人血瘕气瘕，或上或下者，亦多在肠胃之外，募原之间，故当以渐消磨，求法治之，慎毋孟浪欲速，妄行攻击，徒致胃气受伤，而积仍未及，反以速其危也。"《景岳全书·论治》谓："凡坚硬之积，必在肠胃之外，募原之间，原非药力所能猝至，宜用阿魏膏、琥珀膏，或水红花膏、三圣膏之类以攻其外，再用长桑君针法以攻其内。然此坚顽之积，非用火攻，终难消散，故莫妙于灸。"最经典的论述，莫如吴又可之《温疫论》谓："盖温疫之来，邪自口鼻而感，入于膜原，伏而未发，不知不觉……先伏而后行者，所谓温疫之邪，伏于膜原，如鸟栖巢，如兽藏穴，营卫所不关，药石所不及。至其发也，邪毒渐张，内侵于腑，外淫于经，营卫受伤，诸证渐显，然后可得而治之。"又如清代王孟英《温热经纬·仲景疫病篇》曰："疫者，即寒、暑、燥、湿、风夹杂而成，清浊不分，三焦相混。其曰中上、中下者，是就邪之清浊而言；曰阴中、阳中者，亦即邪之中上、中下而言。扼要全在中焦得治为主。中焦者，脾胃是也。脾胃之气有权，若卫气前通者，邪可从经而汗解；若营气前通者，邪可从腑而下解。倘脾胃之气不足，邪必内陷伤脏，五液注下，便难脐痛，命将难全矣。为痈脓，下豚肝，指其重者而言，未必定当如是也。所以疫证最怕邪伏募原，内壅不溃，为难治。"

8. 肾与募原的关系

肾与募原的关系，明代喻嘉言在其著作中曾多次提及。如《医门法律·论五苓散一方》谓："多欲则肾气上逆，直透膜原，结垒万千，膜胀重坠，不可以仰，用桂苓丸引气下趋，痰饮始豁也。"《寓意草·面论李继江痰病奇证》谓："由尔好色作劳，气不归元，腾空而上，入于肝肺散叶空隙之间，膜原之内者，日续一日，久久渐成熟路，只俟肾气一动，千军万马，乘机一时奔辏，有入无出，如潮不返，海潮兼天涌至，倘后潮不息，则前后古今，冤于此病者，不知其几。"《寓意草·论顾鸣仲痞块锢疾根源及治法》谓："今肾邪传于膀胱，膀胱溺其输泻之职，旧邪未行，新邪踵至，势必以渐透入膜原，如革囊裹物者然。"《寓意草·论浦君艺喘病证治之法》谓："人身难治之病有百证，喘病其最也。喘病无不本之于肺。然随所伤而互关，渐以造于其极。惟兼三阴之证者为最剧……而三阴又以少阴肾为最剧……故有此证者，首重在节欲，收摄肾气，不使上攻可也……究而言之，岂但窠囊之中，痰不易除，即肺叶之外，膜原之间，顽痰胶结多年，如树之有萝，如屋之有游，如石之有苔，附托相安，仓卒有难于铲伐者。"

从以上论述不难看出，快情纵欲，好色作劳，使肾不藏精，气不归原，是邪气直透膜原或渐入膜原的重要因素；邪伏膜原之后，如"革囊裹物"，如入"窠囊之中""附托相安，仓卒有难于铲伐者"，体现了邪伏膜原之后，疾病的难治性、缠绵性。

9.邪伏募原的治疗方药

（1）达原饮

明代吴又可的达原饮，是开达膜原的代表方。方中"槟榔能消能磨，除伏邪，为疏利之药，又除岭南瘴气；浓朴破戾气所结；草果辛烈气雄，除伏邪盘踞。三味协力，直达其巢穴，使邪气溃败，速离膜原，是以为达原也。"清代严西亭所著《得配本草》谓："槟榔，苦、辛、温。入手足阳明经气分。泄胃中至高之气，坠诸药至于下极，达膜原而散疫邪。""厚朴，苦、辛、温。入足太阴、阳明经气分。除肠胃之浊邪，涤膜原之秽积。破郁血，去结水，消宿食，散沉寒。""草豆蔻，一名草果，味辛、微香，性温。阳也，浮也。入足太阴、阳明经。达膜原，破郁结，除寒燥湿，消积化痰。"清代黄凯钧所著《药笼小品》谓："草果，辛热。温脾破气，除痰消食化积（疟积）。治瘴疟，寒痰凝于膜原，疟久不住者，非草果不为功，但用须参培元之品。面裹煨，取仁，忌铁。"

（2）大柴胡汤

清代王子接所著《绛雪园古方选注》条目谓："大柴胡汤，治浊邪入膜原。"

（3）黄蜡、白矾

清代张锡纯所著《医学衷中参西录·加味玉屏风散》谓："此方原为预防中风之药，故用黄芪以固皮毛，白术以实肌肉，黄蜡、白矾以护膜原。"明代李时珍《本草纲目》谓："时珍曰：蜡乃蜜脾底也。取蜜后炼过，滤入水中，候凝取之，色黄者俗名黄蜡，煎炼极净色白者为白蜡，非新则白而久则黄也。气味甘、微温，无毒。主下痢脓血，补中，续绝伤金疮，益气，不饥，耐老。"清代王子接《绛雪园古方选注》谓："蜡淡归阳，不能入阴，须用黄蜡性味缓涩，有续绝补髓之功，专调斫丧之阳，分理溃乱之精，故治元阳虚惫而为遗冲带下者。"《神农本草经》谓："白矾，味酸，寒。主寒热，泄痢，白沃，阴蚀，恶疮，目痛。坚骨齿，炼饵服之，轻身不老，增年。"清代汪昂《医方集解》谓："蜡矾丸……治一切疮痈恶毒，先服此丸，护膜托里，使毒不攻心，或为毒虫、蛇、犬所伤，并宜服之。黄蜡二两。白矾一两。此手少阴药也。心为君主，不易受邪，凡患痈疽及蛇、犬所伤，毒上攻心，则命立倾矣。黄蜡甘温，白矾酸涩，并能固膜护心，解毒定痛，托里排脓，使毒气不致内攻，故为患诸证者所必用也。"

（4）麝香

清代陈修园所著《神农本草经读》谓："麝香，气味辛、温，无毒。主辟恶气、杀鬼精物，去三虫虫毒，温疟惊痫，久服除邪，不梦寤魇寐。（参）：麝食柏叶、香草及蛇虫，其香在脐，为诸香之冠。香者，天地之正气也，故能辟恶而杀毒。香能通达经络，故能逐心窍凝痰，而治惊痫；驱募原邪气，以治温疟。而魇寐之症，当熟寐之顷心气闭塞而成，麝香之香气最盛，令闭者不闭，塞者不塞，则无此患矣。孕妇忌之。"

（5）猪苓

清代陈修园所著《神农本草经读》谓："猪苓，气味甘、平，无毒。主痎疟，解毒，蛊疰不祥，利水道。久服轻身耐老……凡风寒初感，无非先入太阳之界，治不得法，则流于膜原而为疟，久则为痎。即伤寒杂病似疟非疟者，皆在此例。但得猪苓之通利水道，水行气化，水精四布，溱溱汗出，则营卫和而诸邪俱解。"

（6）蜀漆

清代张志聪所著《本草崇原》谓："蜀漆，气味辛、平，有毒。主治疟及咳逆寒热，腹中坚癥痞结，积聚邪气，蛊毒鬼疰……疟乃伏邪，有留于脏腑募原之间，而为三阴疟者；有藏于肾脏，而为先热后寒之温疟者；有气藏于心，而为但热不寒之瘅疟者。常山（常山之茎，名蜀漆，其功用亦与常山相等）主通少阴太阳之气，从阴出阳，自内而外，则邪随气出，所谓有故无殒。"

（7）大腹皮

清代严西亭所著《得配本草》谓大腹皮"即大腹槟榔皮，辛，微温。入手足太阴经气分。降逆气以除胀，利肠胃以祛滞。一切膜原冷热之气，致阴阳不能升降，鼓胀、浮肿等症，此为良剂。槟榔泄有形之积滞，腹皮散无形之气滞"。

三、辨证论治

明代汪琦石所著《理虚元鉴·阳虚三夺统于脾》谓："故阳虚之治，虽有填精、益气、补火之各别，而以急救中气为最先。有形之精血不能速生，无形之真气所宜急固，此益气之所以切于填精也。回衰甚之火者，有相激之危；续清纯之气者，有冲和之美。此益气之所以妙于益火也。夫气之重于精与火也如此，而脾气又为诸火之原，安得不以脾为统哉！"清代姜天叙所著《风劳臌膈四大证治》曰："至阴阳两虚之极者，先天之原阴亦虚，命门之真火衰败，则又当以温补命门、回阳固本为主，而火一着又不可不讲也。"本病病机关键是毒损肾络，邪伏膜原，命门火衰，故治疗上应以解毒益肾、益火填精、通络导邪为原则。据此，笔者创立了消渴肾衰安汤，临证时根据具体证候加减应用。

消渴肾衰安汤：土茯苓60g，白茅根50g，黄精50g，熟地20g，枸杞子30g，玉竹15g，厚朴10g，槟榔5g，草果5g，牡蛎50g（先煎），藿香20g，姜半夏5g，西洋参5g，紫河车9g（冲服），生姜3片，每次煎得120ml，日3次，水煎服。

1.气阴两虚兼瘀毒证

主症：尿浊，神疲乏力，气短懒言，咽干口燥，头晕多梦，或尿频尿多，心悸不宁。舌质暗红或有瘀点、瘀斑，苔少而干，脉沉细无力。

治法：益气养阴，解毒益肾，通络导邪。

方药：消渴肾衰安汤合参芪地黄汤加减。参芪地黄汤：党参、黄芪、茯苓、生地、山药、山茱萸、牡丹皮。

2.肝肾阴虚兼瘀毒证

主症：尿浊，眩晕，耳鸣，五心烦热，腰膝酸软，两目干涩，小便短少。舌质暗红或有瘀点、瘀斑，苔少，脉细数。

治法：滋补肝肾，解毒益肾，通络导邪。

方药：消渴肾衰安汤合一贯煎加减。一贯煎：生地、沙参、当归、枸杞子、麦冬、川楝子。

3.脾肾阳虚兼瘀毒证

主症：尿浊，神疲畏寒，腰膝酸冷，肢体浮肿，下肢尤甚，面色㿠白，夜尿增多，或五更泄泻。舌淡暗有齿痕或有瘀点、瘀斑，脉沉迟无力。

治法：温补脾肾，解毒益肾，通络导邪。

方药：消渴肾衰安汤合二神丸加减。二神丸：补骨脂、肉豆蔻。

4.阴阳两虚兼瘀毒证

主症：畏寒肢冷，五心烦热，口干咽燥，腰酸膝软，夜尿清长，大便干结，面色晦暗。舌暗红有齿痕或有瘀点、瘀斑，脉沉细而涩。

治法：双补阴阳，解毒益肾，通络导邪。

方药：消渴肾衰安汤合龟鹿二仙胶加减。龟鹿二仙胶：龟甲胶、鹿角胶、人参、枸杞子。

辨证（症）加减：阴亏加龟甲胶、黑芝麻；阳微加淫羊藿、巴戟天、制附子、干姜。恶心呕吐加苏子、黄连；纳呆加焦三仙、鸡内金；气短乏力加人参、黄芪；汗出加浮小麦、麻黄根；浮肿加茯苓、车前子、薏苡仁；血尿加血竭、小蓟、仙鹤草；蛋白尿加覆盆子、络石藤、五倍子、僵蚕、蝉蜕；心动过缓加麻黄、附子、细辛；尿酸高加猫爪草、秦艽、秦皮、山慈菇。以上方药须灵活掌握，必要时中西医综合治疗。

中药保留灌肠：酒大黄10g，厚朴10g，枳实10g，金银花20g，生牡蛎50g（先煎），黄芪50g，制附子5g（先煎），土茯苓100g。水煎外用，2日1剂，每日1次，每次100ml，睡前保留灌肠，4周为1个疗程。4周后查肾功。各型证候均可配合应用。

第三章　论　毒

古代文献中，关于毒的记载非常丰富，据不完全统计，与毒有关的名词或称谓主要有：邪毒、毒邪、毒气、气毒、血毒、毒血、风毒、毒风、湿毒、火毒、毒火、痰毒、毒涎、寒毒、热毒、暑毒、郁毒、瘀毒、水毒、液毒、脏毒、胎毒、遗毒、斑毒、疹毒、痘毒、痧毒、肿毒、疮毒、疡毒、痈毒、温毒、瘟毒、疫毒、瘴毒、时毒、宿毒、伏毒、疳毒、药毒、面毒、酒毒、食毒、蛊毒、虫毒、痢毒、溺毒、便毒、秽毒、阴毒、阳毒、恶毒、渚毒、毒滞、毒结、毒壅、毒归、毒泛等。由此可以看出，古人论毒，有的指病因，如邪毒、毒气、毒血、风毒、湿毒、火毒、痰毒、毒涎、寒毒、热毒、郁毒、瘀毒、水毒、液毒等；有的兼指病机或病理变化，如气毒、毒血、郁毒、瘀毒、毒聚、毒滞、毒结、毒壅、毒归、毒泛等；有的指病证名，如脏毒、胎毒、便毒等。

虽然称谓众多，但对毒的系统论述尚属匮乏。可以说，古人对毒尚未有明确的概念，内涵不清，外延不明；对毒也未有明确的分类，可以说是仁者见仁，智者见智，且详于外毒，而略于内毒。

一、关于毒的分类

从上述古人所提出的毒的相关名词来看，病因学上，可以将毒分为外毒与内毒；从毒的病理性质上，可以将毒分为阴毒与阳毒。前者的分类方法，与六淫和内生五邪的分类方法类似。所谓外毒，意为来源于体外，可单独害人，亦可兼杂六淫侵袭的一类致病因素。与此相反，内毒则是脏腑功能减退或障碍，机体代谢减退、紊乱或乖戾失常过程中产生的一些新的致病因素和（或）新的病理变化。而后者的分类方法，则强调了毒邪为害的致病特性，或损阳生寒，或灼阴助热，表现出阳盛或阴盛的临床表征。

二、关于毒的内涵

毒为何物？毒的内涵是什么？目前，大都认为毒就是一种（类）或几种（类）致病物质，具有类似现代医学所言的毒素或毒物一样的物质性。按照如此解释，在采用现代还原论思想指导下的实体试验里，就有可能还原出或寻找出中医所说的毒的原形。以临床上被广泛认同的热毒来说，热毒是什么？热毒是一种或几种物质？热毒是一种或几种毒素抑或毒物？恐怕目前尚不能决断。不仅热毒不能断言，就是其他被广泛说起的诸如温毒、瘟毒、疫毒、瘴毒、疟毒、虫毒、痄毒、暑毒等，也同样不能断言。虽然现在对清代温病学的研究日益深入，但导致一系列温病的各种温毒、瘟毒、疫毒等，也与现代医学所说的各种微生物如病毒、细菌等，有不同的内涵。例如，导致西医伤寒病的伤寒杆菌，侵袭机体发病后引起高热、皮疹和出汗的临床表现，据此辨证当属于温病范畴。因而现代临床多从热毒或温毒、疫毒来辨证。而病程阶段出现的畏寒、食欲不振、腹胀、便秘等，又可辨证为寒毒作祟。显然，将伤寒按中医辨证为温毒、热毒到寒毒，使毒具有不同的内涵。而西医从病因学上认为是致病菌，即伤寒杆菌。由此可以看出，中医学所说的毒，不仅包括了西医所说的致病原或致病菌乃至毒素，具有物质性上的含义，更主要的是，将西医伤寒辨证审因为温毒、热毒和寒毒的变化，概括了伤寒疾病病程中的病理变化、病理机制，是疾病病理过程中的概括。

因此，毒不仅是一个具有物质属性的概念，同时也是一个具有病理学属性的概念。犹如炎症或毒害一样，毒是隶属于发病学范畴的、具有病因病机双重属性的一个概念，该概念的内涵具有广义与狭义之分。狭义的毒是指一类特殊的致病因素，如糖毒、脂毒、食毒、虫毒等。广义的毒则是指寓于病因和病机双重属性的一个概念，该概念的实质，强调在病因的作用下，疾病发生和发展的骤然变化，出现功能破坏和形质受损。笔者认为，所谓毒，至少应具备3个特点：①能够对机体产生毒害或损害；②损害致病的程度较重；③应与人体相互作用。

可以这样认为，内毒从其物质属性来说，来源主要有三个方面：一是机体在代谢过程中产生的各种代谢废物。由于其在生命过程中无时无刻不在产生，因而它是内生之毒的主要来源，也是机体排毒系统功能紊乱时存留体内，危害人体健康的主要因素。二是指那些本为人体正常所需的生理物质，由于代谢障碍，超出人体生理需要量，也可能转化为致病物质而形成毒。三是指本为生理性物质，由于改变了它所存在的部位，也成为一种毒。可见内毒既是一种生理物质，又是一种病理产物，都是脏腑功能失调的反映，一旦产生，便又加剧脏腑功能失调，形成复杂的病证。

从内毒的病因病机属性来说，内毒的产生，往往提示着新病因的产生，在这种新病因的作用下，会产生出新的病机，从而使病情发生新的变化，产生出新的证候。诸如中风病过程中的内风之邪，在中风病发生发展过程中，由于风邪肆虐，扰乱气血，出现种种见症。持续的风邪肆虐，进一步加重气血逆乱，往往会引起经络失调，气遏血瘀，络道受损，运毒排毒障碍，从而产生出一种新的致病因素——风毒。风毒的产生，不可避免地引起病情加重，使病情步入难以干预的境地。

三、关于毒的由生

上面已述及，毒具有病因与病机的双重属性。无论是作为病因之毒或病机之毒，毒的产生都应当有其发生发展的过程。

（一）外毒的由生

外毒，顾名思义，是来源于机体外的一类毒，如温毒、瘟毒、疫毒、瘴毒、疟毒、虫毒、疳毒、暑毒、水毒等。这些毒邪，或生于异质之体，或成于运气乖戾之时。由于其致病能力强，当机体正气不足，或脏腑组织器官功能紊乱或防御屏障受损时，便得以侵袭机体而为病。

外毒既然来源于体外，自外侵袭机体，必然也属于外邪的范畴。既然是外邪，其与六淫的关系和区别就值得关注。外毒和六淫同属于外邪，二者可杂合为病，如风毒、湿毒之属。同时，六淫侵袭机体，在某种条件下，如邪气猛烈，正虚而邪气恋滞，蕴结日久，亦可酿变化毒，如风毒、湿气、暑毒、寒毒等。由此可以看出，同是作为风毒，既可以为风邪与毒邪相合而成，亦可以为风邪久恋蕴结而为之。因而在临床上就可能具有相同的表现。当然也有其不同之所在，其最根本的不同，当随其起病的急骤、病程的长短和机体的正气之盛衰而异。

关于外邪侵袭蕴结为毒，即所谓蕴毒或积毒说，自古以来就倍受重视，此所谓"毒者，邪气蕴结不解之谓"。其成毒的具体过程，大致如下：六淫之邪侵袭人体，在病程演变中，可因机体阴阳状态的失衡而衍生为毒。此所谓著者邪盛为毒；微者病因积累，日久反复外感，邪积为毒。无论邪盛为毒或邪积为毒，其致病作用都比原病邪有过之而无不及。如外邪所致的心痹，是由于"脉痹不已，复感于邪，内舍于心"（《素问·痹论篇》）所致，此时，内舍于心之邪除部分具有原病邪的性质外，更主要的是由于反复外感，病因积累，邪积成毒，形成一种有别于原病邪的更强的致病因素。

（二）内毒的由生

内毒，顾名思义就是内生之毒。其来源于体内，是正衰积损，脏腑功能减退或障碍，机体代谢减退、紊乱或失常，体内排毒系统功能发生障碍的标志。内毒的产生多是一种长期的慢性潜变过程，既可以单独产生，亦可夹杂其他内生之邪而现。尤其是当内生之邪积到一定程度后，便会因众邪蕴积，阴阳状态严重失衡，导致众邪的积—化—酿而生毒，此即《金匮要略心典》云："毒，邪气蕴结不解之谓。"

了解了上述的内毒产生过程，就有必要探讨内毒与内生五邪的关系。一般认为，内生五邪一旦产生，如脏腑的功能失调不能恢复，或不能及时进行祛邪扶正等相应的干预，则内生五邪必然会积累蕴结，日久邪气从化，酿变为毒。若因于内风所蕴变之毒多称为风毒，因于寒所蕴变者为寒毒，因于湿蕴变者为湿毒，因于瘀蕴变者为瘀毒，因于痰蕴变者为痰毒。这种蕴变为毒的过程，实际上是由于气血相乱，邪气从化所导致的。如《素问·五常政大论篇》云："寒热燥湿，不同其化也。故少阳在泉，寒毒不生，其味辛，其治苦酸，其谷苍丹。阳明在泉，湿毒不生，其味酸，其气湿，其治辛苦甘，其谷丹素。太阳在泉，热毒不生，其味苦，其治淡咸，其谷黅秬。厥阴在泉，清毒不生，其味甘，其治酸苦，其谷苍赤，其气专，其味正。少阴在泉，寒毒不生，其味辛，其治辛苦甘，其谷白丹。太阴在泉，燥毒不生，其味咸，其气热，其治甘咸，其谷黅秬。化淳则咸守，气专则辛化而俱治。"《慈幼新书·胎病》云："小儿胎病凡二端，在胎时母失爱护，或劳动气血相干，或坐卧饥饱相役，饮酒食肉，冷热相制，恐怖惊悸，血脉相乱，蕴毒于内，损伤胎气，此胎热胎寒，胎肥胎怯，胎惊胎黄诸症，所由作也。"《保婴撮要·卷十一·伤食发丹》云："一小儿停食便秘，四肢赤色，此饮食蕴毒于内，用枳实、黄连、厚朴、山楂、神曲，而便通赤解。"《医医琐言》云："饮食外邪是也，夫入口者，饮食留滞则为毒，百病系焉。"

从上述毒的形成来看，邪气蕴结是成毒的重要环节。诸邪蕴结的内涵，并非单指蕴结成为一种特殊的物质，而是包括通过邪气的蕴结，诸邪的交互为害，形成疾病过程中的一些新的病理机制，当然也同时伴生出一些新的致病因素。

总之，毒是有害于机体的、引起机体功能破坏、丧失和（或）败坏形质、导致病情突然加重或呈沉疴状态并难以干预的、隶属于病因和病机学范畴的一类特殊的致病因素。这种致病因素无论是渐生抑或骤至，也无论来源于外界或体内，统称为毒。

四、与毒相关名词的历史沿革

（一）病因类

1.诸毒

《神农本草经·卷一》曰："白青……杀诸毒、三虫。"《慎柔五书》中有："治卒中鬼击……并诸毒等症。"从上可以看出，古代文献中有很多"诸毒"的说法。"诸毒"这个名词的提出，说明毒的种类或毒所导致的病证并非单一。从一个侧面反映了毒邪危害的宽广性和为病的广泛性，此亦为怪病从毒论治的依据之一。

2.毒气

《神农本草经·卷一》曰："扁青……破积聚，解毒气。"《金匮翼·卷五》曰：

"凡咽喉痹……上热未除，中寒复起，毒气乘虚入腹，胸前高肿，上喘下泄……"上述所说的毒气可能与邪气的说法相似，也就是毒的意思，或者说毒气可简称为毒。

3.蛊毒

《神农本草经》中多次提及"蛊毒"。如"龙胆……主骨间寒热，惊痫邪气，续绝伤，定五脏，杀蛊毒"。实际上，蛊毒在古代文字记载中甚多，不限于医学书籍。殷墟甲骨文中记载了用观物取象的思维方式制作蛊毒，即取诸毒虫密闭于容器中，让它们当中的一个把其余的都吃掉，最后活着的这只虫就称为蛊，并从它身上提取毒素。如《隋书·地理志》谓："其法以五月五日聚百种虫，大者至蛇，小者至虱，合置器中，令自相啖，余一种存者留之，蛇则曰蛇蛊，虱则曰虱蛊，行以杀人，因食入人腹内，食其五脏，死则其产移入蛊主之家。"从狭义来讲，蛊毒是一种毒药，它的形态主要表现为4种：毒虫蛊、动物蛊、植物蛊和物品蛊。从广义上来说，蛊又指病证。在原始时代的蛊只是一种疾病名称，当时叫蛊疾，如《左传·昭公元年》所记晋侯得的病即为蛊疾，《素问·玉机真脏论篇》云："脾传之肾，病名曰疝瘕，少腹冤热而痛，出白，一名曰蛊。"当时的蛊疾主要是指肾疾、血吸虫病、肝炎等。春秋战国的蛊既指自然界的毒虫，也指人体中的寄生虫。先秦时代的蛊毒大多数是指自然生成的毒虫，主要有水蛊、蠹蛊和厉鬼之蛊等。

4.百毒

《神农本草经·卷一》曰："升麻……解百毒，杀百精老物殃鬼，辟温疾、障邪毒蛊。"此处的"百毒"，其义比较广泛，百，言"众""多"之意。从病邪来说，提示许多病邪都能导致机体发病，危害脏腑。从这个意义上说，所谓百毒，也指百邪有毒之意。神农尝百草，知本草有毒，从这个意义上说，百毒又指百物有毒之意。此处的百毒后有"毒蛊"一词，说明百毒也包含病症之义。综合这些，说明不仅毒邪种类繁多，由毒所引起的病症也非常广泛，不可不察。

5.鬼毒

《神农本草经·卷二》曰："白马茎……治惊痫，瘀疵，乳难，辟恶气、鬼毒、蛊注、不祥。"鬼毒，鬼者，怪也，说明毒之为病，病证复杂，病情沉疴，不易干预。

6.烦毒

《本草经集注·玉石三品》曰："理石……除荣卫中去来大热，结热，解烦毒，止消渴。"烦毒，从文中看，大致指阳明热盛，热扰心烦，热极生毒之意。

7.毒热

《本草经集注·玉石三品》曰："铅丹……除毒热脐挛，金疮溢血。"毒热，可能为热毒的同义语，说明热邪肆虐甚烈，大有成毒之势。

8.湿毒

《本草经集注·草木上品》曰："葳蕤，主治中风暴热……心腹结气，虚热，湿毒，腰痛……"此所谓之湿毒，与《内经》之"湿毒"意思相同。《素问·五常政大论篇》谓："寒热燥湿，不同其化也……阳明在泉，湿毒不生，其味酸，其气湿，其治辛苦甘，其谷丹素。"意为脾气受损，湿邪肆虐，蕴湿成毒，是为湿毒。现在多认为"湿毒"为一复合之邪，乃湿与毒相合的一种病邪，兼有湿与毒的致病特点，是临床上多见的一种病邪。

9.毒疠

《本草经集注·草木上品》曰："升麻，主解百毒……时气毒疠，头痛寒热，风肿诸毒，喉痛口疮。"此处所说的毒疠，是一种或一类具有强烈致病性的病邪。临床上可与疫毒、疫气互称。由于其致病能力强，传染与传变迅速，可迅速败坏脏腑，使病情步入沉疴，因而被称为毒疫或毒疠。

10.时行热毒

《本草经集注·草木中品》曰："大青……除时行热毒，为良。"此言时行热毒，谓四时气宜失和所引起的一类毒邪，其为病多具有流行性和传染性，也多引起机体发热，因而被称为时行热毒。换言之，无四时失和且能引起机体发热的一类毒邪，则为一般的热毒。如《金匮翼·卷一》谓："历节风者，血气衰弱……亦有热毒流入四肢者，不可不知。"

11.风毒

《本草经集注》曰："牵牛子，治脚满水肿，除风毒，利小便。""麝香，治诸凶邪鬼气，中恶，心腹暴痛胀急，痞满，风毒……"上述记载的风毒，早在《内经》既有记载，其意有三：一者，谓风邪致病猛烈，堪与毒相提并论；二者，风邪与毒相合为病的总称；三者，表示风邪致病后，由于风邪未能及时祛除，引起风邪变化为毒。临床上将风毒作何解释和如何辨证，应按病情而定，不可偏颇。

12.寒毒

《本草经集注·草木下品》谓："芫花……下寒毒、肉毒。"《阴证略例·海藏治验录》谓："良久痛当自胸中下，节次至腹，或大便得利，或后出余气，则寒毒得以出矣。"此二处所言的寒毒，在《内经》中早有记载。其意有二：一者指寒邪蕴结日久所产生的一类新的为害更猛的邪气；二者指寒邪与毒邪相合而成的一种复合病邪。对于前者，大致有内生寒邪所生寒毒与外感寒邪所生寒毒之分。内生寒邪所生寒毒者，肇基于相火失位，肾气虚冷；外感寒邪所生寒毒者，由于外感寒邪未能及时祛除，导致寒伤阳气，寒气凝滞而成毒。

13.火毒

《本草经集注·草木下品》谓："白蔹……下赤白，杀火毒。"《医门法律·卷六》谓："若咳而口中辟辟燥，则是肺已结痈，火热之毒，出现于口。咳声上力，触动其痛，胸中即隐隐而痛，其脉必见滑数有力，正邪气方盛之征也。"文中所言火毒与火热之毒具有相似的内涵。谓火热灼伤血脉经络，壅遏气血，蕴结成毒。从临床上来说，火毒或热毒是最多见的病邪之一，能广泛地引起多种病证，值得重视。

14.温毒

《本草经集注·果菜米谷有名无实》云："煮大豆，主温毒、水肿殊效。"文中所言的温毒，在临床中仍比较常用。文献中的"温毒"大致有以下两个含义：一指病名，二指病因。前者谓病名，指温邪热毒病证之概称。如《温病条辨·上焦篇》谓："温毒者，诸温挟毒，秽浊太甚也。"《医学入门·卷三》谓："春温发斑，谓之温毒。"后者谓病因，指具有传染性和流行性的一类致病邪气。

15.邪毒

《本草经集注·果菜米谷有名无实》曰："酢酒，主消痈肿，散水气，杀邪毒。"此所言的邪毒，是人文色彩比较浓厚的一个词，在医学上的意义也比较广泛。大致有以下含义：一者，泛指邪气；二者，泛指毒邪；三者，指各种致病邪气蕴结酿化为毒，所谓"邪气蕴结成毒"谓之邪毒。

16.斑毒

《新修本草》卷八曰："麻黄，主中风伤寒头痛……泄邪恶气，消赤黑斑毒。"此所言的斑毒，意义有二：一者指与发斑有关的致病毒邪；二者指斑毒病证。

17.痰毒

《金匮翼·卷一》谓："卒然口噤目张，两手握固，痰壅气塞，无门下药，此为闭证……须臾吐出痰毒，眼开风退，方可服诸汤散救治。"痰毒于此来说，可能具有以下含义：一者，此痰具有毒性；二者，痰邪郁滞化毒；三者，此病程阶段，乃痰与毒两种病邪显现。无论做何解释，此时的病邪已经不再是单纯的痰，强调的是毒，因而当用解毒的方法干预，方能切中病机。

18.风寒湿毒

《金匮翼·卷一》云："四斤丸，治风寒湿毒，与气血相搏，筋骨缓弱，四肢酸疼痹痹。"此处的风寒湿毒，其义也非单一，既可以作风、寒、湿三种邪气蕴结成毒来解，也可以作风、寒、湿、毒四种邪气杂合为病来识。结合《金匮翼·卷六》谓："寒暑风湿之气，虽本乎天，而皆入乎地，而人之足履之，所以往往受其毒也……"说明此处的毒，非一般病因意义上的毒，乃作为动词，为"害"的意思。意谓该病证，乃机体为风、寒、湿三种邪气侵害所为之。

19.暑毒

《金匮翼·卷二》谓："暑毒失血者，脉大气喘，多汗烦渴。盖心主血，而暑气喜归心也。"此处暑毒的意义比较明朗，乃暑热之甚，暑热成毒之义。需要说明的是，暑邪与暑毒当有程度之不同。后者可以兼有暑邪的性质，而暑毒之为病，大多病情重、变化迅速，可以引起中暑高热、昏迷等危重之证。

20.食积酒毒

《金匮翼·卷三》谓："酒毒者，脉数溺赤。经云：酒气与谷气相搏，热盛于中，故热遍于身，内热而溺赤是也。"《金匮翼·卷四》谓："盖酒湿之毒，为风水所遏，不得宣发，则蒸郁为黄也。"此处的酒毒，有医家认为指酒热之毒，有医家认为指酒积之毒。前者乃本身所固有，后者乃酒食蕴化酿变而成。

21.热毒风

《金匮翼·卷五》曰："羚羊角汤，治热毒风上冲，头目旋晕，耳内虚鸣。"从文中看出，此处所言的热毒风，当为热极生风兼有蕴毒之义。因而在治疗上，除了采取清热息风外，还当伍以解毒之品，方能尽括病机，以期疗效。

22.热毒

热毒是当今临床上被广为熟知的一个名词。然而其形成之缘由，值得深思。《金匮翼·卷五》明确提出了蕴积成毒说，谓："喉痹者，咽喉肿塞痹痛，水浆不得入是也。由脾肺不利，蕴积热毒，而复遇暴寒折之，热为寒闭，气不得通，结于喉间。"说明热毒的形成，由脏腑功能失常，气机不利，邪气壅遏，蕴积酿毒所致。此也为后世分析毒的形成机制，及其毒与他邪的转化机制，奠定了基础。

23.阴毒与阳毒

《阴证略例·活人阴脉例》提出了阴毒与阳毒之名。指出："若阴气独盛，阳气暴绝，则为阴毒，其证四肢逆冷，脐腹筑痛，身如被杖，脉沉疾，或吐利，当急救。""手足逆冷，脐腹筑痛，咽喉疼，呕吐下利，身体如被杖，或冷汗烦渴，脉细欲绝者，何也？此名阴毒也。阴毒之为病，初得病手足冷，背强咽痛，糜粥不下，毒气攻心，心腹痛，短气，四肢厥逆，呕吐下利，体如被杖，宜服阴毒甘草汤、白术散、附子散、正阳散、肉桂散、回阳丹、返阴丹、天雄散、正元散、退阴散之类，可选用之。"并进一步指出了阴毒、阳毒形成的机制及其鉴别表征："大抵阴毒本因肾气虚寒，或因冷物伤脾，外伤风寒，内既伏阴，外又感寒，或先外寒而内伏阴，内外皆阴，则阳气不守，遂发头痛腰重，腹痛，眼睛疼，身体倦怠，四肢逆冷，额上手背冷汗不止……""大抵阳毒伤寒，其脉多弦而洪数；阴毒伤寒，其脉沉细而弦疾，不可不知也。""若阴毒渐深，其候沉重，四肢逆冷，腹痛转甚，或咽喉不利，心下胀满结硬，躁渴虚汗不止。"从上可以看出，所谓阴毒与阳毒，乃阴阳盛极阶段病邪的投影，反映了疾病过程中，邪气性质转化前的最高形式。此种形式的存在，往往显示出毒邪的酷烈性，损阴折阳，败坏形质，导致机体功能破坏。所谓"阴毒盛而阳气暴绝，则为阴毒；若阳独盛而阴气暴绝，则为阳毒"。阴毒与阳毒的提出，也为后世毒邪的分类提供了理论依据。

24.毒涎

《医门法律·卷三》首先提出了毒涎之名，云："又醉仙散入轻粉和末，日进三服，取其人昏昏若醉，毒涎从齿缝中出，疠未瘥而齿先落矣。"提示机体毒邪肆虐，充斥玄府络脉，渗透于组织间隙，浸染于五官九窍中，病情深重。

25.痧毒

古代文献中有大量痧毒的记载。如《痧胀玉衡·卷之上》云："痧毒冲心，则心胸大痛；痧毒攻腹，则盘肠吊痛……痧中于里，人不自知，则痧气壅阻，恶毒逆攻心膂，立时发晕，即欲刮痧而痧不起……"《临证指南医案》中说："痧者，疹之通称，有头粒如。"痧是许多疾病在发展变化过程中，反映在体表皮肤的一种共性表现。它不是一种独立的病，许多疾病都可以出现痧象，痧是许多疾病的共同证候，统称之为"痧证"，故有"百病皆可发痧"之说。导致痧的基本原因，就是痧毒。如"盖痧者，热毒也"（《痧胀玉衡·卷之上》），说明痧毒多以热毒为主。但由于痧证所包括的范围很广，现存中医古籍中，有关痧证的记载涉及内、外、妇、儿等多种疾病。《痧惊合璧》一书就介绍了40多种痧证，如"角弓反张痧"类似西医学的破伤风，"坠肠痧"类似腹股沟斜疝，"产后痧"似指产后发热，"膨胀痧"类似腹水，"盘肠痧"类似肠梗阻，"头疯痧"类似偏头痛，"缩脚痈痧"类似急性阑尾炎等。此外民间还有所谓寒痧、热痧、暑痧、风痧、暗痧、闷痧、白毛痧、冲脑痧、吊脚痧、青筋痧等，名目繁多。因此，痧毒不尽属热毒，属寒毒、暑毒、风毒者，亦不鲜见。

26.伏毒

《痧胀玉衡·卷之上》提出"伏毒"一词，谓："盖百病之中，有或因病，而感夏月暑热时行之气，有或床第不洁，秽恶冲人，而兼之平时伏毒深藏，一时痧症均可乘隙窃发。"结合前后文可看出，此伏毒乃为积蓄于体内的毒，可由外感，或由内生，平时并未发病，一遇诱因，交感而作，为害脏腑，败坏形质，惹致疾病。亦即毒伏于内，可以不病，所谓毒作而病，毒不作而不病。换言之，在机体的某种状态下，伏毒与正气处于一种特殊的相持状态，机体既不能驱毒于外，毒邪也不能肆虐为害，呈现出一种毒而不病的特殊状态。但这种状态是暂时的，稍遇诱因，毒邪即肆虐机体，应予以注意。

27.胎元之毒

《痧胀玉衡·卷之中》提出了"胎元之毒"一词，谓："痘本先天，因时而发，必由外感。至若痧者，亦时疫之气所感作胀作痛。而胎元之毒，因之俱发，凡痘未见点之前痧胀，必心胸烦闷，痰涎壅塞，甚至昏迷沉重，不省人事，此其候也。"说明胎元之毒乃禀受于先天的一种积蓄之毒。此毒可以不病，但一旦正气不足，值遇时疫之气，便可现痧显痘，内害脏腑。

（二）病机类

1.毒肿

《本草经集注·草木上品》谓："悉治风水毒肿，去恶气……枫香治风瘾疹痒毒。"此处所言的"毒肿"，谓毒邪为病，导致组织器官肿胀而言，或者说，是能引起组织器官肿胀的一些致病毒邪。同理，"痒毒"是毒邪为病，可引起皮肤瘙痒不适，或能引起机体肌肤瘙痒不适的一些毒邪。

2.毒滞

毒滞为目前逐渐习用的一个词，首见于《痧胀玉衡·卷之上》。如"夫痧之致人于死者，虽有如是之久，而其痧毒蔓延于肠胃、经络间者，正多凶险之处，即如痧毒滞结于身之或左或右，或上或下，或里或中或表，既有若是之滞结者，必不尤然若是之滞结而已也。"由此看出，所谓毒滞，即毒邪停滞、留滞、结滞、凝滞的意思。毒"滞"并非目的，滞的结局在于毒害，或说毒损。毒滞一旦出现，表明机体的某处组织器官已经受损，正气已经不足。所谓"至虚之处便是留邪之地"，毒滞于虚处，其害必向远处播散，最终形成毒邪肆虐，病情加重的局面。

3.毒壅

"毒壅"一词见于《痧胀玉衡·卷之上》，其云："痧入于气分而毒壅者，宜刮。痧入于血分而毒壅者，宜放。痧痛而绞动者，痧毒壅阻于食积之气分也。痧痛而不移者，痧毒壅阻于血分而有瘀也。"毒壅的本意就是毒邪壅滞、壅结、壅塞、壅积、壅阻之意。之所以发生"壅"，根本原因在于毒邪损气，气机郁滞，或毒邪损气伤血，造成气血不通，发生毒壅。从临床上来看，毒壅可发生于局部造成痈疮疖肿，亦可发生于脏腑，形成脏腑痈肿，也可散发或广发于全身，形成毒邪弥漫、病情危重的险情。

4.毒瘀

《痧胀玉衡·卷之中》提出了"毒瘀"一词，谓："痧毒之始入于血分，重者兆变在即，轻者岁月延挨。若乃毒瘀胃口，必须去尽而愈。毒瘀肝经，损坏内溃，吐血数发，势极多危。毒瘀心包络，更加凶险，不待时日。毒瘀肾经，腰脊疼痛，嗽痰咯血，日甚一日，不可得痊。"说明毒邪虽可损气，但更易入血伤血，瘀血滞血，引起血液瘀滞，气血不通，从而损害脏腑，变生诸病。因络脉是气血运行的载体，由此亦说明，毒邪最易入络损络，形成毒损络脉、毒滞络脉，从而毒害脏腑组织器官，成为百病的肇基。

（三）病证类

脏毒

《金匮翼·卷二》谓："如下清血色鲜者，肠风也。血浊而色黯者，脏毒也。"此处的脏毒，乃指病证而言。

（四）药物与食物之毒

《本草经集注·序录下》中大量地记载了药物与食物之毒。如蜈蚣毒、蜘蛛毒、蜂毒、狗毒、野葛毒、斑蝥毒、芫青毒、狼毒、踯躅毒、巴豆毒、藜芦毒、雄黄毒、甘遂毒、蜀椒毒、半夏毒、芫花毒、乌头天雄附子毒、大戟毒、桔梗毒、杏仁毒、诸菌毒、防葵毒、莨菪毒、马刀毒、野芋毒、鸡子毒、铁毒、金银毒、鱼中毒、蟹毒、菜毒等，无非为动物之毒、植物之毒、矿物之毒等，不一而论。

此外，尚有痈毒、毒疳、毒血、恶毒等名称。如《医门法律·卷五》谓："岂但驱之不胜驱，且有挟背间之狂阳壮火，发为痈毒，结如橘囊者。"《濒湖脉学·促（阳）》谓："促脉惟将火病医，其因有五细推之。时时喘咳皆痰积，或发狂斑与毒疳。"《痧胀玉衡·凡例》谓："砭刺痧筋，必须紫黑毒血，据为实见。"《痧胀玉衡·卷之中》谓："盖恶毒之气，缠血肉，散于肌表，留于经络，以成疯症，最恶候也。若痧者，亦时行恶毒之气，变为大疯，尚何疑乎？"这些名词，或因病症言毒，或因毒害言毒，其义自明。尤其是"恶毒"，一者指顽固的病证；二者形容毒邪致病的严重性，或者说毒危害的程度。

从上述毒的相关名词来看，或以毒言病、言证、言症、言病因、言病机、言病性、言药物，等等不一。历代对毒的记载如此之多，反映了对毒的重视程度。从另一个侧面，也说明了毒是比较常见的一种致病因素，毒的致病范围之广，相关病证之多，值得重视。

五、毒损络脉

毒损络脉是结合毒损脑络、毒损肺络、毒损肝络、毒损肾络等学说研究，以及由这些研究所得到的临床效应和生物学基础方面的证据，提出的一种具有病因、病机和病证属性等多种内涵的新的理论假说。

（一）毒损络脉的理论基础

古代医籍中关于毒的散在论述多达万余处，可见于历代医家的文献记载中。不仅有病名、病症、药性等区别，更多的是关于毒在众多疾病发病过程中的广泛致病作用。这种致病作用的现代诠释就是毒害、毒伤，也就是毒损之意。从古人的论述来说，毒可为害于五脏六腑及其全身的组织器官，但从为害的共性来说，其基本的病机环节乃是毒损络脉。换言之，毒损络脉是毒损脏腑和其他组织器官的基本环节。按西医学观点表达，大致相当于各种致病因子所导致的微循环功能障碍、结构受损及其由此所引发的各种靶向损伤的基本病理与发病机制。对于络脉的古代记载，可以广泛见于历代文献，可以说是记载最多的一个医学概念之一。无论是从络脉的分类、结构、循行、功能，还是络脉的病理及其病症，都进行了深入的论述。在历代研究的基础上，结合现代手段进行的广泛探索基本认为，络脉作为沟通上下内外、畅流气血、运毒排毒的通道和载体，对防止毒的留滞、扩散、泛溢具有十分重要的作用。络脉不病，虽邪气袭人亦难以传里深入和旁泛为害，虽病亦轻；相反，若邪气传络，启动病络机制，引起络体受损、络用失常，必然使正常的专司沟通上下内外、畅流气血、运毒排毒的络脉之功能发生乖戾和形质遭受损伤，而使络脉成为邪气作祟，众邪内蕴、积聚、留滞和传播的作祟地，序贯引起脏腑组织器官的受损，而发生疾病。上述邪气入络的过程，以毒入络脉最重；而邪气损络的过程，又以毒损络脉为最。

（二）毒损络脉的概念

毒损络脉是疾病发展到一定阶段，病情骤然发生变化的界点，标示着病情突然加重，诸邪气蕴结成毒，毒邪入络、损络，进而引起毒邪扩散蔓延，使毒邪效应骤然增强，毒邪靶位骤然扩大，并序贯引起脏腑组织损伤，形质败坏而使病情突然加剧的一种疾病状态或动态过程。毒损络脉的内涵大致可理解为以下三层意思。

1.邪气成毒化

在疾病过程中，各种病邪都可以因为蕴结积聚而成毒，形成邪气的积化转归。即：邪气（外邪或内邪）→疾病→诸邪蕴结积久成毒→邪气成毒化。

2.成毒损伤化

成毒损伤化是指邪气一旦成毒，即表现为毒性色彩，毒邪害人、伤人形成毒损的过程。毒损的具体表现是形质受损，脏腑组织器官功能或（和）结构失常。毒损与贼邪害人（简称邪损）具有性质和程度的不同。邪损一般病情轻、程度微，不会或较少造成形质受损，即使造成形质受损，也多可进行干预和逆转；而毒损则病情重、程度甚，多引起形质受损，且不宜干预和逆转。

3.毒损的重要环节是毒损络脉

络脉是最重要的邪气侵入靶标和途径。毒邪形成而表现出毒性后，可以损伤多种靶标而具有多种靶向途径，其中络脉是最重要的靶向途径之一。由于毒邪损伤了络脉，犹如战场上损伤了汲水之道，引起机体的气血流通和渗灌不能而序贯损伤脏腑组织器官，导致各种疾病的发生或使原病情突然加重。

邪损之"损"是邪气侵入机体的必然趋势，毒损是邪气损伤机体的终极趋势和最严重的阶段。疾病因为毒损才使病情陷入不易干预或无法干预的局面，从而使病患步入沉疴之途。

（三）毒损络脉的意义

1.毒是寓于传统三因学说之内的新一类病因

宋代陈无择提出的"三因"学说，即六淫邪气所触为外因，五脏情志所伤为内因，饮食劳倦、跌仆金刃以及虫兽所伤为不内外因。此三因，或直接侵袭，或通过内生邪气而为害。无论何邪侵于机体，都会引起正邪交争，邪气蕴结，蕴结日久便从化而成毒。此由生之毒，并非是原来的致病因素，而是具有原病理因素特点或痕迹的新致病因素。如瘀血日久可生瘀毒，那么瘀毒就不再是瘀血，而是具有瘀血特点的一种新的致病因素。除瘀毒外，《内经》记载的寒毒、湿毒、热毒、燥毒及今人提出的脂毒、糖毒等，都是原病邪因素蕴积而成的毒，在致病性质上是出于原病邪而迥之。三因→疾病→诸邪蕴结积久成毒→毒邪（新病因）→病情变化或生新病。

2.毒损络脉是中医发病学的重要内容

毒损络脉是寓于病因、病机与病证等多种属性于一体的新的理论假说，有助于丰富中医发病学理论。

从其病因属性看，该观点强调了邪气在机体中随着时间的延伸有蕴积成毒，即从化致毒的趋势。提起从化致毒，有必要辨识邪与毒的关系。按照《内经》的观点，任何邪气都可因为积聚日久而成毒。这样说，并不是指任何疾病在任何阶段都能蕴毒，邪气蕴毒仅仅是疾病发展到一定阶段的产物。古有万病一毒说，即泛毒论，扩大了毒的致病性，邪气蕴毒说与泛毒论具有性质不同的内涵。

从病机属性上看，疾病由一般的"邪损"阶段有向"毒损"阶段转化的趋势。邪损与毒损不同，邪损泛指邪气对正气的损害，只要邪气侵袭，就会有邪损的过程。而毒损不同，毒损是邪气于机体蕴结日久成毒后对机体的损害。这种损害是剧烈的、严重的、急骤的。在临床上多表现为病情的突然变化或加重。一般来说，毒损是邪损的发展趋势，是标示着病情突然变化的内在依据。

从病证属性上看，强调了原病邪所导致的一般证候有向毒损络脉之严重证候发展的趋势。这里所说的一般证候，泛指毒损络脉前的病情相对较轻的证候。这种证候与毒损络脉相比较，病情相对轻浅，病邪相对非弥散，或说对正气的损害尚轻，邪气有之而尚无聚之、结之、蕴之、酿之。而随着病情的发展，邪气滞留日久，积聚酝酿，便蕴毒损络，形成病情发展的加速度或者病情转变的结点。以风寒袭表为例，这是临床上较常见的证候。此时，风寒之邪侵袭机体，病位在表，病情自然属轻；随着病情的发展，病邪入里，可出现风寒入里袭肺的证候，此时，病位由在表转化为入里，虽说在里，也仍局限于肺系；病情进一步发展，若阳气虚弱，则入肺之风寒可因寒凝寒蕴而成寒毒，若阳气亢盛，入肺之风寒可从热化而成肺热，并可因肺热壅滞而成毒，形成热毒之证。邪气一旦成毒，即以其酷烈峻猛之性，迅速充斥络脉，泛散全身，毒损络脉，败坏脏腑，损折形质，使病情迅速恶化。需要说明的是，在毒未成阶段，原邪气并非不入络脉，也并非不损络脉，只是损络脉的程度较轻，邪气充斥络脉并进而传入他处的范围较局限而已。

从疾病发生与发展学上看，无论外邪或内邪，都可因为积聚日久而成毒，成毒之后，无论外毒内毒，以其善窜络脉之性，腐蚀络脉，损耗气血，都可形成毒损络脉之证。究其原因，络脉既是人体运行全身气血、联络脏腑形体官窍、沟通上下内外的通道，也是机体最重要的运毒、排毒管道，是机体发挥整体排毒最重要的功能结构载体。因此，毒邪形成之后，必先滞气浊血，进而留滞络脉而成毒损络脉之证或疾病进入了毒损络脉阶段。

从整个病程来说，无论外邪或内邪，邪气侵袭，出现相应的证候，此时可称为无毒阶段或无毒证候；随着疾病的发展，邪气于体内蕴结，有从化成毒的趋势，一旦化毒后，便迅即滞于络脉而呈现毒损络脉证。

3.切入现代重大疑难疾病研究，揭示毒损络脉机制

在急性中风病和血管性痴呆等现代重大疑难、难治病的临床研究中，研究者强调中风后常有瘀毒、热毒、痰毒互结，毒邪损伤脑络、破坏脑髓，这些毒性病理产物，继发成为重要的致病因素，累积蕴化日久，不仅参与了脑神经元损伤链的病理过程，而且是中风病病情险恶、难以治愈的关键病因。内生毒邪的作用后果还可造成脑组织及功能的进一步损害，导致智能下降乃至痴呆发生，在治疗与用药方面针对病因以解毒通络为法，及时清除及抑制这些有毒物质的产生，可以提高治愈率和改善预后。

一般认为，风火痰瘀虚兼夹为害形成了中风病的主要证候。由于脑中的多气多血，这些证候一旦形成，便会在极短的时间内，使邪气迅速蕴结成毒，形成毒损络脉证。因此可以说，毒损络脉证是诸证候发展的必然趋势。需要说明的是，由不同的前期证候发展而成的毒损络脉证，其临床表征也是有所不同的。以风证为主的证候发展而成的毒损络脉证，则临床表征仍具有风证的特点；因于瘀血证发展而成的毒损络脉证，则仍具有瘀血的特征。但无论是因于何邪何证而为之，一旦形成毒损络脉证后，都有一些最基本的共性表征，即起病急骤、病情多变而加重、病情沉疴、脏腑组织器官具有形质损伤和功能的异常。

此后陆续的研究报告有热毒、湿毒、瘀毒、痰毒等导致毒损肾络、毒损肝络、毒损胃络、毒损肺络、毒损心络等。由此而产生的疾病有IgA肾病、慢性肾功能衰竭、病毒性肝炎、肝纤维化、慢性萎缩性胃炎、病毒性肺炎、病毒性心肌炎、冠心病心肌梗死，以及肿瘤、艾滋病、动脉粥样硬化、慢性前列腺炎、帕金森病、活动性类风湿关节炎、干燥综合征、带状疱疹、系统性红斑狼疮等。这些毒都是在热邪、湿邪、瘀血和痰浊等基础上产生的。毒邪一旦产生，原有的证候就会发生突然而急剧的变化，使病邪呈现出多维特点，病情变得沉疴难治。

4.毒损络脉是以证候表达为核心的联系病因与发病的多维界面的、动态时空变化着的复杂系统

毒损络脉既是疾病过程发展的必然阶段，标志着病情变化的结点，也是以证候表达为核心的联系病因与发病的多维界面的、动态时空变化着的复杂系统。

首先，毒损络脉的形成，标志着原有病因的转化，这种变化使原有的病因即病邪呈现出毒性色彩。就内生邪气来说，大概内生邪气于机体内形成之初，由于机体的自我调控机制，可以不表现出对组织器官甚至脏腑的损害，当随着内生邪气的增多和在机体内的蕴结日久，最终会因为积久成毒而表现出毒性色彩。此时，原来未有临床表征的，甚至没有表现出临床发病的原病邪，因为毒的形成，会在短时间内发病，形成毒损络脉证。其次，毒损络脉证一旦形成，并不是静止不变的，而是在时刻变化的。因为毒成络损，气血衰败，脏腑受伤，与此同时，在短时间内便又会产生新的病邪，新的病邪形成后，由于邪气的从化性，会序贯产生新的毒邪，形成毒中毒损证。毒中毒损证产生之后，仍然不是静止的，而是时刻在变化的。不断变化的毒损络脉之证候，从临床上来说，具有病邪非单一、病机非静止、病情非单维的特点，形成具有复杂系统特点的临床复杂证候。因此，可以说，毒损络脉是以证候表达为核心的联系病因与发病的多维界面的、动态时空变化着的复杂系统。

总之，毒损络脉学说源于中医经典记载，并从长期的临床实践经验中归纳总结而来的现代病因病机学理论观点，是临床众多外感新病、内伤久病、慢性迁延性疾病中具有共性的致病因素和发病、加重的原因。

六、慢性肾衰与毒产生的病理机制

毒不仅是致病之因，也是一种病理机制或病理产物。在慢性肾衰时，毒更多指的是病理产物和病理机制，从来源而言，以内生之毒为主。其所指毒，乃邪气至盛，深蕴不解，体虚邪张，如风、湿、痰、水、瘀久郁深蕴于脏腑经络，盘踞肾脏，损伤肾络，而为祸久烈。

1.脏腑功能失调是基础，肾失藏泄是关键

肾之生理功能为藏泄有节，能藏能泄，使精气充盈则浊毒、水湿能及时排出体外。肾之精气足，泄毒正常，则外邪不能入侵，内邪不得滋生。如因饮食失节、劳倦过度、七情内伤、失治误治、久病不复等导致脏腑功能失调、代谢紊乱则可产生内毒。慢性肾衰多由慢性肾炎、糖尿病肾病、高血压肾病、多囊肾、慢性肾盂肾炎、小管间质性肾炎、狼疮性肾炎、尿酸性肾病、紫癜性肾炎等种种原发或继发性肾脏疾病发展而来，有经治疗而邪实渐减，但正气未复；或其病渐来，不知不觉，而正气日损。早期主要是脾肾功能失调，随着病情的进展，可逐步累及胃、三焦、膀胱、肝、肺、心等脏腑，终至脾肾衰败，五脏六腑气血阴阳俱虚，产生湿、热、痰、瘀、浊毒，进一步导致全身各脏腑功能紊乱，而其中以肾失藏泄至为关键。肾者，封藏之本，收敛精气，温煦濡养五脏六腑，其职排泄内生诸邪（如气化之溺、浊化之便等）。诚如《全体病源类纂》所谓：肾气内变，不能"分解血中废料，下注膀胱，由尿除之"。一旦肾失于藏泄，清气不得闭藏，溺便浊邪不得排泄，停蓄体内，必致郁久成毒，毒邪反过来更伤肾气，使其藏泄之用更弱，浊毒弥漫，虚虚实实，肾中精气益发匮乏，体内毒邪更加肆虐，发为肾衰之证。

2.风热水湿痰瘀诸邪毒，内外相引蕴于肾

外感之毒邪可侵袭人体各部，或上攻咽喉，发为烂喉乳蛾，而久患肾风者，易成虚性乳蛾，一有风热毒邪外袭则循经下侵，内扰于肾；风热毒邪或蕴结局部发为疮痍，或蕴结于肺导致肺热，若不能及时清解疏透，风湿热邪久留不去，则日久邪积成毒。风热毒邪反复乘袭，渐至正气日衰，脏腑虚损，"五脏之伤，穷必及肾"，或肾气已虚，而致肾失排泄之用，使浊毒无法化溺从前阴而出，或化粪从后阴而走，而反内停，使诸毒丛生，发为内毒。湿毒、痰毒上壅阻塞于肺，肺失宣发肃降，导致气喘不得卧，而为喘逆；浊毒、湿毒犯于中焦，脾胃升降失司，清阳不升，浊阴不降，而成格拒；水毒、湿毒下注，蕴于下焦，肾与膀胱气化失司，而致下关。故外邪与内毒相互影响，同气相求，互为因果，形成恶性循环。慢性肾衰患者部分因慢性肾炎发展而来，而慢性肾炎的主要机制为免疫异常，湿热内蕴是其主要的邪实病机，易于合并各种感染。上呼吸道及肺部感染多为风热毒邪乘袭，皮肤感染多属热毒、湿毒，尿路感染则以湿热毒邪居多。

3.五脏之道壅遏，溺毒内生

人体在生命过程中通过肾的气化作用将气、血、精、津等精微物质吸收利用，此为肾之封藏之功；同时不断地将代谢后的废物通过汗、尿、粪便等排出体外，乃肾主排泄之用，行主水、司二便之职。当全身各脏腑功能障碍，或肾脏自病时，则气化失常，藏泄失用。《素问·调经论篇》曰："五脏之道，皆出于经隧，以行血气。"五脏之道者，即气血之道、津液之道、经络之道，代谢废物借此排出体外。一旦五脏之道壅遏不通，则各种代谢废物难以正常排出体外，邪无出路，则在体内潴留，从而产生各种内毒之邪。如清代名医何廉臣首倡"溺毒入血"之新论，描述曰："溺毒入血，血毒上脑之候，头痛而晕，视物蒙眬，耳鸣耳聋，恶心呕吐，呼吸带有溺臭，间或猝发癫痫状，甚或神昏痉厥，不省人事，循衣撮空，舌苔起腐，间有黑点。"此与尿毒症脑病的症状极为相似。而其溺毒，与现代医学的尿毒症毒素观点基本一致。尿毒症毒素，实际上为人体自身的正常物质或代谢产物，在人体功能（主要是肾脏的泌尿、排泄功能）正常时一般是无毒的，当其浓度超过了正常值并达一定时间后，即可对人体造成损害，成为溺毒，或称为浊毒。慢性肾衰时，甲状旁腺素会分泌增加以加强排磷，导致继发性甲状旁腺功能亢进，使甲状旁腺素大量分泌，形成恶性循环，不仅进一步加重钙磷代谢失调，甲状旁腺素也由一种生理物质转化为对全身多种脏器组织造成损害的有毒物质。动物试验显示，甲状旁腺素不仅是一种重要的尿毒症毒素，而且是一种潜在的心脏毒素。

4.水精不归正化，精微化毒

津血同源，"水中有血，血中有水"，在病理上则血能病水，水能病血。正如《素问·调经论篇》所云："孙络外溢，则经有留血。"

《金匮要略·水气病脉证并治》也说："经为血，血不利则为水，名曰血分。"肾劳常因水肿、淋证等日久不愈而成，脾肾日亏，常先出现气虚证，继则气虚及阳，导致脾肾阳衰，三焦气化无权，气不化水（现代医学谓之肾小球滤过率下降而使尿液生成明显减少甚至点滴全无），水液潴留体内，水蓄不行则成水毒，充斥内外，而见浮肿、呕恶，凌心犯肺则成喘证、脱证。慢性肾衰时，水、电解质平衡失调，而见胸水、腹水、充血性心力衰竭、肺水肿等即是"水毒"为患。脂质代谢紊乱是慢性肾小球疾病进行性恶化的重要因素之一，在慢性肾衰动脉硬化和肾小球硬化中起重要作用。大量动物试验和临床研究表明，脂质具有"肾毒性"，高血脂乃痰浊、瘀血互结所致，是痰毒的一种形式。脂代谢异常，特别是低密度脂蛋白胆固醇血症通过低密度脂蛋白对肾小球系膜细胞、内皮细胞及巨噬细胞的作用，在肾小球疾病发生发展中起着重要作用。

5.他病日久，蕴蓄不解成毒

对于慢性肾功能衰竭，有相当部分病例在发展为肾衰之前，已存在种种原发或继发性肾脏疾病，不过自知或未知而已。因引起慢性肾衰的慢性肾炎之湿热、水湿最多，或胸水、腹水始终不消，疾病迁延至肾劳者，正气日虚，肾元不复，而邪郁日久，蕴蓄不解，变为毒邪，故成湿毒、热毒、水毒之类。而有学者认为慢性肾炎直接与毒有关，如于俊生教授认为毒邪是慢性肾炎病程中的重要病理因素之一，毒邪表现有热毒、瘀毒、浊毒、溺毒等形式，毒邪蕴结于肾，致使病情反复或加重，甚至危及生命。另一个导致慢性肾衰的原因——糖尿病肾病也被认为与毒有关，如任平教授认为糖尿病肾病水肿与湿毒蕴结密切有关；笔者认为糖尿病肾病（肾衰）与毒损肾络、瘀毒有关，毒邪贯穿于糖尿病肾病（肾衰）的始终，毒邪易深滞于肾络之浮络、孙络、缠络。

七、慢性肾衰"毒"之特征与分类

慢性肾功能衰竭中的毒，是指病程日久，肾元虚衰，邪气至盛且蕴蓄不解之谓。与外感六淫不正之气、传染性之疫毒、外科之火毒是不尽相同的，其毒的特征，有以下几点。

1. 毒性火热，耗气伤阴

毒属阳类，其性火热，易于耗气伤阴，损伤阴津。毒轻时，其火热之性尚不显现，一旦毒邪鸱张，则火势弥漫，毒力旺盛，可以表现为高热烦渴、咽喉灼痛、吐血衄血、皮肤紫斑、溲黄赤、尿道灼痛、舌质红绛、苔黄燥、脉数有力，以及灼伤脑络而致脑出血。这一点多见于慢性肾衰终末期邪毒炽盛上脑，毒伤血络证。

2. 毒性秽浊，易害阳类

毒邪致病，常表现为一派秽浊之象。如常与痰湿兼夹为患，表现为神情淡漠、表情呆滞、头重昏蒙、面色灰暗如蒙污浊、口气臭秽难闻、口中黏腻不和、大便溏滞不爽、小溲浑浊或夹泡沫、皮肤暗灰不泽。这些症状在慢性肾衰中晚期患者中较为多见。

3. 兼夹为患，依附从化

毒邪潴留体内，多伴有正气不足，如脾肾气虚、肺肾气虚、脾肾阳虚、气阴两虚、阴阳两虚等，其正气不足，则易于感受外邪，或内生痰饮、水湿、瘀血等病理产物，病程日久则与毒邪狼狈相依，胶结为患。如毒邪与风邪相依则成风毒，与热相合则为热毒，与痰相合则成痰毒，与湿相并则为湿毒，与瘀相兼则成瘀毒，水邪积久则为水毒。此外，毒邪与相兼之邪结合，其性常随依附之邪而变，如风毒多表现为风的特性，为阳毒；瘀毒则以瘀血之象为主，水、湿、痰毒者多表现为水、湿、痰之特性，其火热之象不甚，是为阴毒。

4. 动血入络，深顽多变

既为毒邪，其在血脉之中，因性火热，易于动血生风，发为出血诸证，或皮肤出血，或隐血、吐血、便血，引动肝风，则肢体抽搐、扑翼样震颤。其毒可随"五脏之道"随处可到，上犯肺脏，可致咳嗽、痰喘；及于心主而致心悸、失眠、胸闷；上蒙神窍则可嗜睡、时清时昧，甚或昏迷；犯于中焦，则恶心呕吐、纳食不振；侵及阳明，则便秘或溏泻、腹痛腹胀；外侵肌肤，则皮肤瘙痒、肌肤不泽，或甲错如鳞，或脱屑；痰、瘀、毒结于肾，则肾络阻塞，闭而不通，阴耗阳衰，发为固缩肾。

5.慢性肾衰"毒"之分类

慢性肾衰病程中以风毒、热毒、水毒、湿毒、痰毒、瘀毒为主，药毒、食毒亦常为进展因素。内生之毒指来源于体内，在机体代谢过程中或代谢失常所产生的，未能及时、有效地清除并停留于体内，对机体造成损害的一类毒性物质，主要有溺毒、粪毒、水毒、痰毒、瘀毒等。现代医学所谓的各种尿毒症毒素，如尿素氮、肌酐、胍类、胺类、酚类，以及各种中分子物质等，在体内超过一定浓度时可以影响肾功能，成为有害物质，称之为溺毒，或浊毒。

（1）风毒

《诸病源候论》中有诸多关于肾脏风毒的描述，如"肾脏风毒下注，多生热疮，或头目虚肿，日渐瘦劣""肾脏风毒上攻下注……""肾脏风毒流注腰脚者……"这些与狼疮性肾炎的症状极类似。宋代王怀隐等所著《太平圣惠方·治风劳诸方》谓："风邪易侵，或游溢皮肤，或沉滞脏腑，随其所感，而众病生焉。"故肾脏风毒乃风邪客于肾经或肾络，久而不解，蕴蓄久积，酿成风毒。其可上攻头面，下注腰脚，外侵皮肤，内犯心主、扰肾。并常可与他邪兼夹，或外风相引。上攻头面（颈项）则见头面浮肿，咽喉肿痛作痒，面部生疮或红斑，头晕目眩，如坐舟车，项背拘急等症；下注腰脚（关节）可见腰膝疼痛，下肢沉重，关节不利甚或变形，行走不利，上、下肢感觉障碍或拘急、抽搐不安等症；外侵皮肤可见肌肤瘙痒，或作或止，游走不定，或皮肤脱屑，或皮肤麻木不仁，如《素问·四时刺逆从论篇》说："少阴有余，病皮痹隐疹。"意即足少阴肾经邪气有余所致；内犯心主可见心悸、胸闷、胸痛；风毒扰肾则出现血尿、蛋白尿等。

（2）热毒

肾脏病常因外感而诱发，更常因外感而使疾病反复加剧。毒邪袭表，肺失宣降，不能通调水道、下输膀胱，以致发热、小便不利、全身浮肿。毒性火热，易损伤肾、肺、咽等脏腑器官。热毒伤肾，脉络受损，封藏失司，精微不固，泄精过度，以致红细胞、血浆蛋白泄入尿中成为血尿、蛋白尿，症见发热、咽痛、咽红、浮肿，小便黄赤或隐血，舌红苔白干或黄，脉浮数或滑数。热毒犯肺，出现发热，咳嗽，咯黄黏痰，全身浮肿等症；热毒灼咽则见咽部红肿、疼痛，咽唾亦痛，甚则乳蛾肉腐化脓。

（3）水毒

此水毒乃体内水饮积久不化，蕴而成毒，非外受之有毒之水。慢性肾功能衰竭之水毒乃肾元不足，气化失司，肾失主水，水液失常，停于腔隙之间，而成全身漫肿，按之则下陷，以及阴囊积水、外阴肿胀、胸水、腹水，甚至心包积液。其水既成，即不易消失，反复加重，日损正气。

（4）湿毒

湿毒为病，最为广泛，常反复发作，缠绵难愈。湿热毒邪弥漫三焦，水道失畅，水泛肌肤而见浮肿；伤及皮肤以致皮肤结疖或痤疮，甚则皮肤红肿热痛，病势危笃；湿毒伤及咽喉而见咽部红、痛；阻于中焦，脾失运化，气机痞塞，水液停聚，以致口干口苦，腹胀满，甚则有少量腹水（湿盛则为水毒），舌红苔白腻或黄腻，脉滑数或濡数；下注膀胱，气化失司，故尿黄赤、短数、灼热刺痛，灼伤血络则隐血。

（5）痰毒

慢性肾功能衰竭之痰毒，非专指肺贮之痰，咯之而出，有形有质，也指无形之痰浊，积蕴日久，而成毒为祸。痰、湿、水，三者皆为水谷之津液所化。周学海在《读医随笔·痰饮分治论》中言："饮者，水也，清而不黏，化汗、化小便而未成者也。痰者，稠而极黏，化液、化血而未成者也。"肾主藏泄，肾虚则无以主津液、化血，故而成痰浊也。正如赵献可所言："非水泛为痰，则水沸为痰。"痰毒之证表现多端，如痰聚于肾：足膝酸软，腰背强痛，肢节冷痹骨痛，四肢不举；痰在皮毛四肢：身痒，搔之则瘾疹随起，皮肤烘热，或如虫行，或走注疼痛，或肢体麻木不仁，或背脊冰冷，常与风毒、瘀浊相兼为患；痰在眼目头面：眼皮下灰黑色，目眩，眼蠕动，耳痒痛，或如蝉鸣水响，常与肾精不足，肾阴亏虚并见；痰蒙心窍：或癫或呆，神识昏昧不知人，或健忘。

（6）瘀毒

病情缠绵，反复不愈，面色黧黑或晦暗，溺血色紫有块或有血丝，腰部刺痛固定、昼轻夜重，肌肤甲错，或如鱼鳞状，舌紫或有瘀斑瘀点，舌下脉络瘀紫，脉细涩、沉涩、结代等。"久病入络""久病必瘀"，瘀毒日久不去，可以耗血动血，出现皮肤瘀斑、鼻齿出血、隐血、便血、吐血诸出血证，以及唇甲苍白无华、心悸失眠、头目昏眩等失血症状。瘀毒也可致痒，如周学海认为："气滞于血之细络，而怫郁不解，致成为痒、为疹之灾者。"

（7）浊毒

浊毒亦称"溺毒"。毒性火热、秽浊，易耗气伤阴。毒邪伤肾，日久不愈，脾肾衰败，气化无权，水液上下出入皆不通利，以致湿浊停留而成浊毒之患。浊毒困阻,气机痞塞,或留着局部为患,或随气血出入为患。浊毒上泛而见恶心、呕吐、口苦而黏,甚则口臭或有尿味;浊毒犯肺则咳嗽、咯痰、咳喘;浊毒外侵皮肤则瘙痒难忍;浊毒蒙窍则神识不清,甚则昏迷。临床上,常结合现代医学认识,将血尿素氮、肌酐、尿酸超过正常值者作为浊毒论治。

（8）痰瘀毒结

津血同源,痰瘀相关,痰瘀互结,郁久腐化,久则凝聚成毒,从而形成痰毒瘀毒相互交结的病理局面。由于络脉是气血津液输布贯通的枢纽和要道,毒邪易深滞于肾络之浮络、孙络、缠络,相当于肾小球之毛细血管袢,早期以湿热蕴结为特点,随着肾元日损,精气阴阳不足,湿聚为痰,热灼津炼痰,湿热化瘀,痰瘀胶结,毒邪内盛,久而肾小球、肾小管或肾小囊乃成虚、毒、痰、瘀互结之病理征象,影响肾脏的气血运行及津液的输布,致使肾之血络由早期之瘀结肿胀,而日渐损伤肾体,耗伤肾气,肾失封藏,开阖失职,固摄无权,清浊不分,精微外泄而成蛋白尿、血尿;决渎无权,水饮无以化尿外出,而内停为肿,为腹水、胸水,甚至心包积液;肾失泄职,无以排毒外出,而停于经脉之中,使毒邪积聚升高,而表现为高尿素氮、高肌酐、高尿酸等;日久痰瘀毒结,肾体失于充养,遂成固缩肾。

附　国医大师任继学教授辨证论治水毒证经验

水毒证是肾风病继续恶化的证候群,为常见病、多发病。临床上以虚中夹实,脏腑皆衰为主,呈现高度浮肿,或无浮肿,以颜面苍白或㿠白,头晕,乏力,身痒,食欲不振,恶心呕吐,鼻、齿衄血,口淡无味为主的一种恶候。

本病主要是因肺气衰、脾气竭、肾气绝而成,由于湿浊壅聚,上犯肺胃,下犯肝肾,甚则肾、心气衰竭而成。它的病位主要在肾。因为肾为性命之根,肾绝则命火熄,命火熄则相火不生,相火虚衰,则五脏六腑功能皆衰,故其为一种全身性,尤其是肺、脾、肾三脏衰竭之恶候。

1.病因病机

本病的发生发展,主要是因误治或失治,造成水邪蓄积日久,转化为腐浊。腐浊者,水毒也。水毒盛,则伤体和用。体、用者,系指肺、脾、肾三脏之体与用也。肺体伤,则治节无权,肺用伤,则气化无能,故见尿少、短气、头晕。脾之体伤者,则中气衰微,气衰则脾不运,湿聚为浊腐,浊腐弥漫于中,侵及于胃,则胃无藏滓之力,又无渗水之功,引起胃气上逆,故出现腹胀、恶心呕吐、全身乏力等症。肾体受损,则真阴真阳衰微。阳衰则命火不足,命火不足必然导致相火式微，上不能温肺化气，中不能温煦脾胃，脾胃失煦，则中焦升降功能有升无降，或降而不升，致使水毒之邪弥漫于内外，下不能释放于肝，肝阳衰微，疏泄无力，则脏腑、经络等皆衰，水渎不能而水毒益甚，症见心悸气短、言语无力、浮肿益甚、尿少或无尿或多尿清长、大便溏、四肢厥冷等。真阴衰竭，则肾水已枯，水枯既不能生髓养脑，又不能涵养肝木，木失水养，则厥阴化风，风性鼓动，故症见四肢震颤、头晕、头痛，甚则鼻、齿衄血，或惊厥之候。

总之，水毒为患，是肺、脾、肾三脏衰竭，以肾为本，脾肺为标，肝木失养，脑髓失润而成的肾厥之候。

2.辨证论治

（1）气阳两伤证

主症：头晕，全身乏力，颜面苍黄、虚浮，口淡无味，恶心呕吐，身痒，下肢肿甚，尿色淡白。舌淡体胖，苔白厚腻，脉多沉濡。

治法：温阳益气，芳香化浊。

方药：真武汤、五苓散、苓桂术甘汤。

（2）气阴两伤证

主症：头晕闷痛，心悸气短，耳聋耳鸣，胸闷腹胀，饮食不佳，腰酸肢软。舌淡，少苔或薄白，脉多沉细或虚促。

治法：益气养阴，芳香祛腐。

方药：六味地黄丸加炙黄芪、党参、太子参、半夏、牛膝之属。

（3）风阳妄动证

主症：浮肿，尿少，食少，腹胀，四肢抽搐，或心悸烦躁，甚则神昏谵语，便血、衄血。脉弦滑或虚滑。

治法：潜阳息风。

方药：《张聿青医案》方。制半夏、天竺黄、旋覆花、石菖蒲、代赭石、陈胆星、煨天麻、茯神、竹茹、钩藤、犀角（用替代品）、濂珠（珍珠）。水煎服。

（4）血极气散证

主症：喘息，心中澹澹大动，不能平卧，短气，皮肤、面色萎黄，口唇淡白。舌淡苔薄白或无苔，脉疾数而微。

治法：益气补血，解毒化浊。

方药：四神散。紫河车、鹿角胶、龟甲胶、人参。或用内补散。干地黄、菟丝子、山茱萸、麦冬、远志、巴戟天、五味子、甘草、人参、肉苁蓉、石斛、桂心、茯苓、附子。

第四章　论伏邪

《素问·宝命全形论篇》曰："人以天地之气生，四时之法成。"《灵枢·通天》曰："天地之间，六合之内，不离于五，人亦应之，非徒一阴一阳而已也。"《灵枢·岁露论》曰："人与天地相参也，与日月相应也。"说明天地之内有五行化五气，天有日月星，地有水火风，人有精气神，所以天有五气化五行，人有五行化五脏，从而形成了三而成天，三而成地，三而成人。天有阴阳水火，人有阴阳表里，水是生命之源，火是生命之本，所以人生长在自然环境中，机体内环境的平衡必须与外在环境之平衡相协调。所谓协调，人体必和自然界之生长化收藏相应。如何"相应"呢？人必须恬惔虚无，真气从之，精神内守。也即人体与自然界的阴阳、生长化收藏相一致，才能保证人体的正气、营气、卫气三维防御系统的抗病能力，才能保持人体正常的生理活动，是为无病之人。与此相反，如人不知养生，不能保持正气存于内，营气存于脉，卫气存于外，则邪能为害。若养生失常，五脏失调，经络气血阻滞，阴阳表里失调，造成春伤于风，邪气留连，乃为洞泄；夏伤于暑，秋为痎疟；秋伤于湿，上逆为咳，发为痿厥；冬伤于寒，春必病温。此又言感之不即病者，乃藏于经脉脏腑之间，而为伏气之病也。春伤于风者，阳邪也，留连日久，乃下为洞泄之阴病；秋伤于湿之阴邪，乃为上逆而咳之阳病，甚则必成痿厥；夏伤于暑热之阳邪，至秋发为咳疟之阴病；冬伤于寒之阴邪，至春必为温热之阳病，是阴阳上下之相乘。然伏气之因，不仅乎此，经文简奥，特示人以四时之机，互根之理。

若正气不足，未能及时清除邪气，或邪气潜伏于正虚之所不易祛除，则致邪气留连，潜伏于人体，待时而发，待机而作，即谓之"伏邪"。

伏者，匿藏也。《温疫论》卷之二云："凡邪所客，有行邪，有伏邪……"所谓伏邪者，指藏于体内而不立即发病的病邪（《中医大辞典》）。伏邪有狭义与广义之分，狭义的伏邪指伏气温病，即外邪侵犯人体，正气被束，不能托邪外出，使邪气得以伏匿，或伏于膜原，或伏于肌腠，或伏于肌核，或伏于脂膜，逾时而发。广义的伏邪则指一切伏而不即发的邪气，即指七情所伤、饮食失宜、痰浊、瘀血、内毒等内在的致病因素。脏腑有伏邪，即所谓《素问·气厥论篇》言"五脏伏气"，也包括了伏气温病。如清代王燕昌所著《王氏医存》言："伏匿诸病，六淫、诸郁、饮食、瘀血、结痰、积气、蓄水、诸虫皆有之。"由于邪气尚未超越人体正气的自身调节范围，故不立即发病，伏藏于内。"伏邪"或因感受六淫之邪诱发，或因七情过激、饮食失节、劳逸失调等因素触动则再次发作，或进一步加重，或引发他病。

伏邪发病在临床上屡见不鲜，许多疾病的发生、发展、转归都与伏邪有密切关系。《羊毛瘟疫新论》曰："夫天地之气，万物之源也；伏邪之气，疾病之源也。"

一、历代医家对伏邪的认识

伏邪学说，溯源于《内经》。《素问·生气通天论篇》曰："是以春伤于风，邪气留连，乃为洞泄。夏伤于暑，秋为痎疟。秋伤于湿，上逆而咳，发为痿厥。冬伤于寒，春必病温。"《素问·热论篇》曰："凡病伤寒而成温者，先夏至日者为病温，后夏至日者为病暑。"《素问·金匮真言论篇》曰："夫精者，身之本也。故藏于精者，春不病温。"以上经文，说明早在两千多年前，医家已经认识到：①温病的病因为感受寒邪；②温病从感邪到发展有一段"邪气留连"体内的潜伏过程；③精，代表正气，人体防御功能的发挥有赖于精气的充足和固藏，发病与否取决于正气。从病因到发病，为温病伏邪学说立论的源流。

晋代王叔和《伤寒例》曰："冬时严寒……中而即病者，名曰伤寒，不即病者，寒毒藏于肌肤，至春变为温病，至夏变为暑病。""是以辛苦之人，春夏多温热病，皆由冬时触寒所致。"王叔和的引申发扬，使《内经》对伏邪意义的推论显然昭著，更加具体。王氏"伏寒化温论"便成为温病病机公认的解释，遂成为后世论温病"伏邪"的理论依据。

明代吴又可《温疫论》曰："凡邪所客，有行邪，有时邪，故治有难有易，取效有迟有速……先伏而后行者，所谓温疫之邪，伏于膜原，如鸟栖巢，如兽藏穴。"吴氏所论温疫之邪，"病气""异气"，突破了"伏寒"的旧说，主以"异气"为因，扩大了伏邪病因，这种病因上的扩大，使伏邪学说突破了早期阶段病因学上的局限性，出现了质的变化。

清代是温病学发展的鼎盛时期，叶天士在《温热经纬·三时伏气外感篇》中指出："春温一证，由冬令收藏未固，昔人以冬寒内伏，藏于少阴，入春发于少阳，以春木内应肝胆也。寒邪深伏，已经化热，昔贤以黄芩汤为主方，苦寒直清里热，热伏少阴，苦味坚阴，乃正治也。知温邪忌散，不与暴感门法。若因外邪先受，引动在里伏热，必先辛凉以解新邪，继以苦寒以清里热。况热乃无形之气，时医多用消滞，攻治有形，胃汁先涸，阴液劫尽者多矣。"叶氏对伏邪春温的病因病机、治疗原则不仅在理论上较前大有发展，并逐渐形成治疗上的特点。叶氏指出：冬寒内伏少阴，郁久化火，到春阳升发，外发少阳，为"伏邪自发"春温；里有伏热，又感外邪而发病，为"新感引发"春温。这实际上是根据初发时的证候特点分析推断而得出的结论。

吴鞠通在《温病条辨》上、中、下三焦篇中均载有伏暑的论述。上焦篇："长夏受暑，过夏而发者，名曰伏暑，霜未降而发者少轻，霜既降而发者则重，冬日发者尤重，子、午、丑、未之年为多也。""头痛，微恶寒，面赤烦渴，舌白，脉濡而数者，虽在冬月，犹为太阴伏暑也。""太阴伏暑，舌白口渴，无汗者，银翘散去牛蒡、玄参，加杏仁、滑石主之。""太阴伏暑，舌赤口渴，无汗者，银翘散加生地、丹皮、赤芍、麦冬主之。"分别阐述了伏暑的病因、卫气同病、卫营同病、气血同病等不同证候的辨证及治疗。吴氏探讨温病伏邪学说的一个显著特点是密切结合临床证治，实为伏暑温病辨证论治的典范。

柳宝诒的《温热逢源》可称为论伏邪的一部专著，详述了伏气温病的病因、病机、辨治等若干问题。

其一，论述了伏气温病与伤寒及新感温病的区别。在《温热逢源·论温病与伤寒病情不同治法各异篇》中明确指出："伤寒初起，决无里热见证；温病初起，无不见里热之证。此伤寒、温病分证用药之大关键。"温病乃冬令感受寒邪而伏藏体内，至春夏阳气内动化热外达而发病，初起必有里热炽盛见证，即当清泄里热为法。在治疗上强调"伏气由内而发，治之者以清里热为主；其见证至繁至杂，须兼视六经形证，乃可随机立法"。

其二，强调临床随机应变的辨治观点，将六经、卫气营血、三焦辨证融会贯通，不可偏执一端。立《温热逢源·论伏邪外发须辨六经形证篇》指出"治温病者，乌可舍六经而不讲者哉"。对后世研究探讨六经辨证、卫气营血辨证、三焦辨证三者之间的关系有现实指导意义。

其三，全面阐述了伏气温病的辨证治疗，例举了伏气温病初起，外达及内陷的证治。指明伏气温病乃"邪之所受，盖以肾气先虚，故邪乃凑之而伏于少阴，逮春时阳气内动，则寒邪化热而出"。论述了伏气温病从少阳初发的病机与证治：伏温初起的病位为邪热燔灼少阴，而耗灼阴液，初起治法应以清泄里热与滋养阴液并举，选用黄芩汤加豆豉、玄参为至当不易之法。柳氏这一治法的提出，使清泄里热、滋养阴液及透邪外出三者融为一体，可谓是吸取前辈医家治疗伏气温病之长，推陈出新的结果。"伏暑由少阴外达三阳证治"，邪达太阳，宜"豉、芩合阳旦汤"；外达阳明，宜"豉、芩合葛根、知母等味"；外达少阳，宜"豉、芩合柴胡、山栀等味"。告诫"用药总宜随证化裁，活泼泼地，方能应手取效""养血清热如地、芍、丹、阿胶、玄参之类"。此外还对伏温化热，内陷手足厥阴，发痉厥昏蒙等证作了阐述。强调辨证施治，随证化裁，发展丰富了伏邪温病的治疗大法，乃发前人所未发，如能如此探求，庶可左右逢源。

刘吉人的《伏邪新书》曰："感六淫而不即病，过后方发者，总谓之伏邪。"从病因病理上扩大了伏邪的含义。

二、外感伏邪

伏邪由外感所致者为外感伏邪。清代刘吉人的《伏邪新书》云："感六淫而即发病者，轻者谓之伤，重者谓之中。感六淫而不即病过后方发者，总谓之曰伏邪。已发者而治不得法，病情隐伏，亦谓之曰伏邪。有初感治不得法，正气内伤，邪气内陷，暂时假愈，后仍作者，亦谓之曰伏邪。有已治愈，而未能除尽病根，遗邪内伏，后又复发，亦谓之曰伏邪。"现例举下列疾病加以阐明。

1.时疫肺热病

时疫肺热病相当于西医学的严重急性呼吸综合征（非典型肺炎）。2002年底到2003年初，广东出现较多持续高热、全身酸痛、呼吸困难、肺部X线检查显示炎症表现，且病情进展较快的患者，因暂时查不出明确的致病原，称之为非典型肺炎。本病的形成既有内因又有外因，内因主要有：①在冬季有烈风，风动有寒，风能疏泄，寒能伤阳。微者不即病，邪气伏藏于肌肤膜原，或伏藏于少阴。②"冬不藏精，春必病温"。"冬不藏精"则导致人体正气不足。所谓"不藏精"者不全指肾精受伤，也指过度劳作、汗出过多、阳气外泄，导致精伤血耗。或指由于饮食失节损伤脾胃，致精血生化乏源。③情志失调引发气机阻滞，致使五脏失和，气化功能不全，气血循行不利，毒自内生，潜伏于机体。外因则由于春有余寒，寒伤人体。乘人体正气虚之时引动伏邪，或感时邪而毒动病发。肺主卫之循行，卫行于外，外邪入侵必与相争，卫郁气结则出现微恶寒发热、头痛、肢节酸楚。邪盛卫弱，内犯于肺，肺失肃降，治节失常，肺气郁滞，营气失守，肺之络脉、毛脉发生气滞、瘀阻、毒结，症见壮热、胸闷、烦躁、口唇紫暗、咳喘，甚者脏真受伤，出现喘脱症等。如若正衰邪盛，毒陷心包，由血络上犯于脑，扰乱神明，则出现神昏谵语；若邪毒损伤脾胃，气机升降的枢纽障碍，胃气上逆，则有恶心呕吐；毒扰小肠、大肠者，肠腑受盛失职，传导不利，可见腹痛、腹泻。

2.急性肾风

急性肾风相当于西医学的急性肾小球肾炎。本病多在感受外邪1～2周后因正虚邪犯而发病。正虚是指肾中卫气不生，元气不发，肾中膜原卫气不得循行而成邪气潜伏之地、发病之源。外邪是以风寒、风热、时疫病毒为主，其犯人体的途径有二：一是邪毒从皮毛玄府而入，因肺与皮毛相合，又因少阴肾脉注入肺中，循咽喉，由气血之道侵犯于肾，潜伏膜原，久蕴邪毒而发病。二是邪毒从呼吸道而入，结于咽喉，因咽喉卫气不足，无力束邪，邪结喉核，营气不从，陷于肉里。"营气者，血之用"，故邪结咽喉之血络或毛脉，血液循环受阻而生红肿，毒随血脉下犯肾之膜原而为病。亦有药源所致者，多因患感冒、咳嗽、乳蛾之疾，若抗生素应用不当，致寒遏太过，邪气内伏而不得透发。蕴毒聚邪，由气血之道下犯于肾，邪结肾之膜原、毛脉、缠络、结络、斜络、孙络，造成"络脉缠绊之地"（《医门法律》），气街不通，"气化代谢失常"（《脉理会参》），血脉壅阻，造成"血液稽留，为积为聚，为肿为毒"（《医林绳墨》）。由于血脉肿胀，脉络膜变薄，或毒伤脉络膜而有破裂之状，故血液外渗而生血尿。气化代谢失常，肾间动气受伤，封藏失职，肾关不固，精微外泄，而出现蛋白尿。肾脏体用俱伤，肾命失用，三焦水道开阖功能障碍，决渎无权，水液泛滥，外溢肌肤而生水肿。

3.摊缓风

摊缓风相当于西医学的急性感染性神经根神经炎，是神经科常见疾病。该病起病急，轻者四肢似瘫非瘫，重者四肢全瘫，皮肌顽麻无感觉，甚者二便失禁。病发前数周有上呼吸道或消化道感染病史。其发病既有内因又有外因。内因主要如下：一是先天肾气有亏，督脉、脊髓内外气血不足，营气、卫气不充，三维防御系统缺陷；二是情志失调，气机阻滞，气化功能不全，气血循行不利，毒自内发，营卫失和，致邪气潜藏；三是饮食失节，劳逸失度，久则脾胃受害，元气受损，中轴升降无力，营气不得出中焦，抗邪除毒功能减弱，致邪气内侵。外因多由六淫邪毒内犯，或时疫邪毒内侵，由于失治、误治，邪毒未解，伏于机体内外膜原之中，待督脉及脊髓内外之正气、营卫之气失调，邪毒乘虚侵入而发病。督脉统阳，脊髓属水，内行阴液。水火互用，阴阳相配，皆属"定体"。脑髓与肾通过督脉相连，"髓者以脑为主""脑髓即由肾气从督上滋"（清代叶子雨《伏气解》），脑髓、脊髓、骨髓皆由肾生，是一源三支，为生理之用。邪毒侵犯督脉、脊髓可出现经络阻滞，脏腑生理失调，气化功能障碍，督脉阳郁气结。气不顺为风，风性升，其用温，其化热，热伤经络，津血循环障碍，血液凝滞为瘀、为痰、为肿、为毒，而督脉与脊髓必然体用俱伤，膜原受损，引发"觉元"（觉元者，脑神也，感觉之元神也《酉阳杂俎·广知》）。失用，则神机上行下达痹塞，经络内外联属受阴维阳维、阴跷阳跷脉"行走之机要"（《太平圣惠方》）出现四肢瘫缓顽麻，发生急性感染性神经根神经炎（即摊缓风）。

4.哮喘

哮喘相当于西医学的支气管哮喘。该病是一种发作性的痰鸣喘咳疾患，其发生是因体内留有伏邪，由气候、饮食、情志、劳累等因素引发，亦有"先天禀赋内胎哮喘之因遗传为病"（《史载之方》）。正如张景岳所著《景岳全书》曰："喘有夙根，遇寒即发，或遇劳即发者，亦名哮喘。"伏邪的产生可有多种原因，如幼时曾患麻疹而后出现哮喘是临床比较多见的一种情况。其病因病机在于：小儿内胎麻毒感受时疫病毒而发疹。在发病过程中，因失治、误治，虽热退疹消，但疹毒未清，邪独留于肺之膜原，一伤肺气，二伤肺体，三伤气管，而成哮喘。哮喘未能根治，日久形成夙根（即"伏痰"）。如《症因脉治·哮病》说："哮病之因，痰饮留伏，结成窠臼，潜伏于内。"伏痰的产生主要由于病邪留于体内，影响脏腑气化功能，使肺不能布津，脾不能输化水精，肾不能蒸腾水液，以致津液凝聚成痰。每遇诱因，引动伏痰而病发。肺主气，司呼吸，痰浊壅阻于肺，气道发生狭窄，肺失宣降之功，故痰气上逆而肺气胀满，则觉胸膈满闷，发为哮喘。"肺为气之主，肾为气之根"（《景岳全书》），肾虚不纳气，则见气短。日久营气失守，肺之络脉、毛脉发生气滞，瘀阻，毒结，甚者脏真受伤，出现喘脱。

5.心痹

心痹相当于西医学的风湿性心脏病。《素问·痹论篇》曰："心痹者，脉不通，烦则心下鼓，暴上气而喘，嗌干善噫，厥气上则恐。"该病是临床常见病、多发病，患者常有风湿性关节炎病史。其发病原因主要是由于正气不足，营卫失调，或先天有亏，外无御邪之能，内无抗病之力，风湿热邪乘虚而入。因误治或失治，致病邪留伏体内，营卫失调，不能束邪，邪由血道上犯于心。如《素问·痹论篇》云："脉痹不已，复感于邪，内舍于心。"邪气不解，损伤心之血络、毛脉、缠络，循环受阻，血瘀毒结，血少不能营养心肌，气少不能温煦心的功能，心肌受损，"一舒一缩如以行经络之血"功能不畅（《三三医书·医易一理》），心神失藏，则出现心动悸。日久不复，心脉血液循环受阻。肺朝百脉，血行不畅可导致肺气不能宣降，清气不得入，浊气不得出，气暴上逆，心体鼓满，引起心悸、怔忡加重，短气喘息，口唇青紫，肺之缠络、毛脉受损，则见咯血。心肺气血不畅，上焦不宣，引起中焦不治，"清气之气欲升不达，浊气之气欲分不解"（《医略十三篇》）。运化无力，水谷不化，致使升降功能呆滞，肝脏疏泄功能受阻，水渎功能不畅，引起三焦水道不通，水气内泛外溢。内泛则上凌于心，水为阴邪，阴邪伤阳，心阳受伤，则心气受损，出现心脏的"气力衰竭"（《医略》）。

三、杂病伏邪

伏邪还包括内伤杂病所致的伏邪。如经过治疗的内伤疾病，病情得到控制，但邪气未除，病邪潜伏，可引发他病。或者某些内伤疾病经治疗达到了临床治愈，但未能彻底祛除发病原因，致使残余邪气潜伏下来遇诱因则反复发作。或者某些患者因遗有父母先天之邪毒伏藏体内，逾时而诱发。再者由于先天禀赋各异，后天五脏功能失调，自气生毒，渐而伏聚，遇因而发等。现例举下列疾病加以阐明：

1.痴呆

痴呆相当于西医学的血管性痴呆。本病是中风后常见病、多发病，主要表现为慢性进行性智能缺陷。中风系气血逆乱所致的危急重证，若及时采取急救措施，病情多能由重转轻，由危转安。若治疗中用药不当损伤脑气，亦可发生血管性痴呆。或素来肾气不足，肾精亏虚致精不生髓，髓不能生脑，脑髓元神受抑，不能驱邪外出，致使脑之血脉循环不畅，津液循行受阻，为瘀为痰，痰瘀互结，毒自内生，伏留脑髓，损害元神，神机受损，神经失御，机窍不展，脑髓经络、横络、孙络、毛脉功能减退，精血不达，脑髓失荣，神经肌核发生病变，而生血管性痴呆。所以然者，脉舍神也。

2.厥心痛、真心痛

厥心痛、真心痛相当于西医学的冠心病，多由动脉硬化所致，多见于中年以上患者。轻者反复出现心绞痛，休息后症状缓解，劳累或情绪波动则加重或病发，严重者可导致心肌梗死。其原因在于邪毒伏于心脉，复受外邪、烦劳等因素诱发。伏邪产生主要有以下几种：一是饮食、劳逸失度，脾胃有伤，中轴升降功能失常，尤其是久食膏脂肥腻之品，腐化为脂液，久则蓄毒自生。原因在于"浊气归心，淫精于脉"（《素问·经脉别论篇》）。二是情志失调，喜怒不节，引发气机阻滞，五脏之道不畅，以致五脏失和，气化功能不全，气血循环不利，津液循行受阻，生瘀生痰，痰瘀互阻，毒自内生，邪伏心脉。三是先天禀赋不足，遗有父母先天之病毒，此病毒植于脏腑经络，邪伏经脉。因风寒外犯、暑湿入侵、情志过激、劳作太甚、饮酒过度，造成心内外之经络、孙络、缠络、横络、血脉、毛脉发生阻滞，精血、清气循行出现障碍，或呈现拘急状态，进而造成心缺精血之滋润，乏清气之温养，神气郁滞不展，清气不得入，浊气不得出，即发生心绞痛（即中医所谓的厥心痛）。重则在上述病理作用下，迫使营气不能顺行脉中，反而逆行于脉外，陷于心肌之腠理，故血滞痰结，阳郁毒生，而使心肌受害，即出现心肌梗死，即中医的真心痛。

3.肝叶硬

肝叶硬相当于西医学的肝硬化。引发肝硬化的原因很多，部分由于肝炎发展而来。正气虚弱则病毒乘虚而入，因正不胜邪，或误治、失治，以致邪毒内潜，损伤气的三维御邪抗毒系统，使邪毒得以深伏，肝体受损。肝是诸脏器气化之枢纽，升降功能之轴心。肝主疏泄，其疏泄之道便是肝的气化之道。其主要是通过气街——经络，将肝之气血疏注于各脏，以保证各脏功能正常。若肝受毒害，则肝气必变，内变则生逆，逆则肝体受伤，造成疏泄之机受阻，藏血、调血功能和水津代谢失常，因而引发肝之缠络、孙络、毛络内外血行不畅，造成水津内结，久而不除，为瘀为毒；若肝络被害，肝体失养，肝血耗伤，先肿胀而后萎缩，则发生肝硬化，即中医所云"肝叶硬"。亦如《医宗己任编》所曰："肝藏血，血少则肝叶硬。"

4.虚损性肾衰

虚损性肾衰相当于西医学的慢性肾功能衰竭。该病可由许多原因引发，其发病是一个由伤至虚、由虚至损、由损至衰的发展过程。临床常见为泌尿系感染所致。由于患者素来正气不足，感受湿热或寒湿之邪后，邪蕴下焦，下焦气化受阻，则无力束邪，致邪扰膀胱。膀胱气化不利，则出现尿频、尿急、尿赤等症状。虽经治疗，临床症状消失，且尿常规检查正常，但因正气虚弱，未能彻底祛邪外出，致邪气潜伏，遇劳即发。病邪损害肾水、精、气，发生水精代谢失常，进而造成肾脏毛脉、孙络、缠络瘀滞，使肾之肌核受伤，肾体受损。体乃用之基（"体"者肾之实质，"用"者肾之生理功能也），肾之体伤，则肾之用亦必损。肾命水火不化、不分、不解，则肾间动气不足，引发三焦水道开阖功能障碍，当开不开，致体内之湿浊邪不得下泄，蕴积于体内，郁而成毒，病久成尿毒症。肾气不能束水，水湿外溢于肌肤则为肿、为胀。肾的封藏功能失职，当阖不阖，无力固精、摄血，则出现蛋白尿、血尿。肾之精气不足，真阴真阳亏虚，水亏不能涵木，木失滋荣，则肝气内变，阳气上亢，郁而生风。肾精不足，命火虚衰，精气不化则不能生髓，加之浊毒伤髓，髓虚血少，故而出现贫血。《内伤集要》曰："胃为肾关门，肾衰胃不能司开阖，胃无约束，任其越出。"即是说脾胃与肾命在生理上是一升一降枢纽，相互为用，肾衰则命火也衰，相火不足，不能温发脾升胃降枢机之轴，从而导致清气在下，浊气在上而生腹满、腹胀、腹泻或便秘；水毒扰胃，胃气上逆，则见恶心、呕吐、纳呆；命火式微，则君火不振，水毒之邪由三焦水道上逆，凌心射肺，则见喘促、心悸（《叶选医衡》）；经络、气血、水精之道为肾脑气化升降之用，因肾衰产生的瘀秽、水毒和湿浊等邪毒由经络气血之道上犯于脑，神明受阻而生昏愦、谵妄等症。

5.小中风

小中风相当于西医学的短暂性脑缺血发作。临床病象多为短暂的手足不遂，或语言謇涩，短为几小时复为常人，长则1~3天可愈。小中风病名始于宋代《泊宅编》："风淫末谓四肢，凡人中风，悉归手足也。而疾势有轻重，故病轻者俗名小中。"中风发病是由于气血逆乱所致，小中风气血虽然逆乱于上，但真气未动，营经之血未凝，守脏之汗血尚能畅达，营气亦能内守，卫气仍能卫外，气能生精，精化气，气化神，形与神俱，故脑髓病微，血脉损而小，经络伤而轻，脑髓络脉能通。然风病虽愈，而病发脑髓，伤而未真愈，脏腑气化功能虽通，但有微阻之气；气血逆乱虽平，仍有复起之势。原因在于"根株未能悉拔"（《杂病源流犀烛》）。

6.中风与复中

中风可分为缺血性中风和出血性中风。患者发病后数月或数年再次发生中风的称为复中。复中在临床上屡见不鲜，此乃第一次发病后余邪未净，留伏脑髓，遇诱因而诱发。中风发生是由于脑与脏腑气血逆乱所致，治疗中由于残瘀、痰浊、毒邪未净，致邪毒伏留于脑髓，使得脑气欲复未复，脏气欲平未平，气血虽顺而未畅，上下气化及水精代谢受阻，脑之血液循环不畅，随时有复起之势。如遇情志过激、劳倦过甚、饮食不节、努力跌仆、酗酒、病后滥用耗气动血药物，或外受风寒刺激、暑湿困扰等，皆可引发复中。

从临床发病来讲，不管是短暂性脑缺血发作，还是中风后复中均因有伏邪未能彻底根除，待时而发，伺机而作。正如沈金鳌《杂病源流犀烛》所云："风病既愈，而根株未能悉拔，隔一二年或数年，必再发。发则必加重，或致丧命，故平时宜预防之。第一防房劳、暴怒、郁结，调气血，养精神，又常服药以维持之。"

7.痫证

痫证相当于西医学的原发性癫痫。原发性癫痫的起病原委主要有二：一为先天所生，二为后天所发。所谓先天者，或因父母受惊恐之扰；或父母将癫痫之邪毒遗于胞胎，传至婴儿，邪毒潜伏，伺机而发。如《素问·奇病论篇》所云："……此得之在母腹中时，其母有所大惊，气上而不下，精气并居，故令子发为颠疾也。"所谓后天所成者，或因于郁怒忧思，由于怒伤肝，思伤脾，恚怒不止，忧思不除，故肝气郁滞，疏泄不达，脾土壅塞，运化失调，聚湿生痰，痰浊内伏；或因情志诱发，痰气交争，引邪内动，上犯于脑，脑为邪气所扰则神明无权，进而造成脏气不平，阴维阳维失衡，阴跷阳跷失衡而发；或因突受惊恐，惊则气乱，故而引起肝失疏泄，胆失通降，脾胃升降阻滞，肺乏宣发，肾乏统气之功，心气动摇，气机逆变，经络障碍致使五脏精华之血、六腑之气不能上注于脑，引发脑髓失平而发，出现不省人事、口吐痰涎、两目上视、肢体抽搐，并见有精神不振、倦怠乏力、神智迟钝之象。

综上所述，笔者认为，不论是慢性肾衰，还是消渴肾衰，其实都是伏邪致病。久病不愈，气血津液代谢失常，痰湿浊瘀互结成毒，毒损肾络，肾体受伤，肾用失职，肾不藏精，气不归原，邪伏膜络，盘踞膜原。营卫所不关，药石所不及。故治疗宜开达膜原，导邪外出，遣方用药时常合达原饮加减。

第五章 论命门

命门学说导源于《内经》，纷争于《难经》，发挥于后世许多医家。命门对人体生理活动起着一定的作用，所以后世医家称命门为性命之本，人身至宝。从中西医结合研究的成果来看，它有一定的物质基础，实非虚夸之谈，而且在指导医疗实践中起着主导作用。故东汉张机根据命门之理创制的肾气丸，为治命门火衰之祖剂，唐代王冰在治疗上又提出了"益火之源，以消阴翳"的法规，后世医家皆以此方此法为治命门火衰的准绳。

一、命门的生理功能

命门在人体内外生理活动中起重要功能，它有生化、分泌、代谢、调解、信息传递、抑制等作用。因此中医学认为它在人体内下通两肾，上通心肺，中通肝脾，上贯于脑，外而经络，为人的性命之根，"主五行正气""生生不息之机""精神之舍""原气之所系""造化的枢纽""阴阳的根蒂"。故张景岳说："五脏之阴气，非此不能滋；五脏之阳气，非此不能发。"今就其生理、病理的具体表现分述如下。

1.命门是生命之根

古人认为命门是生命之根的含义有二：一为胚胎生长的原始，何以知之？宋昊提说："阳施阴化，胚胎即融，必有为形之始者焉，命门是也……然后生心……"二为五脏六腑、十二经脉、三焦气化生理动力发源之洪基。所以《难经·八难》说："生气之原者，谓十二经之根本也，谓肾间动气也。此五脏六腑之本，十二经之根，呼吸之门，三焦之源，一名守邪之神。故气者，人之根本也。"丁注曰："肾间动气者……命门……元气之所系也。"

2.命门是生育之本

命门之所以有生育之功，是在于内蓄元阳（真火）与元阴（真水）相互转化而成。所以张志聪说："《难经》谓右肾主男子藏精，女子系胞……非此之谓也。夫天地阴阳之道，在无形之气，曰阴、曰阳；有形之质，曰水、曰火；在人之元神，曰气、曰精。天一生水，地二生火，阴中有阳，阳中有阴，两肾之气交相贯通，左右皆有精有气，水即是精，火即是气，阴阳水火，互相资生……藏精、系胞之说，亦不过分别男女而言。然，在女子未必不藏精，在男子可以结胎者也。"这种转化成熟于何时而成？即《内经》所谓的男子二八，女子二七为期也。《医林纂要》说：

"命火一动，则男子交泄，所以成胚胎也。"

3.命门为生成抗邪动力之源泉

《难经》说："肾间动气者，一名守邪之神。"丁注曰："守邪之神者，以命门之神固守，邪气不得妄入。"李梴说："外御六淫，内当万虑。"

笔者认为命门之所以有御邪的作用，是因命门有生成卫气、元气、津血，外护皮毛，充填腠理，内濡脏腑，使机体阴阳平衡，刚柔相济之功。

4.命门是五脏六腑生理活动之源

张景岳说："命门为元气之根，为水火之宅，五脏之阴气，非此不能滋，五脏之阳气，非此不能发……而为生化之源……为一身巩固之关也。"

（1）命门与肾

肾和命门是气化相通，上下相召，亦即阴水与阳水互相借助，互相转化，即阴水得阳水之暖，则生精（水谷精与真精），精生而化髓，髓生上荣于脑，下滋于骨；而阳水得阴水的滋化，则生动气，气动则生相火，相火蒸动骨髓而生营，营生然后化生血液，以养周身。相火蒸动肾精（真精），在男子化生为天壬，在女子则化生天癸，以待延续种族之用。相火蒸动肾水则化为气（水是精之用），气成则上以贯肺而行呼吸焉。因此，古人说："命门男子以藏精，女子以系胞。"陈氏亦言："肾得命门而作强。"是其义也。

（2）命门与督任二脉

《素问·骨空论篇》指出，督脉属肾，循膂，贯脊，上脑。秦伯未说："督脉主一身之阳，它的循行路线始于肺，终于肝，接任脉，再接督脉，又接任脉而再始肺。"由此可见，督脉之所以有调整和振奋全身阳气的作用，任脉之所以有总调全身阴精的作用，是借助命火之温煦，达到阴阳二气上升下降，以灌三阴三阳、十二经脉之用，从而维持机体阴阳平衡，营卫和谐，脑髓充，元神用，便是这个道理。不过秦氏偏于脑与督脉的关系，忽略了任脉，是值得注意的。

总的来看，命门功能是基于真阳化气，气动产生相火，火蒸动肾水，产生热能，推动五脏六腑，十二经络，气、血、津、液、精、水生理活动的基本动力，故古人说："命门是性命之根。"便是此意。

二、命门的病变与治疗

命门即为机体生理动力之源泉，而这种动力的形成，是火之用也。由此可见，命门之火的亢进与减退，是与水火的偏亢偏衰有着密切联系的，所以潜溪说："命门受病，当辨水火之异。"张景岳说："命门有阴虚，以邪火之偏胜也。邪火之偏胜，缘真水之不足也。"所以命门的病变既有它有余的一面，亦有它不足的一面。

但前者较为少见，后者临床较多，今将其病变分述如下。

肾乏命门之火，可引起以下几个顽固性疾病：①肾为水脏，得命火之温，则蒸水化气，气归精，精归气而生髓，髓生则血充。若命火不足，肾水不温，肾气不生，精髓不化，血液不充，而导致一种血虚之疾。因此，临床上常常用"补命火，生少火，以肾气化精，精生髓化，血液得充"之法，方用右归丸治之，往往取得较好的疗效。②由于命门火虚，肾水失约，肾门常阖，水气内聚不得外出，横流直冲而妄行的一种慢性肾风之疾。因此治疗此疾，多以"温补命火，以助气化，鼓舞三焦，通达膀胱"为法则，常用金匮肾气丸与五苓散合剂，可收到满意疗效。③因命火不足，导致丹田不暖，尾闾不固，阴霾内布，故五更时分阳气不得复，发生肠鸣、洞泄，而成肾泻之患。故用四神丸以补命火，使少火生气以培土，分利清浊而愈。④命火不足，往往导致肾失作强之能，发生阳痿，故采用补骨脂、仙茅草、菟丝子、淫羊藿、鹿茸等药以复命火之功，而济作强之能。⑥关于早泄、遗精二症，多由命火虚衰，精关不固而发。其治疗方药，兹不枚举。与此相反者，则为肾家自焚之疾，如张仲景："男子消渴，小便反多，以饮一斗，小便亦一斗，肾气丸主之。"盖此条是指肾水不足，命火失约，龙火不安于下，肾阳亢逆，肾门常开所致。而用肾气丸妙在引火归原，辛开腠理，使后天施化四布之精得以归肾而润燥。而六味之药，使龙火下潜，以安其宅。此外，又防其强中病症，故用知、柏以泻命门之相火。

概而言之，命门火衰可促使机体脏腑生理功能发生异常改变，导致阳虚火衰的病理变化。慢性肾衰、消渴肾衰，其病机关键皆是毒损肾络，命门火衰，故治疗除了益肾解毒通络外，还要注重益火填精。但亦有火亢者，所以临床上常用"益火之源，以消阴翳""壮水之主，以制阳光"两种法则为指导，投以六味地黄丸、左归丸、八味地黄丸、右归丸之类，可收到较为满意的疗效。

三、关于命门火衰的古代文献记载

（一）命门火衰的临床表现

明代龚廷贤《万病回春·口舌·脉》谓："若四肢逆冷、恶寒饮食，或痰甚眼赤，为命门火衰。"

明代张介宾《类经·病机》谓："命门火衰则阳虚失禁，寒泄也；命门水衰则火迫注遗，热泄也。"

明代张介宾《类经·脏腑诸胀》谓："然水虽制于脾，而实主于肾，盖肾本水脏，而元阳生气所由出。若肾中阳虚，则命门火衰，既不能自制阴寒，又不能温养脾土，阴阳不得其正，则化而为邪。"

明代陈士铎《外经微言·亲阳亲阴》谓："脐非寒穴，通于命门，命门火旺，则寒不能入，命门火衰，则腹内阴寒，脐有不寒者乎。阴寒之邪遂乘虚寒之隙，夺脐而入矣，奚论寒穴哉。"

明代赵献可《医贯·内经十二官论》谓："余有一譬焉，譬之元宵之鳌山走马灯，拜者、舞者、飞者、走者，无一不具，其中间惟是一火耳。火旺则动速，火微则动缓，火熄则寂然不动，而拜者、舞者、飞者、走者，躯壳未尝不存也。故曰汝身非汝所有，是天地之委形也。余所以谆谆必欲明此论者，欲世之养身者、治病者，的以命门为君主，而加意于'火'之一字。"

明代赵献可《医贯·八味丸说》谓："君子观象于坎，而知肾中具水火之道焉。夫一阳居于二阴为坎，此人生与天地相似也。今人入房盛而阳事易举者，阴虚火动也；阳事先痿者，命门火衰也。真水竭则隆冬不寒，真火熄则盛夏不热。"

明代赵献可《医贯·五行论》谓："平日不能节欲，以致命门火衰，肾中阴盛，龙火无藏身之位，故游于上而不归，是以上焦烦热、咳嗽等证。善治者，以温肾之药，从其性而引之归原，使行秋冬阳伏之令，而龙归大海，此至理也。奈何今之治阴虚火衰者，以黄柏、知母为君，而愈寒其肾，益速其毙，良可悲哉！若有阴虚火旺者，此肾水干枯而火偏盛，宜补水以配火，亦不宜苦寒之品以灭火。壮水之主，以镇阳光，正谓此也。如灯烛火，亦阴火也，须以膏油养之，不得杂一滴寒水，得水即灭矣。"

清代叶天士《临证指南医案·噎膈反胃》谓："夫反胃乃胃中无阳，不能容受食物，命门火衰，不能熏蒸脾土，以致饮食入胃，不能运化，而为朝食暮吐，暮食朝吐，治宜益火之源，以消阴翳，补土通阳以温脾胃。"

清代俞根初《通俗伤寒论·夹阴伤寒》谓："人身一阴阳耳，而阴阳之根蒂，皆本于肾。好色之徒，两肾受伤，阴虚者多，阳虚者少。阳虚者，命门火衰也；阴虚者，肾中水竭也……阳虚之人，命门火衰，其平日必言语低微，饮食不化，四肢痿厥，腰以下冷，前阴不举，小便清白。此为正气不足，复为寒邪所袭，表里四末皆冷，是为真寒之症。"

清代俞根初《通俗伤寒论·夹痢伤寒》谓："寒在中者，宜温脾；寒在下者，宜温肾。总以拒按喜按，好冷恶冷为辨。若守痛无补法，不知因虚而痛者，愈攻则愈虚愈痛矣。古人谓：痢而后泻，自肾传脾则易治；泻而后痢，自脾传肾则难疗。叶天士云：命门火衰，泄泻则有，若讲痢疾，断无此理。"

清代陈修园《神农本草经读·神曲》谓："吐泻是阴阳之不交，泄泻是水谷不分，赤白痢是湿热下注，噎膈是贲门干槁，翻胃是命门火衰，痰饮是水气泛溢，与神曲更无干涉，若误服之，轻则致重，重则致死，可不慎哉！"

清代何梦瑶《医碥·不能食》谓："伤食则恶食，已详《饮食门》，此举他证言之耳。大抵不能食由于胃满，而致满非一。有寒气滞于胃而满者；有热气壅于胃而满者；有湿痰不运而满者；有命门火衰致脾胃虚寒而满者；有肾水不足，虚火上冲而满者。"

清代魏之琇《续名医类案·痛痹》谓："以书有粪如羊矢者不治，深以为忧。诊之，六脉大而迟缓无神，知为中气久虚，荣卫不能遍及肢末，乃有偏枯之象。至其大便，亦由中气不足，命门火衰，以致运行不健，转输迟滞，糟粕不能连接直下，犹蜣螂之转丸，故圆而且大，非若关格之病，津液燥槁，肠胃窄细，致黑小如羊粪者。"

清代江涵暾《奉时旨要·泄泻》谓："丹溪云：泻多因湿，唯分利小水为卜策。按：泄泻每多小水不利，如因湿胜者，一时水土相乱，并归大肠也；因热胜者，火乘阴分，水道闭涩也；因寒者，小肠之火受伤，气化无权也；因脾虚者，土不制水，清浊不分也；因命门火衰者，真阴亏损，元精枯涸也。诸症唯湿热者可利。"

（二）命门火衰的治疗

1.单味药

（1）肉苁蓉

金代刘完素《素问病机气宜保命集·药略第三十二》谓："苁蓉，益阳道及命门火衰。"

（2）石钟乳

明代李时珍《本草纲目》谓："石钟乳，上士服石服其精，下士服石服其滓。滓之与精，其力远也。此说虽明快，然须真病命门火衰者宜之，否则当审。"

清代吴仪洛《本草从新》谓："钟乳，一名鹅管，补阳，甘温，阳明气分药，（胃）本石之精，强阴益阳，通百节，利九窍，补虚劳，下乳汁。其气悍，令阳气暴充，饮食倍进，昧者得此肆淫，发为痈疽淋浊，岂钟乳之罪耶。大抵命门火衰者，可暂用之，否则便有害矣。出洞穴中，石液凝成，垂如冰柱，如鹅翎管，碎之如爪甲，光明者真。蛇床为使，畏紫石英，恶牡丹，忌胡荽、葱、蒜、羊血、参、术（肺虚喘急不息，光明生钟乳粉五钱，蜡三两，化和，饭甑内蒸熟，研丸梧子大，温水下一丸）。"

清代姚澜《本草分经》谓："钟乳，甘温，胃经气分药，补阳利窍，其气剽悍能令阳气暴充，唯命门火衰者可暂用之。"

清代陈其瑞《本草撮要》谓："钟乳，味甘温，入足阳明经，功专强阴益阳，通百节，利九窍，补虚劳，下乳汁，肺虚喘急不息，以光明钟乳粉五钱，蜡三两化和，饭甑内蒸熟，研丸桐子大，温水下一丸。气甚剽悍，命门火衰者只可暂用，否则有害。蛇床为使，畏紫石英，恶牡丹，忌胡荽、葱、蒜、羊血、参、术。一名鹅管。"

（3）肉桂

明代李中梓《雷公炮制药性解》谓："桂，味辛甘，性大热，有毒。其在下最厚者，曰肉桂。大抵桂为阳中之阳，壮年火旺者忌服，唯命门火衰不能生土，完谷不化及产后虚弱者宜之。"

（4）硫黄

明代李中梓《雷公炮制药性解》谓："硫黄，味酸，性大热，有毒，入命门经。主下焦虚冷，阳绝不起，头秃、疽痔、癣疥、心腹疰癖，脚膝冷疼，虚损泄精。莹净无夹石者良，甘草汤煮过用。畏朴硝、细辛、飞廉，忌百般禽兽血。按：硫黄为火之精，宜入命门补火。盖人有真火，寄于右肾，苟非此火，则不能有生；此火一熄，则万物无父。非硫黄孰与补者？《太清》云：硫禀纯阳，号为将军，破邪归正，返浊还清，挺立阳精，消阴化魄。戴原礼云：热药皆燥，唯硫黄不燥，则先贤常颂之矣。今人绝不用之，诚虞其热毒耳。然有火衰之证，舍此莫疗，亦畏而遗之，可乎？中其毒者，以猪肉、鸭羹、余甘子汤解之。"

清代黄宫绣《本草求真》谓："石硫黄大补命门相火兼通寒闭不解。石硫黄（专入命门，玄寿先生曰，硫是矾之液，矾是铁之精，磁石是铁之母，故铁砂磁石制入硫黄，立成紫粉），味酸有毒（权曰：有大毒，以黑锡汤解之），大热纯阳，号为火精……命门火衰，服附、桂不能补者，须服硫黄补之。按：硫黄纯阳，与大黄一寒一热，并号将军。"

（5）蜀椒

清代凌奂《本草害利》谓："蜀椒，辛热，入脾、肺、右肾、命门，温脾胃而击三焦之冷滞，补元阳而荡六腑之沉寒。燥湿发汗，消食除胀；治肾气上逆，能导火归元；止呕吐泻利，消痰饮水肿，通血脉而消痿痹，行肢节而健机关，破癥瘕，安蛔虫，虫闻椒即伏。椒禀纯阳之性，乃除寒湿，散风邪，温脾胃，暖命门之要药。"

清代吴仪洛《本草从新》谓："川椒，一名蜀椒，宣、散寒湿、燥、补火，辛大热，有毒，入肺发汗，散寒，治风寒咳嗽；入脾暖胃燥湿，消食除胀，治心腹冷痛，吐泻痢，痰饮水肿；入右肾命门补火，治肾气上逆（能下行，导火归原），阳衰泄精，溲数阴汗（有人冷气入阴囊，肿满疼闷欲死，以布裹椒，浓半寸，包囊下，热气大通，日再易，以消为度，或以桂末涂，亦良），破血通经，除癥安蛔

（虫闻椒则伏，凡虫咬腹痛者，面白唇红，时发时止），辟疫伏邪，杀鬼疰虫鱼毒（最杀劳虫），通血脉，消痿痹，行肢节，利机关，命门火衰，有寒湿者宜之，阴虚火旺之人，在所大忌。丹溪曰：食椒既久则火自水中生，多被其毒也，蜀产，肉浓皮皱为川椒，比秦椒略小，去闭口者（能杀人），微炒去汗，捣去里面黄壳，取红用（名椒红），得盐良（入肾）。杏仁为使，畏雄黄、附子、防风、款冬、凉水、麻仁（中其毒者，用凉水麻仁浆解之）。"

（6）补骨脂

清代汪昂《本草备要》谓："破故纸，一名补骨脂。燥，补命火，辛苦大温，入心包、命门，补相火以通君火，暖丹田，壮元阳，缩小便（亦治遗尿）。治五劳七伤（五脏之劳，七情之伤），腰膝冷痛，肾冷精流，肾虚泄泻（肾虚则命门火衰，不能熏蒸脾胃，脾胃虚寒，迟于运化，致饮食减少，腹胀肠鸣，呕涎泄泻，如鼎釜之下无火，物终不熟，故补命门相火即所以补脾，破故纸四两，五味三两，肉蔻二两，吴茱一两，姜煮枣丸，名四神丸，治五更泄泻），妇人血气（妇人之血脱气陷，亦犹男子之肾冷精流）。"

（7）阳起石

清代吴仪洛《本草从新》谓："阳起石，重，补肾命，咸温，补右肾命门，治阴痿精乏，子宫虚冷，腰膝冷痹，水肿癥瘕，命门火衰者，可暂用之（宗奭曰：凡石药，冷热皆有毒，宜酌用。经曰：石药发癫，芳草发狂，芳草之气美，石药之气悍，二者相遇，恐内伤脾）。出齐州阳起山，云母根也，虽大雪遍境，此山独无，以云头雨脚、鹭鸶毛、色白湿润者良（真者难得）。火，醋淬七次，研粉水飞。亦有用烧酒、樟脑升炼取粉者。桑螵蛸为使，恶泽泻、菌桂，畏菟丝子，忌羊血，（《儒门事亲》方：治丹毒肿痒，阳起石研，新水调涂）。"

（8）蛇床子

清代黄宫绣《本草求真》谓："蛇床子，（芳草）燥湿宣风。蛇床子（专入命门），辛苦性温，功能入肾补命，祛风燥湿，故凡命门火衰而致风湿内淫，病见阴痿（蛇床子、五味子、菟丝子等分为末，蜜丸酒下），囊湿及女子阴户虫蚀（蛇床子一两，白矾二钱，煎汤频洗），子脏虚寒（取蛇床子仁为末，入白粉少许，和匀如枣，绵裹纳之），产门不开，暨腰酸体痹、带下脱肛（脱肛，以蛇床子、甘草为末服，并以蛇床末敷），与夫一切风湿疮疥等病（蛇床子一两，轻粉四钱，为细末，油调抹），服之则阳茎举，关节利，腰背强，手足遂，疮疥扫。至于大疯身痒难当，作汤浴洗。产后阴脱不收，用此绢袋熨收。但性温燥，凡命门火炽及下部有热者，切忌。恶丹皮、贝母、巴豆。去皮壳，取仁微炒。"

（9）沉香

清代黄宫绣《本草求真》谓："沉香，（香木）降气归肾。沉香（专入命门，兼入脾），辛苦性温，体重色黑，落水不浮，故书载能下气坠痰；气香能散，故书载能入脾调中；色黑体阳，故书载能暖精壮阳。是以心腹疼痛，噤口毒痢，癥癖邪恶，冷风麻痹，气痢气淋（冷字、气字宜审）。审其病因属虚属寒，俱可用此调治。盖此温而不燥，行而不泄。同藿香、香附，则治诸虚寒热，并妇人强忍入房，或过忍尿以致胞转不通。同丁香、肉桂则治胃虚呃逆，同紫苏、白豆蔻则治胃冷呕吐，同茯苓、人参则治心神不足，同川椒、肉桂则治命门火衰，同肉苁蓉、麻仁则治大肠虚秘。"

2.对药

附子、干姜

元代朱丹溪《金匮钩玄·火岂君相五志俱有论》谓："若肾水受伤，其阴失守，无根之火，为虚之病，以壮水之剂制之，如生地黄、玄参之属。若右肾命门火衰，为阳脱之病，以温热之剂济之，如附子、干姜之属。"

3.复方

（1）八味丸

宋代武之望《济阴纲目·脚气》谓："一产妇患前证，或用独活寄生汤而痊。后复作，服前汤，其汗如水，更加口噤吐痰。余用十全大补汤，倍养血气渐愈，后饮食日少，肌体日瘦，吐痰如涌，此命门火衰，脾土虚寒，用八味丸及加味归脾汤，诸症渐退，肌肉渐生。"

明代薛己《校注妇人良方·妇人足跟疮肿方论第十一》谓："八味丸治命门火衰，不能生土，以致脾胃虚寒，而患流注、鹤膝等症，不能消溃收敛，或饮食少思，或食而不化，或脐腹疼痛，夜多漩溺。经云：益火之源，以消阴翳。即此方也。熟地黄（自制，八两），山茱萸肉、山药（各四两），茯苓、牡丹皮、泽泻（各三两），肉桂（用三分厚者，去皮取肉分许，方能补肾，引虚火归原），附子（用一两五钱重者，切四块，用童便浸数日，火煨，切看无白星为度），上为末，蜜丸桐子大。每服七八十丸，滚汤下。"

明代薛己《外科发挥·流注》谓："一男子腿肿一块，经年不消，且不作脓，饮食少思，强食则胀，或作泻，日渐消瘦。诊之，脉微细，此乃命门火衰，不能生土，以致脾土虚而然也。遂以八味丸，饮食渐进，肿患亦消。"

明代薛己《外科发挥·臀痈》谓："八味丸，治命门火衰，不能上生脾土，致脾胃虚弱，饮食少思，或食不化，日渐消瘦；及虚劳，渴欲饮水，腰重疼痛，小腹急痛，小便不利；及肾气虚寒，脐腹作痛，夜多旋溺，脚膝无力，肢体倦怠。"

明代薛己《内科摘要·脾肾亏损小便不利肚腹膨胀等症》谓："州同刘禹功，素不慎起居、七情，以致饮食不甘，胸膈不利。用消导顺气，肚腹痞满，吐痰气逆；用化痰降火，食少泄泻，小便作胀；用分利降火，小便涩滞，气喘痰涌；服清气化痰丸，小便愈涩，大便愈泻，肚腹胀大，肚脐突出，不能寝卧。六脉微细，左寸虚甚，右寸短促。此命门火衰，脾肾虚寒之危症也。先用金匮加减肾气丸料，肉桂、附各一钱五分。二剂，下瘀秽甚多。又以补中益气送二神丸，二剂诸症悉退五六。又用前药数剂，并附子之类贴腰脐及涌泉穴，寸脉渐复而安。后因怒腹闷，惑于人言，服沉香化气丸，大便下血，诸症悉至。余曰：此阴络伤也。辞不治。果殁。"

明代李梴《医学入门·痛疽总论》谓："泄泻因寒凉伤脾者，六君子汤加砂仁，或托里建中汤、托里温中汤；脾虚下陷者，补中益气汤吞二神丸；命门火衰者，八味丸料煎吞四神丸；肾虚不固者，古姜附汤加吴萸、五味子；大孔痛者，附子理中汤、四逆汤。"

明代龚廷贤《万病回春·产后诸疾补遗》谓："一产妇，泄痢腹痛日久，形体骨立，内热晡热，自汗盗汗，口舌糜烂，吐痰，脉洪大，重按全无。此命门火衰、脾土虚寒而不能摄痰归元。用八味丸，补火以生土；用补中益气汤，兼补肺金而痊。"

明代龚廷贤《万病回春·泄泻·脉》谓："肾虚久泻不止，用六味丸加五味子、破故纸、肉豆蔻、吴茱萸。若久泻，脾胃虚寒不禁者，用六君子汤加炮干姜、肉桂；若命门火衰而脾土虚寒者，用八味丸。"

明代龚廷贤《万病回春·补益·脉》谓："八味丸，治命门火衰，不能生土，以致脾胃虚寒，饮食少思、大便不实；或下元冷惫，脐腹疼痛，夜多漩溺。即前方加肉桂、附子各一两。而经云益火之源，以消阴翳，即此药也。"

明代龚廷贤《万病回春·痛疽·脉》谓："八味丸，治命门火衰，不能生土，以致脾土虚寒而患流注、鹤膝等症，不能消溃收敛，或饮食少思，或食而不化，脐腹疼痛，夜多漩溺。即六味丸加肉桂、附子各一两。经云：益火之源，以消阴翳，即此方也……若命门火衰而脾胃虚寒，必用八味丸以补土母。人参、白术（去芦）、茯苓（各二钱），甘草（炙，一钱），上锉一剂，姜、枣，水煎服。"

明代吴崑《医方考·虚损痨瘵门第十八》谓："崔氏八味丸：怀熟地黄（八两），山茱萸肉、山药（各四两），牡丹皮、白茯苓、泽泻（各三两），肉桂、附子（各一两）。肾间水火俱虚者，此方主之。君子观象于坎，而知肾俱水火之道焉，故曰七节之旁，中有小心。小心，少火也。又曰：肾有两枚，左为肾，右为命门。命门，相火也，相火即少火耳。夫一阳居于二阴为坎，水火并而为肾，此人生与天地相似也。今人入房盛而阳事愈举者，阴虚火动也。阳事先痿者，命门火衰也。真水竭，则隆冬不寒。真火熄，则盛夏不热，故人乐有药饵焉。"

明代陈士铎《辨证录·小便不通门》谓："人有小便闭结，点滴不通……夫膀胱者决渎之官，肾中气化而能出，此气即命门之火也。命门火旺，而膀胱之水通；命门火衰，而膀胱之水闭矣。或曰：小水之勤者，由于命门之火衰也。火衰正宜小便大利，何反至于闭塞也？不知命门之火，必得肾水以相养，肾水衰而火乃旺，火旺者，水无力以制之也。无水之火，火虽旺而实衰；无火之水，水欲通而反塞。命门火衰而小水勤，衰之极者，勤之极；勤之极者，闭之极也……方用八味地黄汤。"

明代赵献可《医贯·八味丸方》谓："八味丸，治命门火衰，不能生土，以致脾胃虚寒，饮食少思，大便不实；或下元衰惫，脐腹疼痛，夜多溲溺等证。"

明代赵献可《医贯·噎膈论》谓："观此可见下焦吐者，乃命门火衰，釜底无薪，不能蒸腐胃中水谷，腹中胀满，不得不吐也。王太仆所谓'食久反出，是无火也'是矣。须用益火之源，先以八味地黄丸补命门火，以扶脾土之母，徐以附子理中汤理中焦，万举万全。不知出此，徒以山楂、神曲平胃化食，适以速其亡也。"

明代赵献可《医贯·消渴论》谓："下消无水，用六味地黄丸可以滋少阴之肾水矣。又加附子、肉桂者何？盖因命门火衰，不能蒸腐水谷，水谷之气不能熏蒸，上润乎肺，如釜底无薪，锅盖干燥，故渴。至于肺亦无所禀，不能四布水精，并行五经。其所饮之水，未经火化，直入膀胱，正谓饮一升溺一升、饮一斗溺一斗。试尝其味，甘而不咸可知矣。故用附子、肉桂之辛热，壮其少火，灶底加薪，枯笼蒸溽，槁禾得雨，生意维新。惟明者知之，昧者鲜不以为迂也。"

明代赵献可《医贯·梦遗并滑精论》谓："有命门火衰，元精脱陷，玉关不闭者，急用八味丸，或用金锁正元丹，以壮真阳，使之涵乎阴精而不泄。"

明代赵献可《医贯·伤饮食论》谓："命门火衰，不生脾土，八味丸。先天之气足，而后天之气不足者，补中气为主。后天足而先天不足者，补元气为主。

明代赵献可《医贯·血证论》谓："又有一等真阴失守，命门火衰，火不归元，水盛而逼其浮游之火于上，上焦咳嗽气喘，恶热面红，呕吐痰涎，出血。此系假阳之证，须用八味地黄，引火归元。"

清代吴谦《医宗金鉴·八味地黄丸》谓："治命门火衰，不能生土，以致脾胃虚寒，饮食少思，大便不实，或下元衰惫，脐腹疼痛，夜多漩溺等证。"

清代程钟龄《医学心悟·眩晕》谓："眩，谓眼黑。晕者，头旋也。古称头旋眼花是也。其中有肝火内动者，经云'诸风掉眩，皆属肝木'是也，逍遥散主之。有湿痰壅遏者，书云：头旋眼花，非天麻、半夏不除是也，半夏白术天麻汤主之。

有气虚挟痰者，书曰：清阳不升，浊阴不降，则上重下轻也，六君子汤主之。亦有肾水不足，虚火上炎者，六味汤。亦有命门火衰，真阳上泛者，八味汤。此治眩晕之大法也。"

清代程钟龄《医学心悟·呕吐哕呃逆》谓："其有因脾胃虚弱而吐者，补中为主，理中汤。其有因痞积滞碍而吐者，消积为主，和中丸。若命门火衰不能生土者，补火为主，八味丸。"

清代陈修园《时方歌括·桂附地黄丸》谓："治命门火衰，不能生土，以致脾胃虚寒，饮食少思，大便不实或下元衰惫，脐腹疼痛，夜多溲尿等症。"

清代何梦瑶《医碥·消渴》谓："盖《金匮》所言，乃因其人命门火衰，不能蒸动肾水与脾胃中谷气，以上达于肺，故上焦失润而渴。其所饮之水，未经火化，直下膀胱，故饮一溲一，其味不咸，肾气丸。"

清代魏之琇《续名医类案·虚损》谓："儒者杨敬之内人，患症同前，但唾痰涎，或用温补化痰之剂不应，面色黧黑，两尺浮大，按之微细。此因命门火衰，不能生脾土，脾土不能生诸脏而为患也，用八味丸补土之母而痊。"

清代魏之琇《续名医类案·类风》谓："一产妇状如脚气，发热瞀闷，搐搦惊悸，或用独活寄生汤而痊。后复作，服之，其汗如水，更加口噤吐痰。乃用十全大补汤，培养血气渐愈。后饮食日少，肌体日瘦，吐痰如涌，此命门火衰，脾土虚寒，用八味丸加归脾汤，诸症渐退，肌肉渐生。"

清代魏之琇《续名医类案·吞酸嘈杂》谓："后因饮食劳倦，兼之怒气，饮食顿少，元气顿怯，用前药便加发热，诚似实火，脉洪大，按之而虚，两尺如无。此命门火衰，用补中益气加姜、桂，及八味丸，兼服两月余，诸症悉愈。"

清代魏之琇《续名医类案·疣》谓："诊其尺脉，微细如丝，此属命门火衰，用八味丸为主，佐以十全大补汤稍愈。至乙巳，仍患虚寒之症而殁。"

清代魏之琇《续名医类案·流注》谓："通府李廷仪患流注，唾痰气促，自恃知医，用化痰、理气等剂，半载而溃。用托里等剂，脓水淋漓，肿硬不消，寒热往来，饮食少思，肌肉消瘦，大便不实，手足时冷，两尺脉浮大，按之微细。曰：此属命门火衰，当用八味丸。不信。乃服参、芪、归、术之类，更加痰喘，泄泻。服八味丸、益气汤，年余而痊。"

清代魏之琇《续名医类案·疝》谓："施笠泽治钱元一患疝气冲痛，盖有年矣，每抑郁则大作，呕吐痰涎，不进饮食。己未春，病且浃旬。诊得左关弦急而鼓，右关尺俱浮大而无力。此命门火衰，不能生木土，肝木乘旺，复来侮脾。用胡芦巴、元胡索等疏肝之剂，以治其标，随用八味丸，益火之源，以清阴翳，间进参、术补脾之药，以治其本，渐安。数载沉疴，不三月而愈。"

清代魏之琇《续名医类案·郁症》谓："萧万舆治一妇,年四旬,怀抱郁结,呕痰少食,胸膈胀痛,虽盛暑犹着棉衣,六脉浮结,或烦渴不寐,此命门火衰,元气虚寒也。以六君子加姜、桂及八味丸,不两月而症痊矣。"

清代魏之琇《续名医类案·咳嗽》谓："表弟妇咳嗽发热,呕吐痰涎,日夜约五六碗,喘咳不宁,胸痞燥渴,饮食不进,崩血如涌。此命门火衰,脾土虚寒,用八味丸及附子理中汤加减,治之而愈。"

清代魏之琇《续名医类案·温病》谓："询其饮食不思,略食即饱,梦中常见鬼神,醒则胸中战跳。此命门火衰,元神虚惫,脾土不生,以致四肢无力不能运动也。亦用养荣汤煎送八味丸,不一月而瘳。"

清代陈复正《幼幼集成·入方》谓："八味地黄丸,治禀受先天不足。即前六味地黄丸加青化桂一两,熟川附一两,治禀赋命门火衰。凡齿迟、语迟、行迟,囟门开大,肾疳等证,或火衰不能生土,以致脾土虚寒,不思乳食,夜多漩溺,皆禀先天不足。自晬周时,即有虚病肾病,能自幼填补,亦多可复。"

清代严西亭《盘珠集胎产症治·浮肿》谓："六脉沉细无力,或咳嗽,或泄泻不止。脾土虚寒,命门火衰也。金匮肾气汤。"

（2）加减内固丸

明代李梴《医学入门·杂病用药赋》谓："加减内固丸:石斛、胡芦巴各二两,巴戟、苁蓉、山茱萸、菟丝子各三两,故纸二两半,小茴一两,附子五钱,为末,蜜丸梧子大。每五十丸,空心温酒盐汤任下。治命门火衰,肾寒阴痿,元阳虚惫,阴溺于下,阳浮于上,水火不能既济。"

（3）补阴丸加肉桂、附子、沉香

明代李梴《医学入门·杂病用药赋》谓："补阴丸:熟地五两,黄柏、知母、龟板各三两,锁阳、天门冬、枸杞子、白芍各二两,五味子一两,炒黑干姜三钱(寒月加五钱,或换肉桂,引诸药入肾,为从治法也),为末,猪脊髓和蜜丸梧子大……左尺虚、右尺微,命门火衰,阳事不举,加桂、附、沉香。"

（4）椒附丸

明代吴崑《医方考·泄泻门第十二》谓："椒附丸:椒红(炒)、桑螵蛸(炙)、龙骨(火煅存性)、山茱萸(炒)、附子(炮)、鹿茸(酒蒸,焙)。肾脏虚寒,大便滑泻者,此方主之。虚者,肾精不足也;寒者,命门火衰也。肾主二便,肾脏虚寒则不能禁固,故令大便滑泻。味厚为阴中之阴,故用山茱萸、鹿茸以益肾家之阴;辛热为阳中之阳,故用椒红、附子以壮命门之火;味涩可以固脱,故用螵蛸、龙骨以治滑泻之脱。"

（5）制肝益火汤

明代陈士铎《辨证录·腹痛门》谓："人有终日腹痛，手按之而宽快，饮冷则痛剧，此寒痛也。不必分别脏腑，皆命门火衰，而寒邪留之也。盖命门为一身之主，命门寒而五脏七腑皆寒矣，故只宜温其命门之火为主。然命门之火不可独补，必须治兼脾胃……方用制肝益火汤：白芍三钱，白术五钱，茯苓三钱，甘草一钱，肉桂一钱，肉豆蔻一枚，半夏一钱，人参三钱，水煎服。一剂而痛减半，再剂而痛尽除也。"

（6）温土消瘕汤

明代陈士铎《辨证录·癥瘕门》谓："人有脾气虚寒，又食寒物，结于小腹之闲，久不能消，遂成硬块，已而能动，人以为癥结而生瘕也，谁知是命门火衰不能化物乎。夫脾乃湿土，必藉命门之火熏蒸。倘命门火衰，则釜底无薪，何以蒸腐水谷哉。譬如阳和之地，有太阳之照，则万物发育……方用温土消瘕汤：白术一两，茯苓一两，肉桂二钱，枳实二钱，人参五钱，巴戟天五钱，山楂一钱，水煎服。二剂块少减，又二剂块又减，十剂消化于乌有矣。"

（7）填坎汤

明代陈士铎《辨证录·大泻门》谓："人有长年作泻，五更时必痛泻二三次，重则五六次，至日间又不作泻，人以为脾胃之虚寒，谁知是肾与命门之虚寒乎。此等之病亦从脾胃虚寒而起，乃久泻亡阴，脾传入肾。苟肾中之火不衰，脾即传肾，久之而肾仍传于脾而自愈。惟其命门火衰，不能蒸腐水谷，脾遂传水湿之气于肾而不返矣……方用填坎汤：山茱萸一两，茯苓一两，巴戟天五钱，肉桂三钱，车前子三钱，北五味三钱，人参三钱，芡实一两，白术二两，水煎服。一剂泻轻，再剂泻又轻，连服十剂，断不再泻。"

（8）五味子散

清代吴谦《医宗金鉴·五味子散》谓："一为命门火衰不能生土，一为少阳气虚无以发陈，故五味子散。君五味子之酸温，以收坎宫耗散之火，使少火生气以培土也；佐吴茱萸之辛温，以顺肝木欲散之势，为水气开滋生之路，以奉春生也。"

（9）玉壶丹

清代叶天士《临证指南医案·附录》谓："玉壶丹，即扁鹊玉壶丸，治命门火衰，阳气暴绝，寒水鼓胀，却有神效。古吴王晋三先生得异授制法，当宗之。"

（10）神效虎颎丸

清代俞根初《通俗伤寒论·夹胀伤寒》谓："若命门火衰，脾胃虚寒，不能克化水饮，致成寒水鼓胀者，必服神效虎颎丸，虎颎一具；川朴片十五两；大戟四两；杜酥五钱，烧酒米糊打丸，金箔为衣，每服三四钱。"

（11）正元丹

清代陈修园《时方歌括·正元丹》谓："治命门火衰，不能生土。吐利厥冷，有时阴火上冲则头面赤热、眩晕恶心，浊气逆满则胸胁刺痛、脐肚胀急。"

清代何梦瑶《医碥·遗精》谓："命门火衰，精脱，玉关不闭者，急用八味丸或金锁正元丹（遗证初起，未有不由火盛者，久则火衰气虚而精滑矣。若因过服凉剂而致寒者，脉多紧涩，寒郁火于下焦也，当先升提。若脉沉迟，是下元虚冷，惟亟与温补，仍升提以挽其下趋）。"

（12）四神丸

清代陈修园《时方歌括·四神丸》谓："治脾肾双虚，子后作泻痢，不思食，不化食。肾水受时于子，弱土不能禁制，故子后每泻。一为脾虚不能制水，一为肾虚不能行水，一为命门火衰不能生土，一为少阳气虚无以发陈。"

（13）补中益气汤加干姜、附子

清代魏之琇《续名医类案·痢》谓："毛抚军，痢如鱼脑，肠鸣切痛，闻食则呕，所服皆芩、连、木香、菖蒲、藿香、橘红、芍药而已。后有进四君子汤者，疑而未服。诊得脉虽洪大，按之无力，候至左尺，倍觉濡软，此命门火衰不能生土。亟须参、附，可以回阳。因问但用参、术可得愈否？李曰：若无桂、附，虽进参、术无益于病，且脾土太虚，虚则补母，非补火乎。遂用人参五钱，熟附一钱五分，炮姜一钱，白术三钱，连进三剂，吐止食粥。再以补中益气加姜、附，四剂后即能视事。"

（三）命门火衰不可升提

清代吴谦《医宗金鉴·补中益气汤》谓："此为清阳下陷者言之，非为下虚而清阳不升者言之也。倘人之两尺虚微者，或是肾中水竭，或是命门火衰，若再一升提，则如大木将摇而拔其本也。"

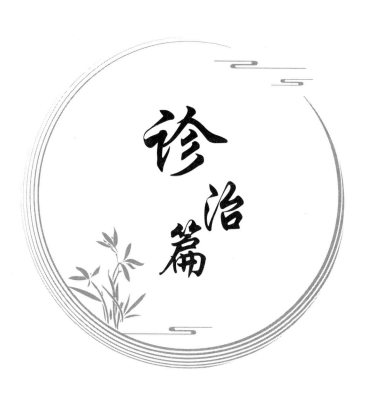

诊治篇

第六章　一则八法

整体观念和辨证论治是中医学的基本精神。在这个精神指导下，中医在临证时要辨证识病，辨证求因，审因论治，治病治本。

病，是机体在多种病因作用下发生病理变化所处的违和状态。

症，是疾病过程中表现出来的局部种种异常状态和不适的感觉。

证，是疾病的病因、病理、病位、病性、临床症状和诊断的概括，是对疾病的一定阶段综合反应的认识，是对疾病透过现象看本质的分析、归纳的总结。

中医临证基本思路包括了辨证求因、审因论治的十一法，分别是定位、定因、定性、定证候、定诊断、定理、定法（一则八法）、定方、定药、定护理、定预防。

"一则八法"是笔者在中医经典理论指导下，受《灵枢·师传》启发，结合五十余年的临床经验，创新性地提出的治疗消渴及其并证等中医疑难危重证的综合诊疗管控的有效机制，是对治法的创新。

一、一则

一则，即诊治原则，是在中医理论指导下，辨证求因，审因治人，标本同治，治病治本，治病必求于本。

古语云："上医治国，中医治人，下医治病。"治国者，中医之道也；治人者，中医之本也；治病者，中医之术也。辨证求因，审因论治，治人救命者，中医之则也，治病必求于本。本代表病因、病机本质、主要矛盾等，治病求本就是抓住疾病的本质和主要矛盾进行治疗，本病治愈则标病自除，即"澄其源而流自清"。

（1）辨证求因，审因论治，急则治标，缓则治本，标本兼治，治病必求于本。

《素问·至真要大论篇》曰："必伏其所主，而先其所因。"张介宾注曰："必伏其所主，治病之本也；先其所因者，求病之由也。"由此可见，辨证论治要抓住疾病的本质，必先求其病因。

临床上没有无原因的证候，病因作用于人体而产生疾病，疾病则以证候的形式表现于外。证候是现象，病变是本质。因此，辨证求因是通过对证候的仔细观察，并结合时令气候、情志改变和体质因素等全面分析，以探究和认识其病因的过程。上医治国，中医治人，下医治病。只有通过审因治人，改变导致患者生病的生活习惯及其他因素，使之恢复健康的生活状态，才能降低其再次发病的概率，才能把病越治越少，这也是治病治本的体现。《灵枢·本脏》曰："视其外应，以知其内脏，则知所病矣。"同时在辨证求因过程中，不仅要分析已有的证候特征，还要探求应该出现而没有出现的证候，正如《素问·至真要大论篇》所言："有者求之，无者求之，盛者责之，虚者责之。"只有这样，才能求得真实的病因病机。

《素问·至真要大论篇》谓："知标与本，用之不殆，明知逆顺，正行无问，此之谓也。不知是者，不足以言诊，足以乱经……夫标本之道要而博，小而大，可以言一而知百病之害，言标与本，易而无损，察本与标，气可令调，明知胜复，为万民式，天之道毕矣。"《素问·标本病传论篇》谓："知标本者，万举万当，不知标本，是谓妄为。"充分体现了"标本"的重要性。

《景岳全书》云："病有标本者，本为病源，标为病之变。"既要强调"治病必求于本"，又要根据复杂多变的病证，灵活掌握标本的辩证关系，正如《素问·标本病传论篇》云"先热而后生中满者治其标""小大不利治其标""病发而不足，标而本之，先治其标，后治其本"。临床上也要懂得"标本相移"之理，因为标本不是固定不变的，而是不断变化的，医者要"谨察间甚，以意调之，间者并行，甚者独行"。

如消渴病的基本病机特点为本虚标实，本虚为气血阴阳，五脏亏虚，以肾为根本；标实多为气滞、血瘀、痰凝、湿阻、浊毒内生等。针对消渴及其并证的病理特点，我们确立扶正祛邪、标本同治大法。在治疗消渴并证时，时医常从并病治起，而忽略消渴本身。我们认为，不可忽视对消渴本病的治疗，必须重视阴津亏损，燥热偏盛，禀赋不足的事实，在治疗时注重对脾胃、散膏的固护，标本兼顾，充分考虑消渴本病特点。

（2）不治已病治未病，不治已乱治未乱，治病必求于本。

《内经》首篇《素问·上古天真论篇》就强调中医"治未病"的重要性，提出"食饮有节，起居有常，不妄作劳"，才能"尽终其天年，度百岁乃去"。《素问·四气调神大论篇》云："是故圣人不治已病治未病，不治已乱治未乱，此之谓也。夫病已成而后药之，乱已成而后治之，譬犹渴而穿井，斗而铸锥，不亦晚乎！"中医一直以来强调治未病。既要提高抗病能力，做到"未病而先治，所以明摄生之理"（《丹溪心法》），又要实施预见性治疗，"见肝之病，知肝传脾，当先实脾"（《金匮要略》），"务必先安未受邪之地"（《温热经纬》），在防止疾病进一步进展的过程中，一定要掌握疾病发生、发展的规律，了解其传变途径，做到早期诊断，防其传变，有效治疗。

中医一贯重视摄生养慎，防微杜渐。常引经据典，告诫后生，未病先防，既病防变。如《伤寒论》云："自利不渴者，属太阴，以其脏有寒故也。当温之，宜服四逆辈。"寓补火生土之意，以防止脾病及肾。我们从整体观出发，注意掌握疾病的传变规律，治疗疾病于未传之时，防止病情的加重及疾病的发展变化。如消渴的阴虚燥热证，失治误治有可能发展为眩晕的阴虚阳亢证，甚则中风病的阳亢动风证。又如糖尿病患者一旦出现腰酸、乏力、夜尿增多等非特异性症状时，应在消渴未成之时，可从饮食、起居、情志调节、劳逸适度、增强体质等方面防止体内生毒；消渴已成之时可调节气血、阴阳，防止毒邪致并证；消渴并证已成，应解毒通络、清除毒邪。我们在治疗消渴病时，重视情志疗法、饮食疗法、运动疗法及太极拳、五禽戏等养身调心的传统锻炼方法的综合运用。控制血压、调脂，避免应用损害肾脏功能的药物，防止糖尿病肾病的发生。

（3）扶正祛邪，鼓舞精气神，治病必求于本。

"治病必求于本"中，最主要的是调整扶正与祛邪的关系。《灵枢·小针解》云："神客者，正邪公会也。神者，正气也。客者，邪气也。"正，即正气，指人体抗邪的能力，也指人体内的"精气神"。邪，是邪气。正与邪是对立统一的两个方面，疾病的发生、发展，在一定意义上，可以说是由正邪双方力量的消长而决定的。

不论是在疾病的发生、发展过程中，还是治病的过程中，邪气起着关键作用，正气起着主导作用，邪气是外因，正气是内因，一切外因通过内因起作用。正所谓"正气存内，邪不可干""邪之所凑，其气必虚""风雨寒热不得虚，邪不能独伤人"。正气充足，邪不能伤人，或者伤人也轻，疾病也较容易治愈。因此，治疗时需扶正祛邪，鼓舞精气神，使邪去正安。

紫河车，补精，养血，益气，《雷公炮制药性解》曰："主诸虚百损，五劳七伤，体弱气短。"西洋参，补气养阴，清火生津，《药性考》曰："补阴退热，姜制，益元扶正气。"笔者常将二者配伍使用，扶正补元。

（4）调整阴阳，调理气血，调畅经络，治病必求于本。

《素问·阴阳应象大论篇》曰："阴阳者，天地之道也，万物之纲纪，变化之父母，生杀之本始，神明之府也，治病必求于本。""审其阴阳，以别柔刚。阳病治阴，阴病治阳，定其血气，各守其乡。"《素问·生气通天论篇》云："阴平阳秘，精神乃治，阴阳离决，精气乃绝。"《素问·至真要大论篇》曰："谨察阴阳所在而调之，以平为期。"调整阴阳对一切疾病的治疗都具有普遍的指导意义。

"百病皆生于气"，人体气机失调必然会导致疾病的发生。"气为血之帅，血为气之母""气主煦之，血主濡之"，气血相互依存，相互为用，气机失常必然影响血液的运行失常，导致疾病发生。所以调理气血就治疗疾病而言，具有全局性的指导意义。

经络是联系人体脏腑与外在皮肉筋骨的重要载体，是气血运行之通路，仲景云："千般疢难，不越三条。一者，经络受邪，入脏腑，为内所因也；二者，四肢九窍，血脉相传，壅塞不通，为外皮肤所中也；三者，房室、金刃、虫兽所伤。以此详之，病由都尽。"依据"肾足少阴之脉……其直者，从肾，上贯肝膈，入肺中，循喉咙，挟舌本"，在临床治疗慢性肾风时，可以加用解毒利咽之品，保护咽喉，下病上治，皆因咽喉上通口鼻，下连肺脏，络属肾脉。

人体是一个有机联系的整体，在局部与整体之间，以及人体与外界环境之间，都存在着对立统一的关系。中医学强调在治疗过程中，既不能只看到病情的局部而不看整体，孤立地头痛医头，脚痛医脚；也不能只见整体而不见局部，只进行泛泛的全身治疗，而忽视对局部症状或特殊体征的认识和处理。因此，在中医治病过程中，应从整体出发，调整阴阳，调理气血，调畅经络，以求"治病必求于本"，从而达到治愈的目的，必要时予中西医综合诊治。

二、八法

《素问·异法方宜论篇》曰："圣人杂合以治，各得其所宜，故治所以异而病皆愈者，得病之情，知治之大体也。"也就是说，在掌握病情的条件下，可以综合各种手段与方法治疗疾病。

1.内外同治法

内治法是通过口服药物治疗疾病的方法。《内经》中所说的"毒药攻其中"，指的就是口服药物，即内治法。用内治法治疗疾病时，一般是将多种药物按一定的原则配合使用，也可使用单一的药物。内治法根据药物或方剂的不同作用又可分为汗法、吐法、下法、和法、温法、清法、消法、补法等。

临床用药宜博采众方之精华，善用经典方剂，如达原饮、八正散、六味地黄丸、荆防败毒饮、白虎加人参汤、黄连阿胶鸡子黄汤、补阳还五汤等。应用古方灵活变通，如胸闷疼痛者取瓜蒌薤白白酒汤之瓜蒌、薤白，胃胀不舒者取叶氏养胃汤之水红花子、莱菔子，清阳不升者取补中益气汤之升麻、柴胡等。我们强调临证时必须分析主证、主药，根据病情加减，不断创新，总结自己的经验及用药规律。内治法在临床上既可单独应用，又可根据病情和外治法配合应用，两者相得益彰，能收到更好的临床疗效。

外治法是运用药物直接作用于皮肤和黏膜，通过局部吸收，从而达到治疗目的的一种治疗方法，是相对内治法而言的法则。清代吴师机《理瀹骈文》云："外治之理，即内治之理；外治之药，即内治之药。所异者法耳。"指出了外治法与内治法只是在给药途径上的不同。

中医内科疾病的外治法由来已久，本方法具有药少效捷、法简价廉、易于推广等特点，是别具匠心的治疗方法之一。在《内经》中就有用桂心渍酒以熨寒痹，用白酒和桂以涂风中血脉的记载。张仲景的《伤寒论》《金匮要略》，论述外治法颇多，如火熏令其汗、赤豆纳鼻、猪胆汁蜜导法、猪膏发煎润导大便、小儿积疮点药烙之、苦参汤洗法、雄黄熏法等，其治法已比较完备，可视为形成期。在其后的漫长历史中，外治法得到发展与普及。适应证多达30余种，其有效膏药达近百种之多。功效有祛邪扶正、协调阴阳、枢转升降等。我们在运用内治法的同时，常常配合足浴法、外敷法、熏洗法、灌肠法等外治法治疗消渴并证。如治疗消渴合并眩晕选用附子、牛膝、车前子、吴茱萸等水煎浴足，引火归原，上病下治。治疗消渴周痹、消渴足病（糖尿病足）未破溃之时，多选用化瘀通络止痛之中药如牛膝、红花、伸筋草、透骨草、桂枝、鸡血藤、土茯苓、大黄等药水煎足浴。消渴足病肢体溃破用鸡蛋黄油外敷患处。消渴合并热淋，治疗常配清热解毒、祛风杀虫止痒的药物外用熏洗，对于反复发作者，擅用雄黄入外洗液中。消渴合并水毒症（尿毒症）时取大黄、厚朴、枳实、牡蛎、黄芪、金银花等水煎取汁，保留灌肠以通腑排毒、祛瘀泄浊。治疗高血压时常配合中药浴足（药用制附子、莱菔子、车前子、牛膝、透骨草等），上病下治，获效者屡见不鲜。总之，内科疾病的外治法，是古人给我们留下的宝贵财富，应当努力继承挖掘，使之在医疗保健事业中重放异彩。治疗肾脏疾病时，口服药与灌肠药合用，可攻补兼施，祛瘀生新，益肾通络解毒。

以下是笔者常用的几个外治方：

①慢性肾衰保留灌肠方：酒大黄10g，金银花20g，厚朴10g，枳实10g，牡蛎50g（先煎），制附子5g（先煎），黄芪50g，土茯苓100g。水煎取汁200ml，2日1剂，日1次，每次100ml，睡前保留灌肠。4周为1个疗程，4周后查肾功能。

②湿热淋证外用熏洗方：马齿苋20g，白头翁15g，黄柏10g，百部10g，土茯苓100g，防风10g，苦参10g，金银花20g，苍术10g。水煎取汁2000ml，日1次，外用熏洗。

③眩晕泡足方：制附子5g，怀牛膝10g，青葙子10g，吴茱萸10g，透骨草10g，车前子10g（包煎），莱菔子10g。水煎取汁3000ml，日1次，泡足30分钟。

④痤疮外敷方：梅花点舌丹、紫金锭，等量研磨，食醋调成糊状，棉签蘸敷患处。

2.节食散步法

节食散步法即饮食有节与适量运动（散步为主）相结合的方法。"阴之所生，本在五味；阴之五宫，伤在五味"。人依靠饮食五味所化生的水谷精微维持生命，但五味太过也会损害人体。正如《内经》所说："此人必数食甘美而多肥也，肥者令人内热，甘者令人中满，故其气上溢，转为消渴。""饮食自倍，肠胃乃伤。"又如

《备急千金要方·消渴第一》云："若能如方节慎，旬月可瘳。不自爱惜，死不旋踵。方书医药实多有效，其如不慎何？其所慎有三：一饮酒，二房室，三咸食及面。能慎此者，虽不服药而自可无他。不知此者，纵有金丹亦不可救，深思慎之。"都指出了食饮有节对健康的重要性。唐代《辟谷诸方》谓：倡导辟谷养生，其中记有"休食方"。辟谷是自噬理论的重要途径。自噬理论：一言以蔽之，细胞在"饥饿"的时候，能把自己体内无用或者有害物质自行吃掉以提供自己生存所需的能量。辟谷、节食，可降低餐后游离氨基酸浓度与胰岛素水平，对提高自噬能力，延缓衰老有积极作用。

《内经》曰"脏气法时"，指出五脏之气的生克制化与四时五行规律密切相关。在一天当中，各脏也有其所主之时，故笔者倡导三餐进食时间为早餐，6点30分（卯、辰时，大肠、胃经当令）；午餐，11点30分（午时，心经当令）；晚餐，17点30分（酉时，肾经当令）；22点（亥、子时，三焦、胆经当令）睡觉，否则易得"怯病"。

饮食要荤素搭配：脂肪15%~20%，蛋白质20%~25%，碳水化合物55%~65%。每天要适量饮水：睡前大口，醒后大口，饭前、饭后小口，一日8次饮水，总量宜1300~1500ml。正如《素问·生气通天论篇》所说："是故谨和五味，骨正筋柔，气血以流，腠理以密，如是则骨气以精，谨道如法，长有天命。"

每日宜按体重所需摄入热量分配饮食（称重、恒定、永久饮食），以60kg糖尿病饮食为例：

总热量：60kg×30kal=1800kal

（1）三餐

早餐：米饭100g，蔬菜250g，瘦肉50g，豆制品50g。

午餐：米饭150g，蔬菜250g，瘦肉50g，豆制品50g。

晚餐：米饭100g，蔬菜250g，瘦肉50g，豆制品50g。

（2）合理饮食

主食：大米饭、小米饭、二米饭。

蔬菜：大白菜、小白菜、芹菜、苦心菜、娃娃菜、油麦菜、韭菜、生菜、油菜、苦瓜、黄瓜、冬瓜、西葫芦、洋葱、蒜薹、茼蒿。

肉类：瘦肉。

（3）饮食禁忌

①面、玉米面、咸、甜、粥、各种水果。②鱿鱼等海鲜以及动物内脏。③火锅、麻辣烫、过桥米线、油炸品等辛辣炙煿之品。④花生米、瓜子、葡萄干等干果。⑤土豆、地瓜、南瓜、芋头、山药、粉条、菠菜、茄子、木耳、豆角、酸菜、

蘑菇、西红柿等食品。

《素问·经脉别论篇》曰："春秋冬夏，四时阴阳，生病起于过用，此为常也。"所以患者要做适合自己的运动，适量的运动有利于机体的新陈代谢，但不能盲目地大量运动，容易伤筋耗气耗血。对于不适合运动的患者，要卧床休息，保养精气神。笔者倡导运动以散步为主，杜绝空腹运动。建议早饭后20分钟，散步20分钟；午饭后20分钟，散步30分钟；晚饭后20分钟，散步40分钟。散步时间误差不超过5分钟。

3.养生静卧法

《素问·上古天真论篇》曰："夫上古圣人之教下也，皆谓之虚邪贼风，避之有时，恬惔虚无，真气从之，精神内守，病安从来？"我们要重视养生，要避风寒，保温暖，调情志，以避免生病，或者说生病后更易于康复。另外，患者要安心静养，防止过劳，卧床休息。《素问·生气通天论篇》曰："阳气者，烦劳则张，精绝，辟积于夏，使人煎厥。"烦劳即过劳，过劳能使阳气鸱张，煎熬阴精，又逢盛夏之阳热，两热相合，以致阴气竭绝、亢阳无制而发生昏厥，这一论述再次说明了生病起于过用，所以要防止过劳。《素问·痹论篇》曰："阴气者，静则神藏，躁则消亡。"张景岳注曰："人能安静，则邪不能干，故精神完固而内藏；若躁扰妄动，则精神耗散，神志消亡，故外邪得以乘之。"《素问·五脏生成篇》曰："故人卧血归于肝，肝受血而能视，足受血而能步，掌受血而能握，指受血而能摄。"王冰注曰："肝藏血，心行之，人动则血运于诸经，人静则血归于肝脏。"人体脏腑组织依赖血的供养和调节才能发挥其功能，但其前提是"人卧血归于肝"。以上经典论述充分说明了养生静卧的重要性与必要性。

4.标本兼顾法

标本兼顾，一方面是指"急则治标，缓则治本"的标本辩证关系（在"一则"中已经论述，此处不再赘述）。另一方面，还指正确的医患关系，《素问·汤液醪醴论篇》曰："病为本，工为标，标本不得，邪气不服，此之谓也。"标本相得，邪气乃服。因为患者本人是内因，医生是外因，内因是关键，外因是条件，一切外因通过内因起作用。医生应调动患者的防病、抗病、治病能力，调动其精气神，促使患者早日康复。患者应充分认识自己的内因身份，认真遵守医嘱，积极配合医生的治疗。

对于消渴肾衰，正邪（毒）交争是其基本病理。毒损肾络，肾元亏虚，肾之体用俱病是消渴肾衰迁延难愈的根本原因。在消渴肾病中把握毒邪致病的环节，就是抓住了消渴肾衰的共性发病环节，也就是抓住了矛盾的主要方面，并当结合标本缓急的不同，根据毒邪的性质特点、停留部位、兼挟及病势的发展情况及正气祛邪情况，综合考虑、判断，立法组方，随症治之。充分体现标本兼顾的治法。

5.反省醒悟法

孔子云：吾日三省吾身。人们的生活总是离不开"吃、喝、拉、撒、睡、动、情"这七个方面，概括起来就是饮食、起居、运动、情志等方面。"反省醒悟法"就是教育患者在"吃、喝、拉、撒、睡、动、情"这七个方面对自己得病要有充分的反省，反省并找出自己在学习、工作和生活中，有损身体健康的一切不良因素，并加以改正。从以上几个方面深刻反省，时刻反省，监督自己，早日醒悟，并加以改正，去除病因，增强战胜疾病的信心、活力，恢复"精气神"，从而达到康复目的。医生也要反省，"有者求之，无者求之，盛者责之，虚者责之"，有无皆推求，虚实皆问责。

6.精神养心法

随着现代社会精神与物质文明的迅速发展，人们的生活方式发生了显著变化，生活节奏的加快、竞争激烈、应激频繁的紧张状态，使得心理因素与人体的健康以及疾病的产生、发展和防治之间的关系更为密切，并且日益受到人们的关注。《内经》强调了情志的重要性："余知百病生于气也，怒则气上，喜则气缓，悲则气消，恐则气下，寒则气收，炅则气泄，惊则气乱，劳则气耗，思则气结。"清代喻昌《医门法律》谓"心怵惕思虑则伤神""五志惟心所使"。凡情志失调，思虑过度，皆可耗伤心神，气机逆乱，导致疾病的发生。

精神养心法，就是要注重调畅患者的情志。《灵枢·本神》云："故生之来谓之精，两精相搏谓之神，随神往来者谓之魂，并精而出入者谓之魄，所以任物者谓之心。"《素问·六节藏象论篇》云："心者，生之本，神之变也。"《素问·灵兰秘典论篇》曰："心者，君主之官，神明出焉……主明则下安，以此养生则寿，殁世不殆，以为天下则大昌。主不明则十二官危，使道闭塞而不通，形乃大伤，以此养生则殃。"《灵枢·口问》曰："心者，五脏六腑之主也……故悲哀愁忧则心动，心动则五脏六腑皆摇。"《灵枢·邪客》曰："心者，五脏六腑之大主也，精神之所舍也，其脏坚固，邪弗能容也。容之则伤心，心伤则神去，神去则死矣。"《素问·汤液醪醴论篇》曰："针石，道也。精神不进，志意不治，故病不可愈。今精坏神去，荣卫不可复收。何者？嗜欲无穷，而忧患不止，精气弛坏，荣泣卫除，故神去之而病不愈也。"《灵枢·小针解》曰："神者，正气也。"情志虽分属五脏，但总统于心，神不使则病不愈，所以要调畅情志，要注重养心。医生要通过与患者沟通，尽量消除患者的焦虑、忧愁、恐惧等情绪，激发患者内在的正气、正能量和精气神，提高患者战胜疾病的信心，从而使正气战胜邪气，早日达到阴阳平衡，最终实现康复。

7.心得日记法

心得日记法，要求患者详细记录每天的"吃、喝、拉、撒、睡、动、情"，以便于医生指导患者进行自我管理，这是慢病管控的一个有效手段，系笔者独创，经过多年临床验证有效。

患者按照要求记录血压、血糖监测情况，饮食内容、运动时间、服药情况等，更重要的是记录心理活动、心得体会、疑难问题、想法建议等内容。这不仅便于医生了解患者的精神和身体状况，还可以帮助患者形成自我监督的良好习惯。择其善者而从之，其不善者而改之。医生通过查阅日记，可以看出患者的生活方式是否合理，是否服从医嘱。对于不认真执行医嘱的患者，进行说服教育，并且督促其改正；对于认真施行医嘱的患者，积极鼓励，引导患者继续服从医嘱。患者在写心得日记的过程中也学会了自我健康管理。同时，医生自己也要建立患者的个人诊疗档案。

临床中大部分患者都会认真地服用医生们开的汤药，但是很少有患者会从自身的"吃、喝、拉、撒、睡、动、情"等方面寻找原因。笔者长期门诊观察发现，写日记的患者比不写日记的患者疗效好。曾有患者因糖尿病来就诊，就诊时尿蛋白（＋＋＋），血脂高、血糖高、血压高。在坚持中药治疗的同时，坚持写心得日记。把每天的生活状态，都记录了下来。大半年的时间里，患者不仅学会了如何自我管理，还摆正了之前对疾病恐惧的心态。如今，尿蛋白为阴性，诸多症状均消失如常人。自此，他整理自己的日记，并在长春《城市晚报》上发表了名为《重生足迹》的长篇文稿。

有一男性患者，最高空腹血糖15.9mmol/L，餐后2小时血糖19.7mmol/L。2016年8月20日初诊，空腹血糖为7.9mmol/L，餐后2小时血糖为11.9mmol/L，出现口干、乏力、舌红苔白等临床表现，未服用药物。在服用汤药治疗的同时，通过心得日记法记录日常的生活状态，找到自己生活中对自己不利的因素，包括饮食、起居、睡眠、情志等方面的因素。血糖一直呈下降趋势，最终降到了空腹血糖5.9mmol/L，餐后2小时血糖7.7mmol/L，至今状态良好。

8.依从教育法

依从教育法，即提高患者的依从性。《灵枢·师传》曰："夫治民与自治，治彼与治此，治小与治大，治国与治家，未有逆而能治之也。夫惟顺而已矣。顺者，非独阴阳脉气之逆顺也，百姓人民皆欲顺其志也。黄帝曰：顺之奈何？岐伯曰：入国问俗，入家问讳，上堂问礼，临病人问所便。"医生在治病过程中，要顺着患者的志意，采取患者方便的手段进行治疗。

《灵枢·师传》又曰："胃欲寒饮，肠欲热饮，两者相逆，便之奈何？且夫王公大人，血食之君，骄恣纵欲，轻人而无能禁之，禁之则逆其志，顺之则加其病，便之奈何？治之何先？岐伯曰：人之情，莫不恶死而乐生，告之以其败，语之以其善，导之以其所便，开之以其所苦，虽有无道之人，恶有不听者乎？"对于平时比较任性，不愿意遵医嘱的患者，要与之讲道理，动之以情，晓之以理，讲清楚"败、善、便、苦"，提高其依从性。

有一男性患者，患消渴肾衰多年，肌酐222μmol/L，通过刻诊，建议依从"一则八法"，立即住院治疗。患者拒绝住院，2周后复诊，查肌酐升高至468μmol/L，嘱咐患者立刻住院治疗，但其住院期间不依从"一则八法"管控规则，不控制饮食，1周内擅自回家住宿5天，出院时肌酐高达668μmol/L，最终转院透析以维持生命。相反，同病房的另一男性患者，入院时肌酐268μmol/L，住院21天，遵医嘱，依从"一则八法"，治疗后查肌酐为98μmol/L，临床治愈出院，而后一直坚持"一则八法"规则，定期复查，正常工作如常人。

在临证中要做一个明明白白的中医人，就必须要"有作为"，做到"读经典，跟明师，多临床"，谨守一则，活用八法，治有侧重，圆机活法，因时、因地、因人制宜，因证立法，以法统方，按方遣药，治病治本。更要"早作为"，"早作为"在中医治病当中的体现就是要求医生强化"不治已病治未病"的思想观念。正所谓"见肝之病，知肝传脾"，遣方用药时，适当加减药物，将疾病控制在"未传""未变"之时。在教育患者时，可以告知患者从"吃、喝、拉、撒、睡、动、情"等方面时刻反省醒悟，改正自己不合理的生活方式，提高正气，防患疾病于未然。"一则八法"是管控消渴及其并证和他病的有效机制。

第七章 慢性肾衰诊治实录

一、证候浅析

（一）气阴两虚兼瘀毒证

慢性肾衰患者，机体衰老，毒蓄于内，肾气必虚，而肾为先天之本，肾亏日久，命门火衰，脾土失于温煦，则脾气亦虚；脾虚则运化失常，水谷精微不得输布全身，气血化生乏源，致使肾气亦虚，终至脾肾气虚。脾肾气虚，水湿内停，湿浊之毒内盛，化热则可耗伤阴津，化寒则更伤阳气，阳损及阴亦可致其真阴耗损，而致气阴两虚。气阴两虚更使中阳不运，浊气上逆则呕恶，亦可使湿热之邪停阻下焦而小便闭，并可导致乏力、腰酸、潮热、烦热、口干、舌红等症伴随出现，使慢性肾衰病证更为复杂，故明代喻昌《医门法律》云："胃气不存，中枢不运，下关上格，岂待言哉。"从而说明阴虚、气虚是慢性肾衰重要的加重因素之一。清代李用粹《证治汇补》曰："既关且格，必小便不通，旦夕之间，陡增呕恶，此因浊邪壅塞三焦，正气不得升降，所以关应下而小便闭，格应上而呕吐，阴阳闭绝，一日即死，最为危候。"慢性肾衰患者升清降浊之功能紊乱，湿浊内蕴日久必化为浊毒，浊毒入血，血络瘀阻为患，则出现胸闷纳呆、食少呕恶、少寐烦热、舌苔厚腻或舌质瘀点瘀斑等症。治宜益气养阴，解毒通络，导邪益肾。方用参芪肾衰安汤加减。

（二）肝肾阴虚兼瘀毒证

本病基本病机为本虚标实，正虚为本，邪实为标。正虚有阴、阳、气、血的虚损，邪实有热毒、湿毒、瘀毒、浊毒等。《景岳全书》曰："五脏所伤，穷必及肾。"肾为先天之本，通过十二经络与五脏六腑相连，又受五脏六腑之精而藏之。肾脏疾病失治或治不得法，痰、湿、瘀、郁、热、毒等各种病邪不能及时化解，一方面可直接损伤经脉，另一方面病久则传化，毒邪借其攻冲走窜、好入精血之性，常挟痰、挟瘀，循经入络，波及肾脏，依附、结聚、蕴结于局部，蚕食、损伤肾络。肾寓真阳而涵真阴，肾中阴阳为五脏阴阳之根本，肝藏血，肾藏精。肝血需要肾精的滋养，肾精又依赖于肝血的化生，此之为精血同源，或肝肾同源。肾阴虚，水不涵木，而致肝阴不足；若肾精亏损，则会导致肝血不足，而肝血不足，也会致肾精亏损。临床上，本病病程迁延日久多见肝肾阴虚之证。《素问·逆调论篇》曰："肾者水脏，主津液。"肾主水，有调节水液代谢的功能，而水液具有排泄代谢产物的作用。肾气虚，则气化失司，开阖不利，水液代谢紊乱，致浊毒内留，肌酐、尿素氮等代谢产物潴留不去。肝疏泄有度，则气机条达，三焦通畅。若肝气郁滞，失于疏泄，则气机不畅，经脉不利。三焦水道塞滞不通则水液内停，常导致面目、肢体浮肿，腹水等症。慢性肾衰多有水肿之症。《景岳全书·水肿》曰："肿胀之病，原有内外之分。验之病情，则惟在气水二字足矣尽之。故凡治此症者，不在气分，则在水分，能辨此二者而知其虚实，无余蕴矣。病在气分，则当以治气为主；病在水分，则当以治水为主。然水气本为同类，故治水者，当兼理气，以水行气亦行也。此中玄妙，难以尽言。"由此可见，气机畅达对于水液代谢的重要作用。治宜滋补肝肾，解毒通络，导邪滋阴。方用杞地肾衰安汤加减。

（三）脾肾阳虚兼瘀毒证

慢性肾衰病机错综复杂，大多数证候虚实错杂，总结为本虚标实，正虚是最常见的问题。肾藏精，又为水火之宅，先天禀赋不足，则肾元虚惫；若后天失调，劳伤肾气或房事损精，久病及肾，或药物伤正，毒邪伐正，皆可致肾虚。肾为先天之本，脾为后天之本，《医述》曰"先天为后天之根"。脾的运化需肾阳的温煦，肾阳虚衰，则脾阳亦伤，脾阳虚失其健运，则水谷生化乏源，无以化生精微，临床出现乏力、倦怠、纳呆等症。《素问·经脉别论篇》曰："饮入于胃，游溢精气，上输于脾。脾气散精，上归于肺，通调水道，下输膀胱，水精四布，五经并行。"肺、脾、肾、三焦、膀胱等脏腑共同调节水液代谢，是水液代谢的重要脏器。慢性肾衰患者出现食欲减退、恶心、呕吐、腹胀等症，多属于累及脾胃的病变。脾肾阳虚为本，水湿、痰浊、瘀血内蕴成毒为标，治疗上应注重扶正祛邪，标本兼治，"虚则补之，实则泻之"。治宜温补脾肾，解毒通络，导邪助阳。方用附桂肾衰安汤加减。

（四）阴阳两虚兼瘀毒证

肾阴、肾阳是全身阴阳之根本，"五脏之阳非此不能发，五脏之阴非此不能滋"。肾阴即是真阴，又称元阴，亦即是命门之水；肾阳即是真阳，又称元阳，亦即是命门之火。故肾阴肾阳在一定程度上代表人体整体的阴阳。清代章虚谷《医门棒喝·体质论》曰："治病主要，首当察人体质之阴阳强弱，而后方能调之使安。"在疾病发生发展过程中，脾肾两脏互为因果。脾为后天之本，气血生化之源；肾为先天之本，脏腑阴阳之根。肾气不足，可导致脾胃虚弱，而脾胃运化力弱，亦可引起肾精亏乏。气虚及阳，久病及肾，肾阳虚不能温煦脾阳，脾阳久虚损及肾阳，而致脾肾阳虚，阳损及阴，肾阴亏虚无以滋养肝阴而致肝肾阴虚，最终导致阴阳两虚。《素问·上古天真论篇》曰："肾者主水，受五脏六腑之精而藏之。"古人有"心肾相交""水火相济""乙癸同源""肺为气之主，肾为气之根""肾为先天之本，脾为后天之本"等论述，说明肾与心、肺、肝、脾等脏有着十分密切的关系。因此，肾衰竭晚期五脏六腑均可受累。由于脾肾衰败，水毒潴留，气化严重障碍，浊阴不得下泄，或上逆脾胃，或扰动肝风，或蒙蔽清窍，或入营动血，水毒凌心射肺而出现种种危象。治宜双补阴阳，解毒通络，导邪益肾。方用龟鹿肾衰安汤加减。

（五）痰热湿浊兼瘀毒证

脾主运化水湿，素体脾虚或久病伤脾，水液代谢失常，为痰为饮。脾虚中气不足，气虚血瘀。慢性肾衰患者或素体肾虚，或失治、治不得法，痰、湿、瘀、郁、热、毒等各种病邪不能及时化解，一方面可直接损伤经脉，另一方面病久则传化，损伤肾络，同时又聚集为患，致痰瘀毒等再生，形成恶性循环的病理状态，影响肾络的气血运行和津液输布，致使肾之血络瘀结肿胀，肾体受伤，肾用失职，痰、湿、浊、瘀、毒等聚集体内，浊毒在体内久而化热，形成痰热湿浊兼瘀毒证。《素问·标本病传论篇》云"先病而后生中满者，治其标""小大不利，治其标"。故治疗上，因瘀致毒者，则祛瘀通络以解毒，湿毒则祛湿解毒，浊毒则芳香化毒、通腑排毒，热毒则清热解毒，解毒法就是化解转化毒素，使毒邪分解和排出，给毒邪以出路，促使机体恢复生理平衡，邪去则正安。同时补充肾精以充养先天，化生五脏六腑之精。治宜化痰泄浊，解毒化瘀，导邪益肾。方用二陈肾衰安汤加减。

二、临床医案实录

（一）气阴两虚兼瘀毒证

案1.李某，男，32岁。初诊日期：2010年11月9日。

主诉：间断乏力1年，加重伴眼睑浮肿1个月。

现病史：1年前无明显诱因出现乏力症状，就诊于某医院。查肾功：肌酐342μmol/L，行肾脏穿刺后诊断为IgA肾病。住院治疗（具体用药不详），好转后出院。1个月前患者上述症状加重，伴眼睑浮肿，今日来我门诊就诊。现症：乏力，眼睑浮肿，头晕，偶有头痛，胸闷，五心烦热，纳可，眠差，小便清长，大便干。舌红苔薄白、有裂纹，脉弦细。尿常规：隐血（＋），蛋白（＋）。肾功：肌酐244μmol/L，尿素氮9.9mmol/L。

中医诊断：慢性肾衰之气阴两虚兼瘀毒证。

西医诊断：慢性肾功能衰竭。

治法：益气养阴，解毒通络，导邪益肾。

处方：

口服方：人参10g（包煎），黄芪50g，黄精50g，熟地黄15g，生地黄10g，僵蚕10g，蝉蜕10g，络石藤10g，土茯苓60g，白茅根50g，槟榔10g，草果10g，厚朴10g，丹参10g，天麻10g，车前子10g（包煎）。12剂（12天）。每剂水煎取汁3600ml，每次120ml，日3次，饭后服。

灌肠方：酒大黄10g，厚朴10g，枳实10g，牡蛎50g（先煎），黄芪50g，制附子5g（先煎），金银花20g，土茯苓100g。6剂（12天）。每剂水煎取汁200ml，每次用100ml，睡前保留灌肠。

咽喉利清糖浆，每日1～2支，分6～7次，含服；云南白药，1g，早晚冲服；金水宝胶囊，6粒，日3次，口服；嘱患者注意休息，严守"一则八法"，低优蛋白饮食。

2010年11月23日二诊：乏力减轻，眼睑浮肿，头晕缓解，偶有头痛，胸闷、心烦略好转，纳可，眠差，尿频，大便干。舌红苔薄白、有裂纹，脉弦细。尿常规：隐血（±），蛋白（＋）。肾功：肌酐208μmol/L，尿素氮9.0mmol/L。效不更方，续服6剂。保留灌肠。余药照用。

2010年11月30日三诊：乏力减轻，头晕缓解，偶有头痛，胸闷好转，纳可，眠差改善，尿频缓解，大便干好转。舌红苔薄白，脉弦细。尿常规：隐血（－），蛋白（±）；肾功：肌酐187μmol/L，尿素氮7.8mmol/L。患者自述饭后恶心，偶有胃痛，上方加苏叶10g，黄连10g，续服12剂。保留灌肠。余药照用。

2010年12月14日四诊：乏力明显减轻，无眼睑浮肿，头晕明显缓解，无头痛、心烦，胸闷明显好转，纳可，眠可，大小便可。舌红苔薄白，脉弦细。尿常规：隐血（－），蛋白（±）。肾功：肌酐131μmol/L，尿素氮7.3mmol/L。予首方6剂，3剂研面，加紫河车粉300g，混合炒香，每次3g，日3次，冲服。继续保留灌肠。

【按语】现代多数医家认为慢性肾功能衰竭属"水肿""关格""癃闭""溺毒"等疾病范畴。南征教授认为慢性肾衰的病因包括外感毒邪和禀赋薄弱，其病位在肾，波及五脏。外感病邪侵及肾脏，失治误治，日久不愈，导致肾阳衰微，真阴亏耗。体内升清降浊的功能受到破坏，不能及时运化水液及毒物，因而造成湿浊、湿热、瘀血和尿毒潴留，形成因虚致实，虚中夹实的复杂局面。毒损肾络是慢性肾衰的病机关键。肾失封藏，不能约束肾精之闭藏，精血反而外溢，故出现血尿、蛋白尿、水肿等症状，日久蓄积水毒、痰浊、瘀毒等病理产物，导致本病的发生。该患者因间断乏力1年，加重伴眼睑浮肿1个月就诊。根据其症状及相关检查，诊断为慢性肾衰。肾精不足，脾气虚衰，清气不升，故见乏力、头晕；湿毒潴留，津液运化失常，故见眼睑浮肿、小便清长；瘀阻脑窍则见头痛；瘀阻心脉则见胸闷；病程日久，真阴亏耗，阴虚火旺，故见五心烦热、眠差、大便干。舌红苔薄白、有裂纹，脉弦细皆为气阴两虚兼瘀毒证之征象。治疗时以益气养阴、解毒通络、导邪益肾为法，方用参芪肾衰安汤加减。人参味甘、微苦、微温，归脾、肺、心、肾经，大补元气，补脾益肺，生津养血；黄芪味甘、温，归肺、脾经，益气固表；黄精味甘、平，归脾、肺、肾经，滋肾润肺，补脾益气，此三味合用，补脾益肾，共为君药。熟地甘温，滋阴补血；生地，滋阴清热，甘寒生津，二者合用为臣药，以滋阴补血清热。僵蚕、蝉蜕、络石藤皆可祛风以通畅肾络，肾络得通，诸毒可去。土茯苓甘淡渗利，解毒利湿；白茅根味甘性寒，清热利尿，而达利水消肿、利尿通淋之功，二药可祛肾风之湿毒、水毒。槟榔能消能磨，除伏邪，为疏利之药；草果辛烈气雄，除伏邪盘踞；厚朴破戾气所结，三味协力直达其巢穴，使邪气溃败，速离膜原，是以为达原也。丹参味苦、微寒，归心、肝经，清血热，通经络，祛瘀生新；天麻味辛，性温，平抑肝阳；车前子味甘、微寒，归肝、肾、肺、小肠经，利尿通淋，渗湿。上述诸药共为佐使药，以助君药益气养阴之功，荡涤瘀毒。

案2.刘某，女，46岁。初诊日期：2009年11月17日。

主诉：间断乏力半年，加重伴腰痛7天。

现病史：半年前无明显诱因出现间断乏力症状，2个月前于当地医院查尿常规：隐血（+++），蛋白（+）；肾功：肌酐153μmol/L，尿素氮5mmol/L，尿酸343μmol/L；泌尿系彩超：右肾缩小。期间未予治疗。7天前上述症状加重并伴腰部疼痛，今日为求中医治疗，就诊于我门诊。现症：乏力，腰痛，恶心，双下肢轻度浮肿，手足心热，纳可，眠差，小便正常，大便干。舌淡暗、有齿痕，脉沉细。尿常规：隐血（+++），蛋白（+）；肾功：肌酐179.9μmol/L，尿素氮5.17mmol/L，尿酸343μmol/L。

中医诊断：慢性肾衰之气阴两虚兼瘀毒证。

西医诊断：慢性肾功能衰竭。

治法：益气健脾，解毒通络，导邪益肾。

处方：

口服方：人参10g（包煎），黄芪50g，黄精50g，熟地黄15g，玄参10g，血竭3g（冲服），僵蚕10g，蝉蜕10g，络石藤10g，土茯苓60g，白茅根50g，丹参10g，延胡索10g。12剂（12天），每剂水煎取汁360ml，每次120ml，日3次，饭后服。

灌肠方：酒大黄10g，厚朴10g，枳实10g，牡蛎50g（先煎），黄芪50g，制附子5g（先煎），金银花20g，土茯苓100g。6剂（12天），每剂水煎取汁200ml，每次100ml，睡前保留灌肠。

金水宝胶囊，6粒，日3次，口服；血府逐瘀胶囊，每次4粒，每日3次，口服。嘱患者注意休息，严守"一则八法"，低优蛋白饮食。

2009年11月30日二诊：乏力减轻，腰痛减轻，恶心，双下肢轻度浮肿，手足心热，纳可，眠差，小便正常，大便干。舌淡暗，有齿痕，脉沉细。尿常规：隐血（+++），蛋白（+）；肾功：肌酐151μmol/L，尿素氮4.67mmol/L，尿酸317μmol/L。上方去土茯苓、白茅根，加车前子10g（包煎），茯苓10g，泽泻5g，黄芪50g，龙骨50g（先煎），肉桂10g，小茴香10g，续服12剂。保留灌肠。余药照用。

2009年12月14日三诊：乏力减轻，腰痛减轻，恶心，双下肢轻度浮肿缓解，手足心热好转，纳可，眠差，小便正常，大便干减轻。舌淡暗，有齿痕，脉沉细。尿常规：隐血（++），蛋白（±）；肾功：肌酐146μmol/L，尿素氮4.3mmol/L，尿酸321μmol/L。上方去小茴香、肉桂，加佩兰10g，黄柏10g，续服12剂。保留灌肠。余药照用。

2009年12月28日四诊：乏力明显减轻，腰痛减轻，恶心缓解，双下肢轻度浮肿缓解，手足心热好转，纳可，眠差好转，小便正常，大便干明显减轻。舌淡暗、有齿痕，脉沉细。尿常规：隐血（+），蛋白（-）；肾功：肌酐120μmol/L，尿素氮4.4mmol/L，尿酸294μmol/L。效不更方。保留灌肠。余药照用。

2010年1月11日五诊：无乏力，腰痛明显减轻，恶心明显缓解，无双下肢轻度浮肿，手足心热明显好转，纳可，眠可，大小便正常。舌淡暗，有齿痕，脉沉。尿常规：隐血（+），蛋白（-）；肾功：肌酐122μmol/L，尿素氮4.3mmol/L，尿酸389μmol/L。患者自述昨日感寒后自觉咽痛。上方加菊花10g，薄荷5g（后下），续服12剂。保留灌肠。余药照用。嘱患者注意休息，控制饮食，规律作息，避免劳累，避风寒。规律复诊至今。

【按语】慢性肾衰为多种疾病迁延不愈，毒损肾络，耗损肾之阴阳，以致肾之体用皆衰。叶天士《临证指南医案》提出"久病入络"的观点，认为"初为气结在经，久则血伤入络"，故慢性肾衰的病机关键在于疾病后期，病理产物对肾络的损伤，治疗时应用解毒通络的药物为治疗的关键。本病患者症见乏力、恶心、怕热、口苦、咽干、双下肢麻木、足跟痛、纳差、眠可、尿频，为慢性肾衰之气阴两虚兼瘀毒证，治疗时在益气养阴之本上加以解毒通络，导邪外出以益肾。全方以人参、黄芪、黄精为君药，以补脾益肾。以熟地、玄参为臣药，滋阴血、清虚热。血竭、丹参活血化瘀，僵蚕、蝉蜕、络石藤、延胡索祛风通络，土茯苓、白茅根合用以解毒。全方补益、活血、祛邪并重，于益气养阴的同时解肾络之毒邪，以达标本同治之功。

案3.王某，男，44岁。初诊日期：2009年11月17日。

主诉：乏力6年余，加重伴咽喉不利7天。

现病史：6年前无明显诱因出现乏力症状，未予重视。7天前上症加重，伴咽喉不利。现症：乏力，咽喉不利，气短，纳可，眠差，夜尿3～4次，尿频，大便干，2日一行。尿常规：隐血（+），蛋白（++）；肾功：肌酐353μmol/L，尿素氮14.8mmol/L，尿酸504μmol/L。

既往史：高血压病史15年，最高血压178/100mmHg，现规律口服降压药，血压控制尚可；高尿酸血症病史10年。

中医诊断：慢性肾衰之气阴两虚兼瘀毒证。

西医诊断：慢性肾功能衰竭；高尿酸血症；高血压2级。

治法：益气养阴，解毒通络，导邪益肾。

处方：

口服方：人参10g（包煎），黄芪50g，黄精50g，血竭3g（冲服），僵蚕10g，蝉蜕10g，络石藤10g，白豆蔻10g（后下），土茯苓60g，白茅根50g，槟榔10g，草果10g，厚朴10g，丹参10g。12剂（12天），每剂水煎取汁360ml，每次120ml，日3次，饭后服。

灌肠方：酒大黄10g，厚朴10g，枳实10g，牡蛎50g（先煎），黄芪50g，制附子5g（先煎），金银花20g，土茯苓100g。6剂（12天），每剂水煎取汁200ml，每次100ml，睡前保留灌肠。

金水宝胶囊，每次6粒，日3次，口服；咽喉利清糖浆，每日1～2支，含服；嘱患者注意休息，严守"一则八法"，低盐、低脂、低嘌呤、低优蛋白饮食。

2009年12月1日二诊：乏力减轻，咽喉不利好转，气短，纳可，眠差，夜尿3～4次，尿频，大便质干，2日一行。尿常规：隐血（+），蛋白（+）；肾功：肌酐289μmol/L，尿素氮11.3mmol/L，尿酸442μmol/L。效不更方。

2009年12月15日三诊：乏力减轻，咽喉不利好转，气短改善，纳可，眠差，夜尿3～4次，尿频，大便质干，2日一行。尿常规：隐血（-），蛋白（+）；肾功：肌酐309μmol/L，尿素氮12.3mmol/L，尿酸409μmol/L。患者自述腰痛。上方加益智仁10g，杜仲10g，菟丝子10g，续服12剂。嘱患者注意休息，规律饮食。保留灌肠。余药照用。

2009年12月29日四诊：乏力明显减轻，咽喉不利好转，气短改善，纳可，眠差，夜尿2次，尿频减轻，大便质干，2日一行。尿常规：隐血（-），蛋白（+）；肾功：肌酐267μmol/L，尿素氮9.7mmol/L，尿酸441μmol/L。效不更方。保留灌肠。

2010年1月12日五诊：乏力明显减轻，咽喉不利明显好转，气短改善，纳可，眠差缓解，夜尿1次，尿频减轻，大便干改善，日一行。尿常规：隐血（－），蛋白（－）；肾功：肌酐229μmol/L，尿素氮7.9mmol/L，尿酸409μmol/L。上方加益母草10g，陈皮10g，续服12剂。保留灌肠。余药照用。

2010年1月26日六诊：无乏力、咽喉不利，气短明显改善，纳可，眠差明显缓解，夜尿1次，尿频明显减轻，大便质干明显改善，日一行。尿常规：隐血（－），蛋白（－）；肾功：肌酐201μmol/L，尿素氮7.6mmol/L，尿酸409μmol/L。效不更方。嘱患者注意休息，控制饮食，规律作息，避免劳累，避风寒。

【按语】肾失封藏，不能约束肾精之闭藏，精血反而外溢，故出现血尿、蛋白尿、水肿等症状，日久蓄积水毒、痰浊、瘀毒等病理产物，导致本病的发生。毒邪损伤肾络，毒邪从气街处侵入肾络，伤及肾间动气，继而损伤肾之体用，以致肾体衰竭。故治疗时以补气益肾药物固护肾气，同时配以解毒通络，发挥药物最大的功用。

案4.郭某，男，50岁。初诊日期：2006年7月17日。

主诉：乏力6年余，加重7天。

现病史：6年前无明显诱因出现乏力症状，就诊于当地医院，尿常规：隐血（＋），蛋白（＋），诊断为慢性肾小球肾炎。予肾炎胶囊口服治疗，后于当地中医诊所间断口服中药治疗。7天前上述症状加重。现症：乏力，咽干，口苦，气短，胸闷，腰痛，纳可，眠差，夜尿3次，尿频，大便成形，日一行。尿常规：隐血（＋），蛋白（＋＋）；肾功：肌酐251μmol/L，尿素氮10.8mmol/L，尿酸504μmol/L。

既往史：高尿酸血症15年；高血压病史8年，最高血压170/100mmHg，现规律口服降压药，血压控制尚可。

中医诊断：慢性肾衰之气阴两虚兼瘀毒证。

西医诊断：慢性肾功能衰竭；高尿酸血症；高血压2级。

治法：益气养阴，解毒通络，导邪益肾。

处方：

口服方：人参10g（包煎），黄芪50g，黄精50g，血竭3g（冲服），僵蚕10g，蝉蜕10g，络石藤10g，白豆蔻10g（后下），菟丝子10g，杜仲10g，土茯苓60g，白茅根50g，槟榔10g，草果10g，厚朴10g，丹参10g。12剂（12天），每剂水煎取汁360ml，每次120ml，日3次，饭后服。

灌肠方：酒大黄10g，厚朴10g，枳实10g，牡蛎50g（先煎），黄芪50g，制附子5g（先煎），金银花20g，土茯苓100g。6剂（12天），每剂水煎取汁200ml，每次100ml，睡前保留灌肠。

金水宝胶囊，每次6粒，日3次，口服；咽喉利清糖浆，每日1～2支，含服；

血府逐瘀胶囊，每次4粒，日3次，口服。嘱患者注意休息，严守"一则八法"，低盐、低脂、低嘌呤、低优蛋白饮食。

2006年8月1日二诊：乏力减轻，咽干缓解，口苦，气短，胸闷，腰痛，纳可，眠差好转，夜尿3次，尿频缓解，大便成形，日一行。尿常规：隐血（＋），蛋白（＋＋）；肾功：肌酐266μmol/L，尿素氮10.1mmol/L，尿酸484μmol/L。效不更方，续服12剂。余药照用。

2006年8月15日三诊：乏力减轻，咽干缓解，口苦好转，气短改善，胸闷减轻，腰痛，纳可，眠差好转，夜尿3次，尿频减轻，大便成形，日一行。尿常规：隐血（＋），蛋白（＋）；肾功：肌酐234μmol/L，尿素氮9.1mmol/L，尿酸477μmol/L。患者述仍有腰痛。上方加益智仁10g，杜仲10g，续服12剂。嘱患者注意休息，规律饮食。余药照用。

2006年8月29日四诊：乏力减轻，咽干明显缓解，口苦好转，气短改善，胸闷减轻，腰痛缓解，纳可，眠差好转，夜尿2次，尿频缓解，大便成形，日一行。尿常规：隐血（±），蛋白（＋）；肾功：肌酐221μmol/L，尿素氮8.7mmol/L，尿酸461μmol/L。效不更方，续服12剂。

2006年9月12日五诊：乏力明显减轻，咽干明显缓解，口苦好转，气短改善，胸闷减轻，腰痛明显缓解，纳可，眠差好转，夜尿1次，尿频明显缓解，大便成形，日一行。尿常规：隐血（－），蛋白（＋）；肾功：肌酐195μmol/L，尿素氮7.9mmol/L，尿酸444μmol/L。上方加益母草10g，陈皮10g，续服12剂。余药照用。

2006年9月26日六诊：无乏力、咽干，口苦明显好转，气短明显改善，胸闷减轻，腰痛明显缓解，纳可，眠可，夜尿1次，尿频明显缓解，大便成形，日一行。尿常规：隐血（－），蛋白（±）；肾功：肌酐171μmol/L，尿素氮7.4mmol/L，尿酸421μmol/L。效不更方。嘱患者注意休息，控制饮食，规律作息，避免劳累，避风寒。

【按语】慢性肾衰病程日久，造成水邪蓄积，湿浊、痰、瘀、毒壅聚。本病与五脏关系密切，各脏体用均为病，终至衰竭，治疗应以解毒通络、辟秽泻浊、益肾固元为法，灌肠法是一个配合内服法治疗的较好选择。灌肠药物常用酒大黄、厚朴、枳实、牡蛎、黄芪、制附子、金银花、土茯苓，其中土茯苓用量可用至100g，疗效佳。《本草正义》载土茯苓可"利湿祛热毒，解毒降浊"，用量宜大。本灌肠方为大黄附子汤加减，是"温阳泄毒法"的代表。方中酒大黄为君药，清热解毒，破积滞，通腑降浊，行瘀血；附子为臣药，大辛大热，配合大黄，二者起到寒热并进、攻补兼施的效果，并可温补肾阳，促使浊毒的排出以及血液瘀滞的清除，达到标本兼治、扶正祛邪之功效；枳实行气导滞，助酒大黄祛瘀血、热毒、湿浊之邪；

厚朴具有行腑气、逐浊导滞之功；金银花清气分热，解血分毒；牡蛎能够固精收涩，可使清瘀泄滞之时而无伤肾中精气。诸药合用，可清化湿浊、消瘀导滞，达到解毒通络之效。与口服汤药同用，以内外同治之法，共达益肾解毒通络之功。

案5.陈某，女，63岁。初诊日期：2010年11月23日。

主诉：间断乏力7月余，加重伴眼睑浮肿3天。

现病史：7个月前无明显诱因出现乏力症状，未予治疗，3天前无明显诱因上症加重，伴眼睑浮肿。现症：乏力，眼睑浮肿，气短，口苦，头晕，腰酸，纳可，眠差，夜尿3次，小便频，大便成形，日一行。舌淡暗，苔白，脉沉细。尿常规：隐血（＋），蛋白（＋＋）；肾功：肌酐204.6μmol/L，尿素氮7.9mmol/L，尿酸373μmol/L。

中医诊断：慢性肾衰之气阴两虚兼瘀毒证。

西医诊断：慢性肾功能衰竭。

治法：益气养阴，解毒通络利咽，导邪益肾。

处方：

口服方：人参10g（包煎），黄芪50g，黄精50g，熟地黄15g，血竭3g（冲服），僵蚕10g，蝉蜕10g，络石藤10g，白豆蔻（后下），车前子10g（包煎），土茯苓60g，白茅根50g，木蝴蝶10g，金荞麦10g，丹参10g，桃仁10g。6剂（6天），每剂水煎取汁360ml，每次120ml，日3次，水煎饭后服。

灌肠方：酒大黄10g，厚朴10g，枳实10g，牡蛎50g（先煎），黄芪50g，制附子5g（先煎），金银花20g，土茯苓100g。3剂（6天），每剂水煎取汁200ml，每次100ml，睡前保留灌肠。

紫河车粉，每次3g，日3次，冲服；西洋参，每次5g加去皮生姜3片，水煎代茶饮，每日1300ml左右；金水宝胶囊，每次6粒，日3次，口服；血府逐瘀胶囊，每次4粒，日3次，口服；丹参滴丸，每次10粒，日3次，口服。嘱患者注意休息，严守"一则八法"，低优蛋白饮食。

2010年11月30日二诊：乏力减轻，眼睑浮肿缓解，气短改善，口苦，头晕，腰酸，纳可，眠差，夜尿3次，小便频，大便成形，日一行。舌淡暗，苔白，脉沉细。尿常规：隐血（＋），蛋白（＋＋）；肾功：肌酐221.1μmol/L，尿素氮7.7mmol/L。上方加益智仁20g，菟丝子10g，杜仲10g，续服12剂。余药照用。

2010年12月14日三诊：乏力减轻，眼睑浮肿缓解，气短改善，口苦好转，头晕减轻，腰酸缓解，纳可，眠差，夜尿2次，小便频缓解，大便成形，日一行。舌淡暗，苔白，脉沉细。尿常规：隐血（±），蛋白（＋）；肾功：肌酐198μmol/L，尿素氮7.5mmol/L。根据症、舌、脉，上方去车前子，加黄柏10g，续服12剂。余药照用。

2010年12月28日四诊：乏力明显减轻，无眼睑浮肿，气短明显改善，口苦明显好转，头晕明显减轻，无腰酸，纳可，眠差，夜尿2次，小便频缓解，大便成形，日一行。舌淡暗，苔白，脉沉细。尿常规：隐血（±），蛋白（-）；肾功：肌酐156μmol/L，尿素氮6.2mmol/L。予上方6剂，3剂研面，加紫河车粉300g，混合炒香，每次3g，日3次，冲服。嘱患者注意休息，控制饮食，规律作息，避免劳累，避风寒。

【按语】慢性肾衰的治疗与咽喉关系密切。《灵枢·经脉》曰："足少阴之脉……从肾上贯肝膈，入肺中，循喉咙，挟舌本。"本病病位在肾，咽喉为足少阴肾经所过之处，是传变的关键，枢机之所在。咽喉上通口鼻，下联肺脏，当外感六淫之邪侵入咽喉，邪气久留，盘踞不除而成毒，日久毒邪循经至肾，肾的封藏功能失司，引起气血逆乱，伤及肾间动气，终伤肾之体用。毒邪久伏膜原，失肾元真气之固护，命门失于温煦，毛脉无固血之力，血液外渗，形成血尿；肾封藏失司，脾失升清之职，精微物质外漏而形成蛋白尿。故利咽解毒以治标，益肾通络以治本。利咽解毒常用药物为金荞麦、木蝴蝶等，金荞麦有清热解毒、排脓祛瘀之功，木蝴蝶清肺利咽、疏肝和胃，二药合用清热利咽、解毒通络，为笔者运用清咽利喉法治疗慢性肾衰常用药对，体现其病在下取其上，"下病上治"之法。

案6.金某，女，51岁。初诊日期：2010年11月30日。

主诉：间断乏力6年，加重伴眼睑浮肿1个月。

现病史：6年前无明显诱因出现乏力，就诊于某医院，尿常规：隐血（++）、蛋白（+），肾功：肌酐142μmol/L，诊断为慢性肾炎。予肾炎灵颗粒、百令胶囊口服治疗。1个月前患者上述症状加重，伴眼睑浮肿。现症：乏力，眼睑浮肿，头晕，偶有头痛，胸闷，干咳、无痰，手足心热，腰痛，纳可，眠差，尿频，大便成形，日一行。舌红苔白、有裂纹，脉弦细。尿常规：隐血（++），蛋白（+）；肾功：肌酐204μmol/L，尿素氮9.1mmol/L。

既往史：类风湿关节炎10年。

中医诊断：慢性肾衰之气阴两虚兼瘀毒证。

西医诊断：慢性肾功能衰竭。

治法：益气养阴，解毒通络利咽，导邪益肾。

处方：

口服方：人参10g（包煎），黄芪50g，黄精50g，熟地黄15g，生地黄10g，僵蚕10g，蝉蜕10g，络石藤10g，土茯苓60g，白茅根50g，槟榔10g，草果10g，厚朴10g，丹参10g，川贝3g（冲服），杏仁5g，天麻10g，车前子10g（包煎）。12剂（12

天），每剂水煎取汁360ml，每次120ml，日3次，饭后服。

灌肠方：酒大黄10g，厚朴10g，枳实10g，牡蛎50g（先煎），黄芪50g，制附子5g（先煎），金银花20g，土茯苓100g。6剂（12天），每剂水煎取汁200ml，每次100ml，睡前保留灌肠。

咽喉利清糖浆，每日1～2支，含服；云南白药，每次1g，早晚冲服；金水宝胶囊，每次6粒，日3次，口服。嘱患者注意休息，严守"一则八法"，低优蛋白饮食。

2010年12月14日二诊：乏力减轻，眼睑浮肿，头晕缓解，偶有头痛、胸闷，干咳明显减轻，手足心热，腰痛，纳可，眠差，尿频，大便成形，日一行。舌红苔白、有裂纹，脉弦细。尿常规：隐血（+），蛋白（+）；肾功：肌酐188μmol/L，尿素氮8.9mmol/L。上方去川贝，加地骨皮10g，青蒿10g，柴胡5g，续服12剂。余药照用。

2010年12月28日三诊：乏力明显减轻，眼睑浮肿明显改善，头晕缓解，胸闷，无干咳，手足心热缓解，腰痛减轻，纳可，眠差缓解，尿频减轻，大便成形，日一行。舌红苔薄白、有裂纹，脉弦细。尿常规：隐血（±），蛋白（+）；肾功：肌酐165μmol/L，尿素氮8.7mmol/L。患者自述饭后恶心，偶有胃痛。上方加苏叶10g，黄连10g，续服12剂。余药照用。

2011年1月11日四诊：无乏力，无眼睑浮肿，头晕明显缓解，胸闷减轻，无干咳，手足心热明显缓解，腰痛明显减轻，纳可，眠可，尿频明显减轻，大便成形，日一行。舌红苔薄白、有裂纹，脉弦细。尿常规：隐血（±），蛋白（±）；肾功：肌酐144μmol/L，尿素氮8.1mmol/L。予上方6剂，3剂研面，加紫河车粉300g，混合炒香，每次3g，日3次，冲服。嘱患者注意休息，控制饮食，规律作息，避免劳累，避风寒，不适随诊。

【按语】此患者为典型的慢性肾衰，特点为前期患有慢性肾风，其肾功能进行性恶化，通过口服中成药物，未延缓肾脏病变的发展。慢性肾衰迁延难愈的根本原因是毒损肾络，中医治疗应突出辨证论治之精髓，标本兼治。本病虚实夹杂，虚者以益气养阴，实者以益肾解毒、通络导邪为治疗的基本大法。人参大补元气，补脾益肺，生津养血；黄芪益气固表；黄精滋肾润肺，补脾益气，此三味为君，以补脾益肾。熟地滋阴补血，生地滋阴清热，甘寒生津，此二者为臣，合用助君药滋阴补血清热。僵蚕、蝉蜕、络石藤皆可祛风以通畅肾络，肾络得通，诸毒可去。土茯苓甘淡渗利，解毒利湿；白茅根清热利尿，二药可祛肾风之湿毒、水毒。草果、槟榔、厚朴为达原饮之要药，槟榔除瘴气，厚朴破戾气，草果祛除伏邪，共用可直达巢穴，使邪气溃败，膜原开达，共奏导邪毒、达膜原之意。丹参味苦，微寒，归心、肝经，清血热，通经络，祛瘀生新。川贝为粉冲服，《本草汇言》谓"贝母，开郁，下气，化痰之药也，润肺消痰，止咳定喘"，清热化痰，止咳定喘。杏仁味苦微温，入肺经，《本草拾遗》谓其"去痰唾咳嗽"。天麻平抑肝阳，《本草汇言》谓其"主头风，头痛，头晕虚旋"。车前子味甘，微寒，归肝、肾、肺、小肠经，利尿通淋，渗湿，清肝明目。保留灌肠有化湿浊、导滞排毒之功。诸药共用，可益气养阴，解毒通络保肾。

案7.矫某，女，48岁，出诊日期：2005年7月5日。

主诉：间断乏力2年，加重伴眼睑浮肿7天。

现病史：2年前无明显诱因出现乏力症状，未予治疗，7天前无明显诱因上症加重，并伴眼睑浮肿。现症：乏力，气短，眼睑浮肿，口干，心烦，头晕，胸闷，心慌，纳可，眠差，小便频，大便稀，日行2次。舌淡暗有齿痕，脉沉细涩。尿常规：隐血（−），蛋白（+++）；肾功：肌酐324.0μmol/L，尿素氮9.2mmol/L，尿酸573μmol/L。

既往史：高尿酸血症5年。

中医诊断：慢性肾衰之气阴两虚兼瘀毒证。

西医诊断：慢性肾功能衰竭；高尿酸血症。

治法：益气养阴，解毒通络，导邪益肾。

处方：

口服方：人参10g（包煎），黄芪50g，黄精50g，熟地黄15g，血竭3g（冲服），僵蚕10g，蝉蜕10g，络石藤10g，土茯苓60g，白茅根50g，槟榔10g，草果10g，厚朴10g，丹参10g，猫爪草10g，山慈菇10g。12剂（12天），每剂水煎取汁360ml，每次120ml，日3次，饭后服。

灌肠方：酒大黄10g，厚朴10g，枳实10g，牡蛎50g（先煎），黄芪50g，制附子5g（先煎），金银花20g，土茯苓100g。6剂（12天），每剂水煎取汁200ml，每次100ml，睡前保留灌肠。

紫河车粉，每次3g，日3次，冲服；西洋参，每次5g加去皮生姜3片，水煎代茶饮，每日1300ml左右；金水宝胶囊，每次6粒，日3次，口服；碳酸氢钠片，每次5片，日3次，口服；银杏叶片，每次1片，日3次，口服。嘱患者注意休息，低优蛋白、低嘌呤饮食。

2005年7月17日复诊：乏力减轻，气短改善，眼睑浮肿缓解，口干缓解，心烦稍改善，头晕缓解，胸闷改善，心慌缓解，纳可，睡眠改善，小便频缓解，大便稀，日一行。舌淡暗有齿痕，脉沉细。尿常规：隐血（−），蛋白（++）；肾功：肌酐274μmol/L，尿素氮8.2mmol/L，尿酸373μmol/L。患者仍感胃胀，上方加玉竹

20g，藿香30g，佩兰10g，续服12剂。余药照用。

2005年7月29日三诊：乏力明显减轻，气短明显改善，眼睑浮肿明显缓解，怕冷改善，口干明显缓解，心烦改善，头晕明显缓解，胸闷明显改善，心慌明显缓解，纳可，眠可，小便频明显缓解，胃胀改善，大便尚可，日一行。舌淡暗有齿痕，脉沉细涩。尿常规：隐血（–），蛋白（+）；肾功：肌酐234μmol/L，尿素氮7.2mmol/L，尿酸333μmol/L。效不更方，续服12剂。余药照用。

2005年8月12日四诊：无乏力、气短、眼睑浮肿、口干症状，心烦明显改善，无头晕、胸闷、心慌症状，纳可，眠可，小便频明显缓解，大便尚可，日一行。舌淡红，边有齿痕，脉沉细。尿常规：隐血（–），蛋白（–）；肾功：肌酐154μmol/L，尿素氮7.5mmol/L，尿酸321μmol/L。予上方6剂，3剂研面，加紫河车粉300g，混合炒香，每次3g，日3次，冲服。嘱患者注意休息，控制饮食，规律作息，避免劳累，避风寒。

【按语】本病例属于肾病日久，肾之体用两伤，痰瘀湿浊等毒邪损伤肾络，气阴俱损，因此以益气养阴、解毒通络为治病之大法。《读医随笔》所云：气虚不足以推血，则必有瘀。瘀血伴随病程始终，因此治疗上黄芪、黄精与丹参同用，黄芪固卫气，补气升阳、利水消肿；黄精补上中下三焦之气阴；丹参入血分，活血化瘀、化瘀生新、凉血止痛。三药合用，气血同治，益气养阴通脉，祛瘀止痛，可对肾衰气阴两虚之气虚血瘀起到不可替代的作用。患者有高尿酸病史，方中应用猫爪草清热利湿解毒，山慈菇消痰散结，正如《本草新编》曰："山慈菇正消痰之药，治痰而怪病自除也。"两药相合清热解毒、消痰散结，对于缓解痛风病热毒滞络，痰瘀互结见足关节红肿疼痛等症状有显著疗效。

案8.朴某，男，70岁。初诊日期：2005年7月7日。

主诉：间断乏力10年，加重伴双下肢浮肿5个月。

现病史：10年前无明显诱因出现乏力症状，于某医院查尿常规示：隐血（+），蛋白（+++）；肾功：肌酐426μmol/L，尿素氮9.8mmol/L，尿酸381μmol/L。诊断为慢性肾脏病，经治疗症状稍缓解。5个月前无明显诱因上症加重，并伴双下肢浮肿。现症：乏力，气短，双下肢浮肿，怕冷，口干，心烦，头晕，胸闷，心慌，纳差，胃胀，眠差，小便频，大便稀，日行2~3次。舌淡暗有齿痕，脉沉细。尿常规：隐血（–），蛋白（+++）；肾功：肌酐445.0μmol/L，尿素氮10.2mmol/L，尿酸373μmol/L。

既往史：高脂血症5年。

中医诊断：慢性肾衰之气阴两虚兼瘀毒证。

西医诊断：慢性肾功能衰竭。

治法：益气健脾，解毒通络，导邪益肾。

处方：

口服方：人参10g（包煎），黄芪50g，黄精50g，熟地黄15g，血竭3g（冲服），僵蚕10g，蝉蜕10g，络石藤10g，土茯苓60g，白茅根50g，槟榔10g，草果10g，厚朴10g，丹参10g，焦山楂30g，焦麦芽30g。12剂（12天），每剂水煎取汁360ml，每次120ml，日3次，饭后服。

灌肠方：酒大黄10g，厚朴10g，枳实10g，牡蛎50g（先煎），黄芪50g，制附子5g（先煎），金银花20g，土茯苓100g。6剂（12天），每剂水煎取汁200ml，每次100ml，睡前保留灌肠。

紫河车粉，每次3g，日3次，冲服；西洋参，每次5g加去皮生姜3片，水煎代茶饮，每日1300ml左右；金水宝胶囊，每次6粒，日3次，口服；银杏叶片，每次1片，日3次，口服。嘱患者注意休息，低优蛋白、低脂饮食。

2005年7月19日复诊：乏力、气短、胸闷减轻，双下肢浮肿、怕冷稍减轻，口干、心烦改善，头晕、心慌、纳差、胃胀、眠差、小便频稍改善，大便稀缓解，日行1~2次。舌淡暗有齿痕，脉沉细。尿常规：隐血（-），蛋白（++）；肾功：肌酐365μmol/L，尿素氮9.2mmol/L，尿酸343μmol/L。患者仍感胃胀，胸闷心慌。上方加藿香30g，薤白10g，瓜蒌10g，续服12剂。余药照用。

2005年8月2日三诊：乏力、气短明显减轻，双下肢浮肿、怕冷减轻，头晕、胸闷、心慌缓解，纳差、胃胀、眠差、小便频改善，大便可，日行1~2次。舌淡暗有齿痕，脉沉细。尿常规：隐血（-），蛋白（+）；肾功：肌酐325μmol/L，尿素氮8.9mmol/L，尿酸345μmol/L。效不更方，续服12剂。余药照用。

2005年8月14日四诊：无乏力、气短、双下肢浮肿、怕冷、口干、心烦、头晕、胸闷、心慌症状，纳可，眠可，小便可，大便尚可，日一行。舌淡红边有齿痕，脉沉细。尿常规：隐血（-），蛋白（-）；肾功：肌酐184μmol/L，尿素氮7.5mmol/L，尿酸321μmol/L。予上方6剂，3剂研面，加紫河车粉300g，混合炒香，每次3g，日3次，冲服。嘱患者注意休息，控制饮食，规律作息，避免劳累，避风寒。

【按语】肾衰是多因素相互作用的结果，其关键是毒损肾络，病机根本为肾元虚损；郁毒深藏浮络、孙络，盘踞膜原，久伏不出，缠绵不愈。可见破毒邪、通郁滞是治疗根本。治则为导邪外出，邪尽方愈，使邪气驱散，速离膜原。治疗大法为开达膜原，益肾解毒，导邪通络。本方草果、厚朴、槟榔，为达原饮之主药。吴又可认为，邪气深伏，盘踞膜原，表里形证未见，汗下非所宜，徒损真气。草果归脾、胃经，燥湿化浊，透脾达膜原，为开"浊秽郁伏"之专药；槟榔归胃、大肠经，性温质重，辛散苦燥，能达膜原而透胃肠，此为化"盘踞巢穴"之专药；厚朴有行腑气、破固结之功，能配合草果、槟榔两味主药逐浊导滞，借胃肠引邪而下。故以槟榔、草果、厚朴破戾气，除伏邪，疏利宣泄，辟秽化浊，直达巢穴，使邪气溃败，膜原开达。

案9. 解某，男，72岁。初诊日期：2005年12月27日。

主诉：间断乏力5年，加重7天。

现病史：5年前无明显诱因出现乏力症状，未予重视，7天前无明显诱因上症加重，自行口服保健药物后症状未缓解。现症：乏力，气短，怕冷，口干，手足心热，盗汗，头晕，纳差，眠可，小便频，夜尿3~4次，大便溏，日行2~3次。舌淡暗有齿痕，脉沉细。尿常规：隐血（+++），蛋白（+++）；肾功：肌酐484μmol/L，尿素氮10.6mmol/L，尿酸463μmol/L。

既往史：高尿酸血症10年。

中医诊断：慢性肾衰之气阴两虚兼瘀毒证。

西医诊断：慢性肾功能衰竭；高尿酸血症。

治法：益气健脾，解毒通络，导邪益肾。

处方：

口服方：人参10g（包煎），黄芪50g，黄精50g，熟地黄15g，血竭3g（冲服），僵蚕10g，蝉蜕10g，络石藤10g，土茯苓60g，白茅根50g，槟榔10g，草果10g，厚朴10g，丹参10g，猫爪草10g，山慈菇10g，车前子10g（包煎），泽泻5g。12剂（12天），每剂水煎取汁360ml，每次120ml，日3次，饭后服。

灌肠方：酒大黄10g，厚朴10g，枳实10g，牡蛎50g（先煎），黄芪50g，制附子5g（先煎），金银花20g，土茯苓100g。6剂（12天），每剂水煎取汁200ml，每次100ml，睡前保留灌肠。

紫河车粉，每次3g，日3次，冲服；西洋参，每次5g加去皮生姜3片，水煎代茶饮，每日1300ml左右；金水宝胶囊，每次6粒，日3次，口服；碳酸氢钠片，每次5片，日3次，口服；银杏叶片，每次1片，日3次，口服。嘱患者注意休息，低优蛋白、低嘌呤饮食。

2006年1月9日二诊：乏力稍好转，气短稍缓解，怕冷稍改善，口干缓解，手足心热稍改善，盗汗、头晕稍缓解，纳差，眠可，小便频，夜尿3~4次，大便溏稍改善，日行1~2次。舌淡暗有齿痕，脉沉细。尿常规：隐血（++），蛋白（+++）；肾功：肌酐423μmol/L，尿素氮10.1mmol/L，尿酸423μmol/L。患者盗汗，纳差，小便频。上方加熟地黄10g，黄柏10g，牡丹皮10g，茯苓10g，泽泻5g，续服12剂。余药照用。

2006年1月23日三诊：乏力明显好转，气短明显缓解，怕冷明显改善，无口干症状，手足心热明显改善，盗汗改善，头晕明显缓解，纳差明显改善，眠可，小便频明显改善，夜尿1～2次，大便尚可，日行1～2次。舌淡暗有齿痕，脉沉细。尿常规：隐血（－），蛋白（＋＋）；肾功：肌酐321μmol/L，尿素氮8.1mmol/L，尿酸343μmol/L。患者偶有胃胀。上方加苏叶10g，黄连10g，续服12剂。余药照用。

2006年2月5日四诊：无乏力、气短、怕冷、口干症状，手足心热、盗汗、头晕、纳差明显改善，眠可，小便频明显改善，夜尿1～2次，大便尚可，日行1～2次。舌淡暗有齿痕，脉沉细。尿常规：隐血（－），蛋白（＋）；肾功：肌酐287μmol/L，尿素氮7.4mmol/L，尿酸321μmol/L。效不更方，续服12剂。余药照用。

2006年2月17日五诊：无乏力、气短、怕冷、口干、手足心热、盗汗、头晕症状，纳可，眠可，小便尚可，夜尿1～2次，大便尚可，日行1～2次。舌淡有齿痕，脉沉细。尿常规：隐血（－），蛋白（＋）；肾功：肌酐204μmol/L，尿素氮7.1mmol/L，尿酸323μmol/L。予上方6剂，3剂研面，加紫河车粉300g，混合炒香，每次3g，日3次，冲服。嘱患者注意休息，控制饮食，规律作息，避免劳累，避风寒。

【按语】由于邪阻肾之络道，郁久蕴毒，深入于浮络、孙络、缠络，是肾衰病情缠绵、久治不愈的根本原因，而毒损肾络是肾病发展到后期的主要病机特点，同时也应看到毒损肾络既是一个病理概念，又包括具体的病位内容，而毒邪是矛盾的主要方面，所以治疗肾衰要针对毒邪这一病因病理因素，始终如一的贯彻解毒、祛毒、化毒这一基本原则，并应根据毒邪的性质特点、停留部位、兼夹、病势的发展情况及正气祛邪情况，综合考虑、判断、立法组方，标本兼治。主要有通腑排毒、清热解毒、祛瘀解毒、芳香化毒、扶正祛毒等不同，但总以祛毒外出、令无壅滞为要，以期毒去正安，毒去正复。本方应用土茯苓、槟榔、草果、厚朴以解毒利湿通络，破戾气，除伏邪，疏利宣泄，辟秽化浊，直达巢穴，使邪气溃败，膜原开达。

案10. 刘某，女，60岁。初诊日期：2005年3月9日。

主诉：间断乏力6年，加重伴眼睑浮肿7天。

现病史：6年前无明显诱因出现乏力症状，未予治疗。7天前无明显诱因上症加重，并伴眼睑浮肿。现症：乏力，气短，眼睑浮肿，怕冷，口干，手足心热，汗多，头晕，纳可，胃胀，反酸，眠差，小便频，大便稀，日行2次。舌淡暗有齿痕，脉沉细。尿常规：隐血（－），蛋白（＋＋＋）；肾功：肌酐384μmol/L，尿素氮7.2mmol/L，尿酸533μmol/L。血压140/90mmHg。

既往史：高尿酸血症10年；高血压病史5年，现规律口服降压药。

中医诊断：慢性肾衰之气阴两虚兼瘀毒证。

西医诊断：慢性肾功能衰竭；高尿酸血症；高血压。

治法：益气健脾，解毒通络，导邪益肾。

处方：

口服方：人参10g（包煎），黄芪50g，黄精50g，熟地黄15g，血竭3g（冲服），僵蚕10g，蝉蜕10g，络石藤10g，土茯苓60g，白茅根50g，槟榔10g，草果10g，厚朴10g，丹参10g，猫爪草10g，山慈菇10g，莱菔子10g。12剂（12天），每剂水煎取汁360ml，每次120ml，日3次，水煎饭后服。

灌肠方：酒大黄10g，厚朴10g，枳实10g，牡蛎50g（先煎），黄芪50g，制附子5g（先煎），金银花20g，土茯苓100g。6剂（12天），每剂水煎取汁200ml，每次100ml，睡前保留灌肠。

紫河车粉，每次3g，日3次，冲服；西洋参，每次5g加生姜3片，水煎代茶饮，每日1300ml左右；金水宝胶囊，每次6粒，日3次，口服；碳酸氢钠片，每次5片，日3次，口服；银杏叶片，每次1片，日3次，口服。嘱患者注意休息，低优蛋白、低嘌呤、低盐饮食。

2005年3月21日二诊：乏力好转，气短稍减轻，眼睑浮肿好转，怕冷稍好转，口干稍改善，手足心热稍缓解，汗多，头晕稍改善，纳可，胃胀稍好转，反酸，眠差，小便频稍改善，大便稀稍改善，日行2次。舌淡暗有齿痕，脉沉细。尿常规：隐血（－），蛋白（＋＋）；肾功：肌酐326μmol/L，尿素氮6.4mmol/L，尿酸473μmol/L。血压130/80mmHg。患者仍感汗多，胃胀，反酸。上方加浮小麦10g，麻黄根10g，柴胡10g，炒鸡内金10g，续服12剂。余药照用。

2005年4月2日三诊：乏力明显好转，气短减轻，眼睑浮肿明显好转，怕冷好转，口干改善，手足心热缓解，汗多好转，头晕改善，纳可，胃胀好转，反酸好转，眠差稍好转，小便频改善，大便稀改善，日一行。舌淡暗有齿痕，脉沉细。尿常规：隐血（－），蛋白（＋）；肾功：肌酐266μmol/L，尿素氮6.5mmol/L，尿酸421μmol/L。血压130/85mmHg。效不更方，续服12剂。余药照用。

2005年4月14日四诊：无乏力、气短、眼睑浮肿、怕冷症状，口干明显改善，手足心热明显缓解，汗多明显好转，头晕明显改善，纳可，胃胀明显好转，无反酸症状，眠可，小便可，大便可，日一行。舌淡暗有齿痕，脉沉细。尿常规：隐血（－），蛋白（－）；肾功：肌酐171μmol/L，尿素氮7.1mmol/L，尿酸351μmol/L。血压125/80mmHg。予上方6剂，3剂研面，加紫河车粉300g，混合炒香，每次3g，日3次，冲服。嘱患者注意休息，控制饮食，规律作息，避免劳累，避风寒。

【按语】慢性肾脏病的基本病机以肾虚为本，湿浊瘀毒之邪贯穿病程始终，是慢性肾脏疾病进展的基本环节，随着病变的进展，湿瘀蕴毒，产生浊毒之邪，弥漫三焦。因此，从慢性肾脏病发展、进展看，肾功能受损、肾功能丧失的整个病程就是虚、湿、瘀、浊、毒的过程，在治疗上针对以上病机变化，以益气养阴、解毒通络益肾作为治疗慢性肾脏病的根本大法，因其病程演变呈现出高度的复杂变化，因此无论是对疾病病因病机的认识，还是对中药药性的认识，都应打破固有的思维，灵活动态地看待，方可在临床取得疗效。张仲景在《伤寒论》中根据证素的发展变化来描述疾病的变化，并总结出六经传遍的规律，实际上便是恒动辨证治疗观。叶天士所论述的病邪从卫入气，再到营和血的辨证规律，也是运用恒动辨证治疗观对疾病规律的总结。南征教授对肾衰的治疗，是以其核心病机为基础，在疾病早期治疗即加入补气药及活血化瘀药，同时兼顾先后天之本，滋阴重在滋先天之肾阴，益气重在补后天之脾土，以动态把握核心病机的内部规律为思维方式，以相对固定而又动态变化的中药药组、药对为施治特点，从临床中不断丰富中医对肾衰基本理论、病因病机、辨证规律以及治法方药的认识。

案11.金某，女，73岁。初诊日期：2006年4月15日。

主诉：间断乏力30年，加重伴双下肢浮肿5个月。

现病史：30年前无明显诱因出现乏力症状，于某医院查尿常规示：隐血（+++），蛋白（+++）；肾功：肌酐622μmol/L，尿素氮10.2mmol/L，尿酸381μmol/L。诊断为慢性肾脏病，经治疗症状稍缓解。5个月前无明显诱因上症加重，并伴双下肢浮肿。现症：乏力，气短，双下肢浮肿，怕冷，口干，心烦，头晕，胸闷，心慌，纳差，胃胀，眠差，小便频，大便稀，日行2~3次。舌淡暗有齿痕，脉沉细。尿常规：隐血（++），蛋白（+++）；肾功：肌酐565μmol/L，尿素氮10.2mmol/L，尿酸373μmol/L。

既往史：高脂血症6年。

中医诊断：慢性肾衰之气阴两虚兼瘀毒证。

西医诊断：慢性肾功能衰竭。

治法：益气健脾，解毒通络，导邪益肾。

处方：

口服方：人参10g（包煎），黄芪50g，黄精50g，熟地黄15g，血竭3g（冲服），僵蚕10g，蝉蜕10g，络石藤10g，土茯苓60g，白茅根50g，槟榔10g，草果10g，厚朴10g，丹参10g，焦山楂30g，焦麦芽30g，苏叶10g，黄连10g。12剂（12天），每剂水煎取汁360ml，每次120ml，日3次，饭后服。

灌肠方：酒大黄10g，厚朴10g，枳实10g，牡蛎50g（先煎），黄芪50g，制附子5g（先煎），金银花20g，土茯苓100g。6剂（12天），每剂水煎取汁200ml，每次100ml，睡前保留灌肠。

紫河车粉，每次3g，日3次，冲服；西洋参，每次5g加生姜3片，水煎代茶饮，每日1300ml左右；金水宝胶囊，每次6粒，日3次，口服；银杏叶片，每次1片，日3次，口服；嘱患者注意休息，低优蛋白、低脂饮食。

2006年4月27日二诊：乏力、气短减轻，双下肢浮肿稍改善，怕冷稍减轻，口干缓解，心烦改善，头晕好转，胸闷稍改善，心慌稍缓解，纳差稍改善，胃胀，眠差，小便频稍改善，大便稀缓解，日行1~2次。舌淡暗有齿痕，脉沉细。尿常规：隐血（+），蛋白（++）；肾功：肌酐520μmol/L，尿素氮9.2mmol/L，尿酸353μmol/L。患者仍感胃胀，胸闷心慌。上方加莱菔子10g，藿香30g，薤白10g，瓜蒌10g，续服12剂。余药照用。

2006年5月10日三诊：乏力、气短明显减轻，双下肢浮肿改善，怕冷减轻，口干、心烦明显改善，头晕、胸闷、心慌缓解，纳差改善，胃胀好转，眠差稍改善，小便频改善，大便缓解，日行1~2次。舌淡暗有齿痕，脉沉细。尿常规：隐血（-），蛋白（++）；肾功：肌酐452μmol/L，尿素氮8.1mmol/L，尿酸325μmol/L。效不更方，续服12剂。余药照用。

2006年5月22日四诊：无乏力、气短症状，双下肢浮肿明显改善，怕冷明显减轻，无口干症状，心烦明显改善，头晕、胸闷、心慌明显缓解，纳可，无胃胀症状，眠差改善，小便可，大便可，日行1~2次。舌淡暗有齿痕，脉沉细。尿常规：隐血（-），蛋白（+）；肾功：肌酐322μmol/L，尿素氮7.8mmol/L，尿酸322μmol/L。

2006年6月4日五诊：无乏力、气短、双下肢浮肿、怕冷、口干、心烦、头晕症状，胸闷、心慌明显缓解，纳可，无胃胀症状，眠可，小便可，大便可，日行1~2次。舌淡有齿痕，脉沉细。尿常规：隐血（-），蛋白（+）；肾功：肌酐234μmol/L，尿素氮7.1mmol/L，尿酸325μmol/L。予上方6剂，3剂研面，加紫河车粉300g，混合炒香，每次3g，日3次，冲服。嘱患者注意休息，控制饮食，规律作息，避免劳累，避风寒。

【按语】本病例由于久病失治，发生眩晕、水毒症等多种并发症，根据久病伤及气阴，水湿毒邪以及瘀血泛溢之病机特点，始终以益气养阴、利湿解毒通络、活血利水等法为主要治疗手段，从而使尿蛋白及隐血渐趋正常，肾功能逐步恢复。经云："邪之所凑，其气必虚。"用黄芪、黄精补气健脾，扶正气，增强机体抗病能力。再佐以白茅根利水渗湿消肿，配灌肠药达到泄毒之目的。由于久病入络所致的慢性肾衰，多具有胶着痼结、缠绵难愈的特点，又当遵循宿邪缓攻的原则，补应通补，攻应缓攻，益气养阴，活血化瘀，固护肾脏，并应避免应用有肾毒性的中药，以扶正祛邪，协调脏腑经络、阴阳气血之间的平衡。唯有将益气养阴、活血化瘀、解毒通络保肾综合治疗方法作为治疗慢性肾衰的根本大法，方能提高中医药治疗慢性肾衰的疗效。

案12.刘某，男，40岁。初诊日期：2006年5月11日。

主诉： 间断乏力2年，加重伴双下肢浮肿5天。

现病史： 2年前无明显诱因出现乏力症状，于某医院查尿常规：隐血（+），蛋白（++）；肾功：肌酐326μmol/L，尿素氮9.2mmol/L，尿酸341μmol/L。诊断为慢性肾脏病，经治疗症状稍缓解。5天前无明显诱因上症加重，并伴双下肢浮肿。现症：乏力，气短，双下肢浮肿，怕冷，口干，心烦，头晕，胸闷，心慌，纳差，胃胀，眠差，小便频，大便稀，日行2~3次。舌淡暗有齿痕，脉沉细。尿常规：隐血（-），蛋白（+++）；肾功：肌酐345μmol/L，尿素氮10.2mmol/L，尿酸353μmol/L。

既往史： 高脂血症1年。

中医诊断： 慢性肾衰之气阴两虚兼瘀毒证。

西医诊断： 慢性肾功能衰竭。

治法： 益气健脾，解毒通络，导邪益肾。

处方：

口服方：人参10g（包煎），黄芪50g，黄精50g，熟地黄15g，血竭3g（冲服），僵蚕10g，蝉蜕10g，络石藤10g，土茯苓60g，白茅根50g，槟榔10g，草果10g，厚朴10g，丹参10g，焦山楂30g，焦麦芽30g。12剂（12天），每剂水煎取汁360ml，每次120ml，日3次，饭后服。

灌肠方：酒大黄10g，厚朴10g，枳实10g，牡蛎50g（先煎），黄芪50g，制附子5g（先煎），金银花20g，土茯苓100g。6剂（12天），每剂水煎取汁200ml，每次100ml，睡前保留灌肠。

紫河车粉，每次3g，日3次，冲服；西洋参，每次5g加生姜3片，水煎代茶饮，每日1300ml左右；金水宝胶囊，每次6粒，日3次，口服；银杏叶片，每次1片，日3次，口服；嘱患者注意休息，低优蛋白、低脂饮食。

2006年5月23日二诊： 乏力、气短减轻，双下肢浮肿稍改善，怕冷稍减轻，口干缓解，心烦改善，头晕好转，胸闷稍改善，心慌稍缓解，纳差改善，胃胀，眠差，小便频稍改善，大便稀缓解，日行1~2次。舌淡暗有齿痕，脉沉细。尿常规：隐血（-），蛋白（++）；肾功：肌酐265μmol/L，尿素氮9.2mmol/L，尿酸323μmol/L。患者仍感胃胀，胸闷。上方加柴胡20g，半夏10g，藿香30g，莱菔子10g，续服12剂。余药照用。

2006年6月5日三诊： 乏力、气短明显减轻，双下肢浮肿改善，怕冷减轻，口干、心烦、头晕明显好转，胸闷、心慌缓解，纳差改善，胃胀好转，眠差稍改善，小便频改善，大便缓解，日行1~2次。舌淡暗有齿痕，脉沉细。尿常规：隐血（-），蛋白（+）；肾功：肌酐212μmol/L，尿素氮8.1mmol/L，尿酸331μmol/L。效不更方，续服12剂。余药照用。

2006年6月17日四诊：无乏力、气短、双下肢浮肿症状，怕冷明显减轻，无口干症状，心烦明显改善，无头晕、胸闷、心慌症状，纳可，眠可，小便可，无胃胀症状，大便尚可，日一行。舌淡红边有齿痕，脉沉细。尿常规：隐血（-），蛋白（+）；肾功：肌酐162μmol/L，尿素氮7.5mmol/L，尿酸323μmol/L。予上方6剂，3剂研面，加紫河车粉300g，混合炒香，每次3g，日3次，冲服。嘱患者注意休息，控制饮食，规律作息，避免劳累，避风寒。

【按语】本病例由于久病失治，体内病理产物产生毒邪，毒邪损伤肾络，肾之体用皆伤。根据久病伤及气阴，水湿毒邪以及瘀血泛溢之病机特点，始终以益气养阴、利湿解毒、活血利水等法为主要治疗手段，攻补兼施，内外同治，从而达到阴阳平衡。

案13.吴某，女，60岁。初诊日期：2006年5月13日。

主诉：间断乏力7年，加重伴眼睑浮肿5个月。

现病史：7年前无明显诱因出现乏力症状，于当地医院住院治疗，诊断为慢性肾脏病，经治疗症状好转出院。5个月前无明显诱因上症加重并伴有眼睑浮肿，自行口服肾衰宁胶囊后症状未缓解。现症：乏力，气短，双下肢浮肿，怕冷，口干，心烦，头晕，纳差，眠差，小便频，夜尿2~3次，大便稀，日行2~3次。舌淡暗有齿痕，脉沉细。尿常规：隐血（+），蛋白（+++）；肾功：肌酐446μmol/L，尿素氮9.2mmol/L，尿酸323μmol/L。

既往史：高脂血症5年。

中医诊断：慢性肾衰之气阴两虚兼瘀毒证。

西医诊断：慢性肾功能衰竭。

治法：益气健脾，解毒通络，导邪益肾。

处方：

口服方：人参10g（包煎），黄芪50g，黄精50g，熟地黄15g，血竭3g（冲服），僵蚕10g，蝉蜕10g，络石藤10g，土茯苓60g，白茅根50g，槟榔10g，草果10g，厚朴10g，丹参10g，焦山楂30g，焦麦芽30g，炒内金30g。12剂（12天），每剂水煎取汁360ml，每次120ml，日3次，饭后服。

灌肠方：酒大黄10g，厚朴10g，枳实10g，牡蛎50g（先煎），黄芪50g，制附子5g（先煎），金银花20g，土茯苓100g。6剂（12天），每剂水煎取汁200ml，每次100ml，睡前保留灌肠。

紫河车粉，每次3g，日3次，冲服；西洋参，每次5g加生姜3片，水煎代茶饮，每日1300ml左右；金水宝胶囊，每次6粒，日3次，口服；银杏叶片，每次1片，日3次，口服。嘱患者注意休息，低优蛋白、低脂饮食。

2006年5月25日二诊：乏力好转，气短稍减轻，双下肢浮肿改善，怕冷好转，口干，心烦稍好转，头晕减轻，纳差、眠差稍好转，小便频减轻，夜尿1～2次，大便稀，日行2～3次。舌淡暗有齿痕，脉沉细。尿常规：隐血（－），蛋白（＋＋）；肾功：肌酐356μmol/L，尿素氮8.3mmol/L，尿酸326μmol/L。患者口干，眠差，大便稀。上方加天花粉10g，夜交藤10g，柏子仁10g，白术10g，续服12剂。余药照用。

2006年6月6日三诊：乏力明显好转，气短减轻，双下肢浮肿改善，怕冷明显好转，口干减轻，心烦好转，头晕明显减轻，纳差改善，眠差好转，小便频明显减轻，夜尿1次，大便稀改善，日行1～2次。舌淡暗有齿痕，脉沉细。尿常规：隐血（－），蛋白（＋）。效不更方，续服12剂。余药照用。

2006年6月18日四诊：无乏力、气短症状，双下肢浮肿明显改善，无怕冷症状，口干、心烦明显好转，无头晕症状，纳差、眠差明显好转，小便频明显减轻，夜尿1次，大便尚可，日行1～2次。舌淡暗有齿痕，脉沉细。尿常规：隐血（－），蛋白（＋）；肾功：肌酐274μmol/L，尿素氮8.5mmol/L，尿酸356μmol/L。患者偶有恶心。上方加苏叶10g，黄连10g，续服12剂。余药照用。

2006年7月2日五诊：无乏力、气短、双下肢浮肿、怕冷、口干、心烦、头晕症状，纳可，眠可，小便可，夜尿1次，大便尚可，日行1～2次。舌淡有齿痕，脉沉细。尿常规：隐血（－），蛋白（＋）；肾功：肌酐164μmol/L，尿素氮8.6mmol/L，尿酸321μmol/L。予上方6剂，3剂研面，加紫河车粉300g，混合炒香，每次3g，日3次，冲服。嘱患者注意休息，控制饮食，规律作息，避免劳累，避风寒。

【按语】患者慢性肾脏病史明确，以乏力、气短、头晕为主症，辨为气阴两虚兼瘀毒证，运用参芪肾衰安汤加减治疗。该方针对本病临床表现为气阴两虚，严重者常伴有浊毒内泛的特点，选用黄芪、人参、黄精益气养阴健脾；熟地滋阴补肾、生血生精；血竭散瘀；络石藤、蝉蜕、白僵蚕祛风以通畅肾络，肾络得通，诸毒可去；土茯苓、白茅根解毒利湿消肿；丹参调理血分；槟榔除伏邪，厚朴疏戾气，草果除邪盘踞，三味协力使邪气溃败，速离膜原；另加山楂、麦芽、鸡内金，以运脾消食。诸药配伍，共奏益气养阴、活血化瘀、解毒通络、益肾达邪之意，共解慢性肾功能衰竭之血瘀、痰饮、郁浊等互结之毒。

案14. 谢某，女，45岁。初诊日期：2006年4月22日。

主诉： 间断乏力2年，加重伴颜面浮肿7天。

现病史： 2年前无明显诱因出现乏力症状，未予治疗，7天前无明显诱因上症加重，并伴颜面浮肿。现症：乏力，气短，眼睑浮肿，口干，心烦，胸闷，纳可，眠差，小便频，大便稀，日行2次。舌淡暗有齿痕，脉沉细。尿常规：隐血（＋），蛋白（＋＋＋）；肾功：肌酐344μmol/L，尿素氮9.5mmol/L，尿酸513μmol/L。

既往史：高尿酸血症5年。

中医诊断：慢性肾衰之气阴两虚兼瘀毒证。

西医诊断：慢性肾功能衰竭；高尿酸血症。

治法：益气健脾，解毒通络，导邪益肾。

处方：

口服方：人参10g（包煎），黄芪50g，黄精50g，熟地黄15g，血竭3g（冲服），僵蚕10g，蝉蜕10g，络石藤10g，土茯苓60g，白茅根50g，槟榔10g，草果10g，厚朴10g，丹参10g，猫爪草10g，山慈菇10g。12剂（12天），每剂水煎取汁360ml，每次120ml，日3次，饭后服。

灌肠方：酒大黄10g，厚朴10g，枳实10g，牡蛎50g（先煎），黄芪50g，制附子5g（先煎），金银花20g，土茯苓100g。6剂（12天），每剂水煎取汁200ml，每次100ml，睡前保留灌肠。

紫河车粉，每次3g，日3次，冲服；西洋参，每次5g加生姜3片，水煎代茶饮，每日1300ml左右；金水宝胶囊，每次6粒，日3次，口服；碳酸氢钠片，每次5片，日3次，口服；银杏叶片，每次1片，日3次，口服。嘱患者注意休息，低优蛋白、低嘌呤饮食。

2006年5月4日二诊：乏力减轻，气短稍缓解，眼睑浮肿稍减轻，口干缓解，心烦稍改善，胸闷改善，纳可，眠差，小便频缓解，大便稀，日行2次。舌淡暗有齿痕，脉沉细。尿常规：隐血（－），蛋白（＋＋＋）；肾功：肌酐264μmol/L，尿素氮9.1mmol/L，尿酸433μmol/L。患者仍感眠差，大便黏腻不成形。上方加夜交藤10g，柏子仁10g，藿香30g，佩兰10g，续服12剂。余药照用。

2006年5月16日三诊：乏力明显减轻，气短缓解，眼睑浮肿减轻，口干明显缓解，心烦改善，胸闷明显改善，纳可，眠差改善，小便频明显缓解，大便稀改善，日一行。舌淡暗有齿痕，脉沉细。尿常规：隐血（－），蛋白（＋＋）；肾功：肌酐244μmol/L，尿素氮8.5mmol/L，尿酸403μmol/L。效不更方，续服12剂。余药照用。

2006年6月2日四诊：无乏力、气短、眼睑浮肿、怕冷、口干、胸闷症状，心烦明显改善，纳可，眠可，小便可，大便可，日一行。舌淡有齿痕，脉沉细。尿常规：隐血（－），蛋白（＋）；肾功：肌酐164μmol/L，尿素氮7.1mmol/L，尿酸365μmol/L。予上方6剂，3剂研面，加紫河车粉300g，混合炒香，每次3g，日3次，冲服。嘱患者注意休息，控制饮食，规律作息，避免劳累，避风寒。规律复诊至今。

【按语】该患者属气阴两虚兼瘀毒证，其基本病机是气阴亏损，而湿热瘀毒则贯穿始终，且是导致病变进行性恶化的主要因素，属本虚标实之证。浊毒是慢性肾功能衰竭发展到晚期的特征性病理产物，兼有湿和毒的特征。针对痛风患者关节红肿热痛，方中用山慈菇、猫爪草，山慈菇味辛寒，清热解毒，消痰散结，《本草新编》谓："大多怪病多起于痰，山慈菇正消痰之药，治痰而怪病自除也。"猫爪草味辛平，化痰解毒，散结消肿。以上二药合用化痰解毒，散结消肿，清热消痛。丹参虽有参名，但补血之力不足，活血之力有余，为调理血分之首药。其所以疗风痹去结积者，亦血行风自灭，血行则积自行耳。再配以中药保留灌肠对症支持治疗，颇合该病病机，故取得了比较好的临床疗效。

案15.万某，男，71岁。初诊日期：2018年7月4日。

主诉：间断性腰酸乏力10年。

现病史：10年前无明显诱因出现腰酸乏力，于当地医院诊断为慢性肾功能不全，口服中成药，未予重视。3年前体检显示：肌酐略偏高，尿蛋白（++）。2018年6月18日于北京某医院查肌酐208μmol/L，6月28日查尿常规：蛋白（++）。现症：腰酸，倦怠乏力，气短懒言，口干咽燥，五心烦热，大小便尚可，眠可。舌红苔少，脉细数。血压140/90mmHg。尿常规：隐血（−），蛋白（++）。

中医诊断：慢性肾衰之气阴两虚兼瘀毒证。

西医诊断：慢性肾功能衰竭；高尿酸血症。

治法：益气养阴，解毒通络，导邪益肾。

处方：

口服方：人参10g（包煎），黄芪50g，黄精50g，熟地黄15g，血竭3g（冲服），僵蚕10g，蝉蜕10g，络石藤10g，土茯苓60g，白茅根50g，槟榔10g，草果10g，厚朴10g，丹参10g。12剂（12天），每剂水煎取汁360ml，每次120ml，日3次，饭后服。

灌肠方：酒大黄10g，厚朴10g，枳实10g，牡蛎50g（先煎），黄芪50g，制附子5g（先煎），金银花20g，土茯苓100g。6剂（12天），每剂水煎取汁200ml，每次100ml，睡前保留灌肠。

复方丹参滴丸，每次10丸，日3次，口服；金水宝胶囊，每次6粒，日3次，口服；咽喉利清糖浆，每日1~2支，频含服。

2018年7月18日复诊：患者自述腰酸，倦怠乏力，减轻，口干咽燥。舌红苔少，脉细数。尿常规：隐血（−），蛋白（++）。上方加麦冬10g，五味子10g，续服12剂。余药照用。

2018年7月30日三诊：患者自诉口干口渴减轻，时有关节疼痛，尿频，夜尿2～3次。尿常规：隐血（－），蛋白（＋）。肾功：肌酐203μmol/L，尿素氮6.4mmol/L，尿酸478μmol/L。上方去血竭，加猫爪草10g，山慈菇10g，豨莶草15g，穿山甲10g，蜂房5g，土鳖虫5g，秦皮10g，秦艽10g，茯苓15g，薏苡仁30g，车前子10g（包煎），泽泻5g。12剂，每剂水煎取汁360ml，每次120ml，日3次，口服。余法同前。

2018年8月15日四诊：上述症状均减轻。舌质红，苔薄白。尿常规：隐血（－），蛋白（＋）。肾功：肌酐171μmol/L，尿素氮7.44mmol/L，尿酸492μmol/L。效不更方，予上方12剂。余药照用。

2018年9月5日五诊：尿常规：隐血（－），蛋白（＋＋）。肾功：肌酐155μmol/L，尿素氮6.59mmol/L，尿酸328μmol/L。予上方6剂，3剂研面，加紫河车粉300g，混合炒香，每次3g，日3次，冲服。嘱患者注意休息，控制饮食，规律作息，避免劳累，避风寒。定期复尿常规和肝肾功能，病情变化随诊。

【按语】中医古代文献里虽然没有慢性肾功能衰竭之说，但有类似症状描述及治疗方法的记载。本病与中医学中的"水肿""肾风""关格"类似，病机主要是本虚标实。本虚包括气血阴阳亏虚，标实则为湿浊、瘀血之邪。该病本虚多由疾患失治、误治，或病后调理不当，久病而未顾护肾气，致肾气内虚或由风邪外袭，肺气不宣，不能通调水道，下输膀胱，溢于肌肤，水湿浸渍，使脾运失司，或饮食不节、饥饱失常，脾气受伤，健运失司，湿浊内生，湿困中焦，或劳倦过度，肾气内伤。此方药物合用治以益气养阴，解毒通络，导邪益肾。故在治疗中以滋阴补气益肾为重点，既减轻了对肾脏的进一步损害，又延缓了肾衰竭的进展。

案16.赵某，女，62岁。初诊日期：2014年12月30日。

主诉：间断性乏力14年。

现病史：14年前无明显诱因出现乏力症状，未予重视，12年前因体检发现尿蛋白（＋＋），于当地医院就诊，诊断为慢性肾小球肾炎，间断性口服尿毒清颗粒、金水宝胶囊、肾炎康片、保肾康和中药治疗，效果不佳。5年前发现肌酐升高，当地医院嘱其适当休息，切勿过劳，口服金水宝胶囊。今日来我院就诊，现症：倦怠乏力，气短懒言，腰酸膝软，口干咽燥，五心烦热，夜尿5次。舌淡暗有齿痕，脉沉细无力。血压136/80mmHg；尿常规：隐血（－），蛋白（＋＋）；肾功：肌酐155.7μmol/L，尿素氮10.5mmol/L，尿酸360μmol/L。

中医诊断：慢性肾衰之气阴两虚兼瘀毒证。

西医诊断：慢性肾功能衰竭。

治法：益气养阴，解毒通络，导邪益肾。

处方：

口服方：人参10g（包煎），黄芪50g，黄精50g，熟地黄15g，血竭3g（冲服），僵蚕10g，蝉蜕10g，络石藤10g，土茯苓60g，白茅根50g，槟榔10g，草果10g，厚朴10g，丹参10g。12剂（12天），每剂水煎取汁360ml，每次120ml，日3次，水煎饭后服。

灌肠方：酒大黄10g，厚朴10g，枳实10g，牡蛎50g（先煎），黄芪50g，制附子5g（先煎），金银花20g，土茯苓100g。6剂（12天），每剂水煎取汁200ml，每次100ml，睡前保留灌肠。

金水宝胶囊，每次6粒，日3次，口服；碳酸氢钠片，每次5片，日3次，口服。嘱严守"一则八法"。

2015年2月3日二诊：患者春节期间未按时就诊。今日来诊，自诉恶心呕吐，乏力，心慌心悸，大便时干时稀，日1次。血压120/60mmHg。尿常规：隐血（-），蛋白（±）；肾功：肌酐101μmol/L，尿素氮7.9mmol/L，尿酸275μmol/L。上方加牡蛎50g（先煎），藿香30g，竹茹20g，酒大黄10g，枳实10g，姜半夏5g。续服12剂。予银杏叶片，每次1片，日3次，饭后服；补心气口服液，每次1支，早口服；滋心阴口服液，每次1支，晚口服；紫河车粉，每次3g，日3次，冲服。余药照用。

2015年2月12日三诊：患者自诉大便干，排便无力。尿常规：隐血（-），蛋白（±）。上方加当归20g，肉苁蓉20g。续服12剂。余药照用。

2015年2月26日四诊至2015年3月5日五诊：患者自诉尿频尿急，夜尿4次。血压120/70mmHg。尿常规：隐血（-），蛋白（+）；肾功：肌酐121μmol/L，尿素氮7.8mmol/L，尿酸331μmol/L。予上方12剂，口服。余药照用。予熏洗方：马齿苋20g，白头翁15g，黄柏10g，百部10g，土茯苓100g，苦参10g，苍术10g，金银花20g，防风10g。6剂，1剂2天，水煎取汁，外用睡前熏洗阴部。

2015年4月8日六诊至2015年4月15日七诊：自诉症状均减轻。血压130/80mmHg，尿常规：隐血（-），蛋白（-）；肾功：肌酐102μmol/L，尿素氮6.7mmol/L，尿酸302μmol/L。予上方6剂，3剂研面，加紫河车粉300g，混合炒香，每次3g，日3次，冲服。嘱患者注意休息，控制饮食，规律作息，避免劳累，避风寒。

【按语】该患原发病为慢性肾风，病史较长，而慢性肾衰本虚有脾肾（气）阳虚、肝肾阴虚、气阴两虚、阴阳两虚之不同，晚期五脏皆可受累。在疾病的动态变化过程中，由于脾肾气虚、脾肾阳虚，后期阳损及阴，可表现为气阴两虚，或肝肾阴虚，阴损及阳，亦可转化为气阴两虚。而即便是阴阳两虚的患者经过治疗后病情好转也可转化为气阴两虚证，直接导致患者抵抗力下降。该患者也常因感寒、饮食不节、尿路感染使病情反复，所以此类患者尤其要严格遵守"一则八法"，必须从

"吃、喝、拉、撒、睡、动、情"等方面时刻反省，改正自己不合理的生活方式，提高正气，定期复查，否则神不到而药无效。

（二）肝肾阴虚兼瘀毒证

案1.黄某，男，53岁。初诊日期：2017年6月15日。

主诉：腰痛11年，加重伴乏力6个月。

现病史：11年前在当地医院确诊为IgA肾病，期间未坚持治疗。半年前体检发现肌酐260μmol/L，期间口服黄葵胶囊，效果不佳，为求进一步治疗来我院。现症：口干咽干，背酸腰痛，口苦，耳鸣，五心烦热，眠差、多梦。舌质暗，苔薄白，脉沉细无力。血压140/80mmHg；尿常规：隐血（−），蛋白（＋）；肾功：肌酐320.5μmol/L，尿素氮10.7mmol/L，尿酸483μmol/L。

既往史：右肾切除术后9年。

中医诊断：慢性肾衰之肝肾阴虚兼瘀毒证。

西医诊断．慢性肾功能衰竭。

治法：滋补肝肾，解毒通络，导邪滋阴。

处方：

口服方：枸杞15g，槟榔5g，熟地黄20g，黄精50g，血竭3g（先煎），黄芪50g，牛膝10g，厚朴10g，丹参10g，土茯苓60g，金荞麦10g，白僵蚕10g，蝉蜕10g。12剂（12天），每剂水煎取汁360ml，每次120ml，日3次，饭后服。

灌肠方：酒大黄10g，厚朴10g，枳实10g，牡蛎50g（先煎），黄芪50g，制附子5g（先煎），金银花20g，土茯苓100g。6剂（12天），每剂水煎取汁200ml，每次100ml，睡前保留灌肠。

紫河车粉，每次3g，日3次，温开水冲服；碳酸氢钠片，每次5片，日3次，口服；金水宝胶囊，每次6粒，日3次，口服。严格遵守"一则八法"有效管控机制。

2017年6月27日二诊：背酸腰痛症状减轻，口干、咽干症状改善不明显。尿常规：蛋白（＋），隐血（−）；肾功：尿素氮10.8mmol/L，肌酐297μmol/L，尿酸450μmol/L。上方加葛根10g，玉竹10g，续服12剂。余法同前。

2017年7月7日三诊：口干、咽干症状改善，眠差、多梦症状明显。舌质红，苔白腻，脉细数。尿常规：蛋白（＋），隐血（−）；肾功：尿素氮9.9mmol/L，肌酐256μmol/L，尿酸390μmol/L。上方去葛根10g，玉竹10g，加酸枣仁30g，柏子仁10g，续服12剂。余法同前。

2017年7月19日四诊：眠差、多梦略有减轻，五心烦热症状尚未有明显改善。

舌质红，苔白，脉细数。尿常规：蛋白（+），隐血（-）；肾功：尿素氮9.9mmol/L，肌酐206μmol/L，尿酸423μmol/L。上方去酸枣仁30g，柏子仁10g，加青蒿10g，地骨皮10g，续服12剂。余法同前。

2017年7月31日五诊：上述诸症明显好转。舌质红，苔白，脉沉细。尿常规：蛋白（±），隐血（-）；肾功：尿素氮9.2mmol/L，肌酐174μmol/L，尿酸401μmol/L。效不更方，续服12剂。余法同前。

2017年8月12日六诊：患者自诉无明显的临床不适感。尿常规：蛋白（-），隐血（-）；肾功：尿素氮7.8mmol/L，肌酐116μmol/L，尿酸364μmol/L。续首方服用9剂。余3剂为面，加紫河车粉300g，混合炒香，每次3g，日3次，冲服。嘱患者每周复查尿常规，有变化随诊。每月定期复诊及检查肾功。

【按语】本病的发生发展主要由于早期肾脏疾病失治误治，造成水邪蓄积日久，湿浊、痰、瘀等毒邪壅聚。予睡前外用保留灌肠药，祛瘀泻浊，该法取自《内经》"清阳出上窍，浊阴出下窍"之义。使浊毒从下窍而出，清升浊降，瘀毒化则病解。灌肠方以小承气汤推陈出新，散满除病，斩门夺关。金银花清热解毒。牡蛎，《本草纲目》谓其"化痰软坚，清热除湿"，该药意在介类潜镇，质重下行，味咸性寒，并能软坚。对于胶结难化之浊毒，恐化湿祛痰之力难以动邪，故配软坚之品，助上药逐邪，并且该药性涩，能留药，意在缓下药之力，而无留邪之弊，使其缓逐，邪气尽出。制附子辛热，散寒通络，补火助阳，《医学衷中参西录》谓其"能升能降，能内达能外散，凡凝寒痼冷之结于脏腑，着于筋骨，痹于经络血脉者，皆能开之通之"。此处用一味温通之品，意在避上药峻猛凉遏之意，另有通络之能，引领诸药祛瘀泻浊。黄芪补气升阳，《本草汇言》谓其是"祛风运毒之药"，此补气药是取其升举之意，能够使诸药随气上至，停留于肠腑，尽司其职。另外，黄芪有通络之能，通过充养体内正气，荣养络脉，引诸药入络。

案2.苏某，男，29岁。初诊日期：2015年1月31日。

主诉： 腰酸7年余，加重伴乏力6个月。

现病史： 确诊为慢性肾小球肾炎7年，间断于当地医院口服中药治疗。6个月前体检发现肾功异常，未予治疗。现症：乏力，头痛，心烦，腰膝酸软，足跟痛，大便干结、难以便出，尿黄、尿频。舌红，苔少，脉沉细无力。血压130/100mmHg；尿常规：蛋白（+++），隐血（±）；肾功：肌酐177μmol/L，尿素氮4.9mmol/L，尿酸523μmol/L。

既往史： 高血压病史3年，口服盐酸贝那普利片降压，平素血压控制在130/90mmHg左右。

中医诊断： 慢性肾衰之肝肾阴虚兼瘀毒证。

西医诊断：慢性肾功能衰竭；高尿酸血症。

治法：滋补肝肾，解毒通络，导邪滋阴。

处方：

口服方：土茯苓60g，白茅根50g，藿香30g，竹茹20g，姜半夏5g，泽泻10g，车前子30g（包煎），党参10g，黄芪50g，地榆30g，丹参30g，蒲黄炭15g（包煎），艾叶炭15g（包煎），生地炭15g（包煎），金银花20g，榛花15g，甘草5g，熟地10g，山茱萸10g，牡丹皮20g，天麻10g，钩藤40g（后下）。12剂（12天），每剂水煎取汁360ml，每次120ml，日3次，水煎饭后服。

灌肠方：酒大黄10g，厚朴10g，枳实10g，牡蛎50g（先煎），黄芪50g，制附子5g（先煎），金银花20g，土茯苓100g。6剂（12天），每剂水煎取汁200ml，每次100ml，睡前保留灌肠。

复方榛花疏肝胶囊，每次3粒，日3次，口服；云南白药，每次1g，日2次，口服；碳酸氢钠片，每次5片，日3次，口服；紫河车粉，每次3g，日3次，冲服。嘱患者严格遵守"一则八法"。

2015年2月25日二诊：眠差，多梦，易醒。舌红，苔薄，脉沉细。血压120/80mmHg；尿常规：蛋白（+++），隐血（+）。上方加酸枣仁30g，柏子仁10g，首乌藤10g。续服12剂。继续保留灌肠。余药照用。

2015年3月7日三诊：睡眠改善，出现恶心、纳差。舌体大，苔薄白，脉沉细。血压120/80mmHg；尿常规：蛋白（++），隐血（+）；肾功：肌酐144μmol/L，尿素氮5.7mmol/L，尿酸431μmol/L。上方去柏子仁10g，首乌藤10g，加苏叶10g，黄连10g。续服12剂。继续保留灌肠。余药照用。

2015年3月21日四诊：恶心症状有缓解，乏力症状明显改善。舌红，苔薄白，脉沉细无力。血压130/85mmHg，尿常规：蛋白（++），隐血（+）。上方去苏叶10g，黄连10g，加人参10g（包煎）。续服12剂。继续保留灌肠。余药照用。

2015年4月4日五诊：乏力有所改善。舌质红，苔薄白，脉沉细。血压130/85mmHg；尿常规：蛋白（++），隐血（+）；肾功：肌酐139μmol/L，尿素氮4.3mmol/L，尿酸425μmol/L。上方续服2周，继续保留灌肠。余药照用。

2015年4月18日六诊：咽痛、恶寒症状明显。舌红，苔薄白，脉浮。血压125/85mmHg，尿常规：蛋白（++），隐血（±）。上方去人参，加连翘10g。续服6剂。继续保留灌肠。余药照用。

2015年4月25日七诊：患者自诉上述诸症缓解。舌质红，苔薄白，脉沉细。血压125/80mmHg，尿常规：蛋白（-），隐血（±）；肾功：肌酐124μmol/L，尿素氮4.1mmol/L，尿酸389μmol/L。续首方服用9剂。余3剂为面，加紫河车粉300g，混合炒香，每次3g，日3次，冲服。嘱患者每周复查尿常规，有变化随诊。每月定期复诊及检查肝肾功能。

【按语】《内经》云："肾足少阴之脉……循喉咙，夹舌本。"《未刻本叶氏医案》中提到："肾水不能上承于咽喉，则虚火上炎而咽腐；咳呛、音嘶为火逆津枯。"咽喉为足少阴肾经所过之处，当外感六淫之邪侵入咽喉，邪气稽留于体内，不得驱除以成毒，毒邪沿肾经侵入于肾，从气街处起，影响气血，伤及肾间动气，继而损害肾脏功能。由于毒邪久居膜原，一旦膜络不得肾气顾护和命门温润，毛脉失养难以固摄血液，血液外渗则见血尿；肾失封藏，脾不升清，精微物质外漏则见蛋白尿。

案3.陶某，男，37岁。初诊日期：2017年7月22日。

主诉：腰痛、乏力5年。

现病史：5年前诊断为慢性肾小球肾炎，未治疗。2天前体检发现肌酐上升，就诊于某医院。今日血压142/98mmHg。现症：头晕、乏力，腰膝酸痛，易怒，心烦，眠差，大便干，夜尿频，耳鸣，足跟痛。舌质红，苔白厚腻，脉弦细。尿常规：隐血（+++），蛋白（+）；肾功：肌酐193μmol/L，尿素氮9.9mmol/L，尿酸542μmol/L。

既往史：高血压病史6年。

中医诊断：慢性肾衰之肝肾阴虚兼瘀毒证。

西医诊断：慢性肾功能衰竭；高尿酸血症。

治法：滋补肝肾，解毒通络，导邪滋阴。

处方：

口服方：枸杞子20g，生地黄15g，北沙参15g，当归20g，麦冬20g，血竭3g（冲服），僵蚕10g，蝉蜕10g，络石藤10g，土茯苓60g，白茅根50g，槟榔10g，草果10g，厚朴10g，丹参10g，车前子10g（包煎），茯苓10g，泽泻10g。12剂，每剂水煎取汁360ml，每次120ml，日3次，水煎饭后服。

灌肠方：酒大黄10g，厚朴10g，枳实10g，牡蛎50g（先煎），黄芪50g，制附子5g（先煎），金银花20g，土茯苓100g。6剂（12天），每剂水煎取汁200ml，每次100ml，睡前保留灌肠。

紫河车粉，每次3g，日3次，冲服；复方榛花疏肝胶囊，每次3粒，日3次，口服；金水宝胶囊，每次6粒，日3次，口服；碳酸氢钠片，每次5片，日3次，口服；麝香抗栓胶囊，每次4粒，日3次，口服。

2017年8月3日二诊：尿常规：隐血（++），蛋白（+）。血压140/86mmHg。患者头晕、乏力减轻，腰膝酸痛略缓解，偶有恶心欲呕。舌质红，苔薄白，裂纹舌，脉沉细无力。上方加苏叶10g，黄连10g。12剂，水煎服。继续睡前保留灌肠。余药照用。

2017年8月17日三诊：尿常规：隐血（++），蛋白（+）；肾功：肌酐172μmol/L，尿素氮7.1mmol/L，尿酸478μmol/L。血压128/80mmHg。患者恶心减轻，头晕、乏力明显减轻，腰膝酸痛缓解，耳鸣、足跟痛减轻，易怒、心烦较前缓解，眠差缓解，大便正常，夜尿频。舌质红，苔薄白，裂纹舌，脉沉细。上方去车前子、茯苓、泽泻，续服12剂。继续睡前保留灌肠。余药照用。

2017年8月31日四诊：尿常规：隐血（++），蛋白（±）。血压130/83mmHg。患者夜尿频减轻，舌质红，苔薄白，裂纹舌，脉沉细。继服上方12剂，水煎服。睡前保留灌肠。余药照用。

2017年9月14日五诊：尿常规：隐血（++），蛋白（++）。血压150/92mmHg。患者仍有头晕，乏力减轻，腰膝酸痛较前缓解，无恶心，耳鸣、足跟痛减轻，易怒、心烦缓解，眠差缓解，大便正常，夜尿频减轻。舌质红，苔黄腻，裂纹舌，脉沉细无力。患者未按时就诊，病程中未及时用药，延误病情，嘱其住院治疗。予首方12剂，水煎服。睡前外用保留灌肠。余药照用。

2017年9月28日六诊：尿常规：隐血（++），蛋白（±）；肾功：尿素氮6.1mmol/L，尿酸439μmol/L，肌酐165μmol/L。血压146/88mmHg。患者头晕缓解，夜尿2~3次。舌质红，苔白微黄，裂纹舌，脉沉细无力。效不更方，继服2周。保留灌肠。余药照用。

2017年10月12日七诊：尿常规：隐血（+），蛋白（±）。血压142/88mmHg。舌质红，苔薄白，脉沉细，仍有尿频。上方加芡实10g，诃子10g。12剂，水煎服。睡前外用保留灌肠。余药照用。

2017年10月26日八诊：尿常规：隐血（++），蛋白（±）；肾功：尿素氮7.4mmol/L，尿酸443μmol/L，肌酐155μmol/L。血压142/84mmHg。舌质红，苔薄白，裂纹舌，脉沉细。效不更方，继服14天。保留灌肠。余药照用。

【按语】肝肾同源，肾藏精，主封藏，内寄元阴元阳，肝藏血，主疏泄，体阴而用阳，二者精血同源、藏泄互用、阴阳承制，肾气虚损，肝气亦虚。乙癸同源，肝失濡养，且阴虚血脉涩滞，瘀血邪毒内留，毒损肾络，终成肝肾阴虚兼瘀毒之肾衰。病在肝肾，肝肾阴虚，精血不能上承于头目，可见头晕；不能滋养周身，可见乏力；若肝失疏泄，气郁化火，可见易怒，心烦，眠差；阴虚生热，可见大便干；肾精不足，膀胱开阖失司，可见夜尿频，耳鸣，腰膝酸痛，足跟痛。舌质红，苔白厚腻，脉弦细均为肝肾阴虚兼瘀毒证之体现。治以滋补肝肾，解毒通络，导邪滋阴。方中以枸杞子和生地黄为君药，以滋补肝肾，配合沙参、当归、麦冬养血柔肝以治本；佐以僵蚕、蝉蜕、络石藤等药祛风通络，血竭、丹参活血化瘀；槟榔、草果、厚朴透达膜原以治标。

案4.王某，女，64岁。初诊日期：2018年12月15日。

主诉：发现尿中隐血阳性14年。

现病史：2004年体检查尿中隐血（++++），蛋白（+），于当地医院诊断为肾小球肾炎，后口服中药治疗，病情时好时坏。2天前因乏力于当地医院查尿常规：隐血（+++），蛋白（++）；肾功：肌酐235.19μmol/L，尿素氮19.2mmol/L，尿酸665.43μmol/L。现症：乏力，腰酸，偶有头晕、耳鸣，纳可，眠差，夜尿5~6次，大便日1次，时干时稀。舌质暗红，苔薄白，脉沉细。尿常规：隐血（+++），蛋白（++）。血压150/90mmHg。

既往史：高血压病史30年，服用盐酸阿罗洛尔、拜新同。

中医诊断：慢性肾衰之肝肾阴虚兼瘀毒证。

西医诊断：慢性肾功能衰竭；高尿酸血症。

治法：滋补肝肾，解毒通络，导邪滋阴。

处方：

口服方：枸杞子20g，生地黄15g，北沙参15g，当归20g，麦冬20g，血竭3g（冲服），僵蚕10g，蝉蜕10g，络石藤10g，土茯苓60g，白茅根50g，槟榔10g，草果10g，厚朴10g，丹参10g。6剂，每剂水煎取汁360ml，每次120ml，日3次，水煎饭后服。

灌肠方：酒大黄10g，厚朴10g，枳实10g，牡蛎50g（先煎），黄芪50g，制附子5g（先煎），金银花20g，土茯苓100g。3剂（6天），每剂水煎取汁200ml，每次100ml，睡前保留灌肠。

血府逐瘀胶囊，每次4粒，日3次，口服以活血祛瘀、行气止痛；金水宝胶囊，每次6粒，日3次，口服以秘精益气；碳酸氢钠片，每次5片，日3次，口服以碱化尿液。

2019年1月4日二诊：自述心脏不适，时有慌闷感。尿常规：隐血（±），蛋白（++）；肾功：肌酐71.41μmol/L，尿素氮5.01mmol/L，尿酸262.16μmol/L。效不更方，上方12剂，水煎服。另予补心气口服液，早1支，口服；滋心阴口服液，晚1支，口服；复方榛花舒肝胶囊，每次3粒，日3次，口服。余药照用。

2019年1月26日三诊：无明显不适症状。尿常规：隐血（++），蛋白（++）；肾功：肌酐85.85μmol/L，尿素氮3.1mmol/L，尿酸382.46μmol/L。予上方6剂，3剂研面，加紫河车粉300g，混合炒香，每次3g，日3次，冲服。嘱患者注意休息，控制饮食，规律作息，避免劳累。

【按语】该患者年过半百，身有久疾，导致肾精亏虚，肾之体用皆伤，水液运行不利，浊毒内停，湿热内生，发为本病。加之该患者过度劳累，劳神过度则伤脑，脑为髓之海，脑伤则髓耗，髓耗则精衰。劳力过度则伤肾，如马莳《黄帝内经素问注证发微》云："肾者，作强之官，因于过于强力，则肾气内伤，精髓内枯。"肾之封藏失职而见夜尿增多，甚则如膏如脂之蛋白尿；肝藏血，肾藏精，精血亏虚不能上荣，可见头晕。治疗本病过程中，用自拟杞地肾衰安汤加减以滋补肝肾，解毒通络，导邪滋阴，配合睡前外用保留灌肠方通腑泄浊。疾病后期病情基本稳定，将上药研磨为末，加紫河车混合炒香，冲服以补精益气养血，益元扶正，治病治本。

案5.徐某，男，37岁。初诊日期：2014年8月23日。

主诉：间断腰痛2年。

现病史：2年前于吉大三院体检时发现尿隐血，经血尿定位检查后诊断为肾小球肾炎，期间口服金水宝胶囊、黄葵胶囊、肾炎片，但治疗效果不佳。现症：腰膝酸软，眼睛干涩，心烦，咽痛，足跟痛，气短、乏力，饮食可，眠可，大便干，2~3日1次，小便黄。舌红隐青，苔白，脉弦。血压150/88mmHg；尿常规：蛋白（+++），隐血（+）；肾功：肌酐136μmol/L，尿素氮5.1mmol/L，尿酸517μmol/L。

中医诊断：慢性肾衰之肝肾阴虚兼瘀毒证。

西医诊断：慢性肾功能衰竭；高尿酸血症。

治法：滋补肝肾，解毒通络，导邪滋阴。

处方：

口服方：枸杞15g，槟榔5g，熟地黄20g，黄精50g，血竭3g（冲服），黄芪50g，牛膝10g，厚朴10g，丹参10g，土茯苓60g，金荞麦10g，白僵蚕10g，蝉蜕10g。12剂，每剂水煎取汁360ml，每次120ml，日3次，水煎饭后服。

灌肠方：酒大黄10g，厚朴10g，枳实10g，牡蛎50g（先煎），黄芪50g，制附子5g（先煎），金银花20g，土茯苓100g。6剂（12天），每剂水煎取汁200ml，每次100ml，睡前保留灌肠。

云南白药，每次1g，日2次，口服；碳酸氢钠片，每次5片，日3次，口服；紫河车粉，每次3g，日3次，冲服。嘱患者严格遵守"一则八法"。

2014年9月6日二诊：腰酸、眼睛干涩症状缓解，大便干燥未缓解。舌红隐青，苔白，脉沉弦。血压146/84mmHg，尿常规：蛋白（++），隐血（+）；肾功：肌酐100μmol/L，尿素氮4.98mmol/L，尿酸422μmol/L。上方加当归20g，肉苁蓉20g。睡前外用保留灌肠。余药照用。

2014年9月25日三诊：大便通畅，尚有乏力症状，舌质红，苔薄白，脉沉细无力。血压140/82mmHg，尿常规：蛋白（+），隐血（±）；肾功：肌酐79μmol/L，尿素氮4.9mmol/L，尿酸380μmol/L。上方去当归、肉苁蓉，加人参10g。睡前外用保留灌肠。余药照用。

2014年10月7日四诊：上述症状大有缓解，无其他不适感。舌质红，苔薄白，脉沉细。血压140/82mmHg。尿常规：蛋白（±），隐血（-）；肾功：肌酐69μmol/L，尿素氮4.9mmol/L，尿酸370μmol/L。续首方服用9剂。余3剂为面，加紫河车粉300g，混合炒香，每次3g，日3次，冲服。嘱患者每周复尿常规，有变化随诊。每月定期复诊及检查肝功、肾功。

【按语】肝与肾的关系主要是精和血之间相互滋生、相互转化的关系。肝藏血，肾藏精。肝血需要肾精的滋养，肾精又依赖于肝血的化生。中医称之为精血同源，或肝肾同源。如果肾精亏损，则会导致肝血不足，而肝血不足，也会致肾精亏损，笔者认为"毒损肾络"为慢性肾衰的关键病机，毒邪入络，日久不愈，损伤肾络，肝肾同源，最终形成肝肾阴虚之证。体内肾气虚，气化失司，开阖不利，水液代谢发生紊乱，则湿浊、痰瘀等内留而成瘀毒。故治疗应以滋补肝肾，解毒通络，导邪滋阴为大法。

案6.陈某，女，76岁。初诊日期：2013年3月28日。

主诉：乏力10年，加重1个月。

现病史：10年前无明显诱因出现乏力，于当地医院查尿常规：隐血（+）、蛋白（+），诊断为慢性肾小球肾炎，口服药物治疗。1个月前于劳累后上症加重，于某医院查肌酐820μmol/L，诊断为尿毒症，患者拒绝透析，今日来我院就诊。现症：乏力，头痛，头晕，恶心、呕吐，腰酸膝软，纳差，寐可，夜尿1次，大便成形，1日2行。舌质红，苔少，脉沉细无力。尿常规：隐血（++），蛋白（++）；肾功：肌酐889μmol/L，尿素氮17.4mmol/L，尿酸301μmol/L。血压130/90mmHg。

既往史：高血压病史10年，最高血压150/110mmHg。

中医诊断：慢性肾衰之肝肾阴虚兼瘀毒证。

西医诊断：慢性肾功能衰竭；高血压。

治法：滋补肝肾，解毒通络，导邪滋阴。

处方：

口服方：枸杞子20g，生地黄15g，北沙参15g，当归20g，麦冬20g，血竭3g（冲服），僵蚕10g，蝉蜕10g，络石藤10g，土茯苓60g，白茅根50g，槟榔10g，草果10g，厚朴10g，丹参10g，苏叶10g，黄连10g。6剂，每剂水煎取汁360ml，每次120ml，日3次，水煎饭后服。

灌肠方：酒大黄10g，厚朴10g，枳实10g，牡蛎50g（先煎），黄芪50g，制附子5g（先煎），金银花20g，土茯苓100g。6剂（12天），每剂水煎取汁200ml，每次

100ml，睡前保留灌肠。

金水宝胶囊，每次6粒，日3次，口服；碳酸氢钠片，每次5片，日3次，口服；紫河车粉，每次3g，日3次，冲服；遵"一则八法"。

2013年4月11日二诊：乏力缓解，头痛、头晕、恶心、呕吐减轻，腰酸膝软稍改善，纳差，寐可，夜尿1次，大便成形，1日2行。尿常规：隐血（+），蛋白（+）；血压128/80mmHg。根据舌、脉、症状，上方加焦山楂30g，焦六神曲30g，炒麦芽30g，6剂，水煎服。余法同前。

2013年4月18日三诊：乏力明显缓解，头痛、头晕、恶心、呕吐明显减轻，腰酸膝软改善，纳差稍缓解，寐可，夜尿1次，大便成形，1日2行。尿常规：隐血（+），蛋白（+）；血压125/80mmHg。继服上方6剂。余法同前。

2013年4月25日四诊：乏力明显缓解，头痛、头晕缓解，无恶心、呕吐，腰酸膝软明显改善，纳差缓解，寐可，夜尿1次，大便成形，1日2行。尿常规：隐血（+），蛋白（+）；肾功：肌酐541μmol/L，尿素氮13.6mmol/L，尿酸264μmol/L。血压130/90mmHg。舌质红，苔少，脉沉细。继服上方12剂。余法同前。

【按语】患者首诊即肾功恶化明显，已为尿毒症期，此为瘀毒内结，肾之体用皆损，当给予睡前外用保留灌肠方，祛瘀泄浊，瘀毒化则病解。取意"清阳出上窍，浊阴出下窍"。同时口服杞地肾衰安汤，以滋补肝肾，解毒通络，导邪滋阴。并嘱患者遵守"一则八法"，医患共同努力，提高生活质量。

案7.高某，女，31岁。初诊日期：2012年10月13日。

主诉：乏力7个月。

现病史：7个月无前明显诱因出现乏力，于当地医院查尿常规：隐血（+++），蛋白（+++），肌酐270μmol/L，诊断为肾功能不全，给予对症治疗。近日症状加重，休息后不缓解，今日来我院就诊。现症：乏力，头晕，耳鸣，气短，腰酸膝软，纳可，寐差，夜尿3次，大便干，2日1行。舌质暗红，苔薄，脉弦细无力。血压130/90mmHg；尿常规：隐血（-），蛋白（+++）；肾功：肌酐225μmol/L，尿素氮11.77mmol/L，尿酸537μmol/L。

既往史：高血压病史5年，最高血压160/100mmHg，口服贝那普利。

中医诊断：慢性肾衰之肝肾阴虚兼瘀毒证。

西医诊断：慢性肾功能衰竭；高尿酸血症。

治法：滋补肝肾，解毒通络，导邪滋阴。

处方：

口服方：枸杞子20g，生地黄15g，北沙参15g，当归20g，麦冬20g，穿山甲6g（先煎），血竭3g（冲服），僵蚕10g，蝉蜕10g，络石藤10g，土茯苓60g，白茅根

50g，槟榔10g，草果10g，厚朴10g，丹参10g，芦荟3g（冲服），杜仲10g，桑寄生10g。6剂，每剂水煎取汁360ml，每次120ml，日3次，水煎饭后服。

灌肠方：酒大黄10g，厚朴10g，枳实10g，牡蛎50g（先煎），黄芪50g，制附子5g（先煎），金银花20g，土茯苓100g。3剂（6天），每剂水煎取汁200ml，每次100ml，睡前保留灌肠。

金水宝胶囊，每次6粒，日3次，口服；咽喉利清糖浆，每日1～2支，频含服；银杏叶片，每次1片，日3次，口服；补心气口服液，1支，早口服；滋心阴口服液，1支，晚饭前口服；碳酸氢钠片，每次5片，日3次，口服；复方榛花舒肝胶囊，每次3粒，日3次，口服；遵"一则八法"，低盐、低脂、低优蛋白、低嘌呤饮食；继续服用降压药。

2012年10月20日二诊：乏力稍缓解，头晕、耳鸣、气短、腰酸膝软稍减轻，纳可，寐差，夜尿3次，大便干稍改善，2日1行。患者月经期第5天。尿常规：隐血（+++），蛋白（+++）；血压140/90mmHg。舌质暗红，苔薄，脉弦细无力。予上方加酸枣仁10g，柏子仁10g，6剂继服。余法同前。

2012年10月27日三诊：乏力缓解，头晕、耳鸣、气短、腰酸膝软减轻，纳可，寐差，夜尿3次，大便可。尿常规：隐血（-），蛋白（+）；血压138/80mmHg。舌质暗红，苔薄，脉弦细无力。上方去芦荟，继服12剂。余法同前。

2012年11月10日四诊：乏力明显缓解，头晕、耳鸣、气短、腰酸膝软明显减轻，纳可，寐差稍缓解，夜尿3次，大便可。尿常规：隐血（-），蛋白（-）；肾功：肌酐154μmol/L，尿素氮10.1mmol/L，尿酸430μmol/L。血压140/90mmHg。舌质红，苔薄，脉沉细。予上方6剂继服。余法同前。

【按语】"一则八法"为提高患者依从性的有效方案，使患者有法可从。《灵枢·师传》谓："人之情，莫不恶死而喜生，告之以其败，语之以其善，导之以其所便，开之以其所苦，虽有无道之人，恶有不听者乎？""一则八法"由此可循。患者尚且年轻，医药能做到最好的并不是治愈疾病，而是治人，疾病教育尤其关键，治愈疾病靠的亦不是单方面的努力，要给患者正向的鼓励，医患配合，方能事半功倍。

案8.刘某，男，37岁。初诊日期：2012年6月30日。

主诉：乏力3年。

现病史：3年前患者无明显诱因出现乏力，于当地医院尿常规：隐血（+++），蛋白（+++），诊断为慢性肾小球肾炎，予对症治疗。现症：乏力，头晕，口干、口苦，双眼干涩，视物模糊，腰膝酸软，纳可，寐差，夜尿1次，大便可。舌质暗红，少苔，脉沉细。尿常规：隐血（+），蛋白（+）；肾功：肌酐189μmol/L，尿素氮5.9mmol/L，尿酸323μmol/L。血压140/95mmHg；心电图：ST段下移。

既往史：高血压病史3年，最高血压160/100mmHg，口服施慧达、倍他乐克。

中医诊断：慢性肾衰之肝肾阴虚兼瘀毒证。

西医诊断：慢性肾功能衰竭；高血压3级；心肌劳损。

治法：滋补肝肾，解毒通络，导邪滋阴。

处方：

口服方：枸杞子20g，生地黄15g，北沙参15g，当归20g，麦冬20g，血竭3g（冲服），僵蚕10g，蝉蜕10g，络石藤10g，土茯苓60g，白茅根50g，槟榔10g，草果10g，厚朴10g，丹参10g，酸枣仁10g，柏子仁10g，杜仲10g，桑寄生10g。6剂，每剂水煎取汁360ml，每次120ml，日3次，水煎饭后服。

灌肠方：酒大黄10g，厚朴10g，枳实10g，牡蛎50g（先煎），黄芪50g，制附子5g（先煎），金银花20g，土茯苓100g。3剂（6天），每剂水煎取汁200ml，每次100ml，睡前保留灌肠。

金水宝胶囊，每次6粒，日3次，口服；咽喉利清糖浆，每日1～2支，频含服；云南白药，每次1g，日2次饭后服；血府逐瘀胶囊，每次4粒，日3次，口服；银杏叶片，每次1片，日3次，口服；遵"一则八法"，低盐、低脂、低优质蛋白饮食。

2012年7月10日二诊：乏力稍缓解，头晕，口干、口苦稍减轻，双眼干涩，视物模糊，腰膝酸软稍改善，纳可，寐差，夜尿1次，大便可。尿常规：隐血（－），蛋白（－）；血压130/80mmHg。舌质暗红，少苔，脉沉细。上方加决明子10g，6剂，水煎服。紫河车粉，每次3g，日3次，冲服。余药照用。

2012年7月17日三诊：乏力缓解，头晕，口干、口苦减轻，双眼干涩稍缓解，视物模糊，腰膝酸软改善，纳可，寐差，夜尿1次，大便可。尿常规：隐血（－），蛋白（－）；血压138/90mmHg。舌质暗红，少苔，脉沉细。予上方6剂继服。余药照用。

2012年7月24日四诊：乏力明显缓解，头晕，口干、口苦减轻，双眼干涩缓解，视物模糊，腰膝酸软明显改善，纳可，寐差稍减轻，夜尿1次，大便可。尿常规：隐血（－），蛋白（－）；血压140/90mmHg。根据舌、脉、症状，继服上方6剂。余药照用。

2012年7月31日五诊：无乏力，头晕减轻，口干、口苦明显减轻，双眼干涩缓解，视物模糊，腰膝酸软明显改善，纳可，寐差减轻，夜尿1次，大便可。尿常规：隐血（－），蛋白（－）；肾功：肌酐137μmol/L，尿素氮4.4mmol/L，尿酸318μmol/L。血压130/85mmHg。舌质红，苔薄白，脉沉细。继服上方6剂。余药照用。

2012年8月11日六诊：无乏力，头晕、口干、口苦明显减轻，双眼干涩缓解，视物模糊稍缓解，无腰膝酸软，纳可，寐可，夜尿1次，大便可。尿常规：隐血（－），蛋白（－）；肾功：肌酐124μmol/L，尿素氮3.8mmol/L，尿酸281μmol/L。血压135/87mmHg。舌质红，苔薄白，脉沉细。上方加水牛角50g（先煎），6剂继服。余药照用。

2012年8月18日七诊：无乏力，头晕明显减轻，口干、口苦明显减轻，双眼干涩、视物模糊缓解，无腰膝酸软，纳可，寐可，夜尿1次，大便可。尿常规：隐血（－），蛋白（－）；血压128/90mmHg。舌质红，苔薄白，脉沉细。继服上方6剂。余药照用。

2012年8月24日八诊：无乏力，头晕明显减轻，无口干、口苦，双眼干涩缓解，视物模糊缓解，无腰膝酸软，纳可，寐可，夜尿1次，大便可。尿常规：隐血（－），蛋白（－）；肾功：肌酐111μmol/L，尿素氮4.2mmol/L，尿酸301μmol/L。血压130/80mmHg。舌质红，苔薄白，脉沉细。上方去水牛角，予3剂研末，加300g紫河车粉，混合炒香，每次3g，日3次，温水冲服。余药照用。嘱患者坚持遵"一则八法"，定期复查及复诊。

【按语】本病患者初诊即见明显的肝肾阴亏之证，虽病程不长，却已发展至肾衰阶段，可见阴损及阳、络脉瘀阻、毒邪盘踞体内之象。此则源于肝肾之阴亏损，升降失司，内生燥火、瘀毒，由于阴亏则见有余之阳亢之证，气血生化乏源而见血虚、血瘀之象。予枸杞子、生地黄补养肝肾阴精亏损以治本；当归温养肝血；北沙参、麦冬滋养肺胃，养阴生津，意在佐金平木，扶土制木；土茯苓、白茅根化瘀解毒通络；槟榔、厚朴、草果除伏邪盘踞，余药共为佐使。共奏滋补肝肾，解毒通络，导邪滋阴之功。二诊，患者仍有双目干涩及腰膝酸软等症状，故加决明子以疏泄肝经，益精明目。予紫河车口服以益肾补精，养血益气。余后几诊，或随证加减，或继效守方。后患者病情稳定，给予小剂量散剂持续口服十分必要，一可延续用药周期，逐渐恢复正气；二可保持良好生活习惯，促进患者自管自控。

案9. 张某，男，79岁。初诊日期：2015年11月18日。

主诉： 间断腰酸、乏力3年。

现病史： 3年前因腰酸、乏力于当地医院就诊，诊断为肾功能不全，口服金水宝胶囊至今。现症：腰酸，乏力，时有呕恶，偶有胸闷气短，耳鸣，足跟痛，纳可，眠差，二便可。舌质暗红，苔黄腻，脉弦滑。尿常规：隐血（＋），蛋白（＋＋＋）；肾功：肌酐210.2μmol/L，尿素氮13.16mmol/L，尿酸552μmol/L。

中医诊断： 慢性肾衰之肝肾阴虚兼瘀毒证。

西医诊断： 慢性肾功能衰竭；高尿酸血症。

治法：滋补肝肾，解毒通络，导邪滋阴。

处方：

口服方：枸杞子20g，生地黄15g，北沙参15g，当归20g，麦冬20g，血竭3g（冲服），僵蚕10g，蝉蜕10g，络石藤10g，土茯苓60g，白茅根50g，槟榔10g，草果10g，厚朴10g，丹参10g。6剂，每剂水煎取汁360ml，每次120ml，日3次，水煎饭后服。

灌肠方：酒大黄10g，厚朴10g，枳实10g，牡蛎50g（先煎），黄芪50g，制附子5g（先煎），金银花20g，土茯苓100g。3剂（6天），每剂水煎取汁200ml，每次100ml，睡前保留灌肠。

碳酸氢钠片，每次5片，日3次，口服；金水宝，每次6粒，日3次，口服；紫河车粉，每次3g，日3次，温水冲服；西洋参5g加去皮生姜3片，水煎代茶饮，每日1300ml左右。严格遵守"一则八法"。

2015年11月25日二诊：患者腰酸、乏力缓解，口舌生疮，阴囊潮湿，舌质红，苔黄腻，脉弦细。尿常规：隐血（±），蛋白（++）。上方加黄连10g，金银花10g，苍术10g，黄柏10g，以清热利湿解毒。余法同前。另予川贝母6g，儿茶20g，研面敷在溃疡表面以敛疮生肌。

2015年12月9日三诊：患者舌疮得解，耳鸣、足跟痛减轻，舌质红，苔薄黄，脉弦细。尿常规：隐血（-），蛋白（+）；肾功：肌酐169μmol/L，尿素氮11.4mmol/L，尿酸449μmol/L。继予上方14剂，余法同前。

2015年12月23日四诊：患者诸症平，舌质红，苔薄白，脉缓。尿常规：隐血（-），蛋白（-）。予上方3剂，研面，加紫河车粉300g，混合炒香，每次3g，日3次，冲服。嘱患者每月复诊一次，病情变化随诊。停用碳酸氢钠片，余法同前。

2016年1月22日五诊：患者身无不适。查：尿隐血（-），蛋白（-）；肾功：肌酐125μmol/L，尿素氮7.5mmol/L，尿酸422μmol/L。患者病情平稳，嘱继续服用散剂。

【按语】方中枸杞子味甘性平，专入肝肾，而能补肝肾，益精气（《药性论》谓："补益精，诸不足。"）；生地黄味甘寒、滋阴生津、清热凉血除烦，下达于肝肾，养阴增液，内寓滋水涵木之意。二药合用，补养肝肾阴精亏损以治本，故为君药。当归辛甘性温，而长于温养肝血；北沙参、麦冬滋养肺胃，养阴生津，意在佐金平木，扶土制木，三药共为臣药。土茯苓甘、淡、平，解毒除湿，可入百络；白茅根甘寒，凉血止血，清热利尿，两味同用可治疗邪毒循咽下犯，损于肾络之病。血竭甘、咸、平，祛瘀定痛，止血。络石藤、蝉蜕、白僵蚕皆可祛风以通畅肾络，肾络得通,诸毒可去。槟榔能消能磨,除伏邪,为疏利之药,又除岭南瘴气;厚朴破戾气所结;草果辛烈气雄,除伏邪盘踞,三味协力直达其巢穴,使邪气溃败,速离膜原,以为达原也,并与前药共为佐药。丹参苦、微寒,活血祛瘀,又可入血分,引诸药入肾之血络,为使药。综合本方,用药精妙,配伍得当,攻补兼施,为邪正合治之良方。

案10.吴某,女,49岁。初诊日期:2013年3月23日。

主诉:乏力、咽干4年。

现病史:4年前无明显诱因出现乏力、咽干,于当地医院查尿常规:隐血(++),蛋白(++),诊断为慢性肾小球肾炎,予口服肾衰宁治疗。现症:乏力、咽干、嗳气,头痛、头晕、恶心、呕吐,腰痛,纳可,寐可,夜尿1次,大便可。舌质红,苔少,脉沉细无力。血压170/90mmHg;尿常规:隐血(++),蛋白(±);肾功:肌酐272μmol/L,尿素氮15.4mmol/L,尿酸301μmol/L。

既往史:多囊肾10年;高血压病史10年,最高血压190/110mmHg。

中医诊断:慢性肾衰之肝肾阴虚兼瘀毒证。

西医诊断:慢性肾功能衰竭。

治法:滋补肝肾,解毒通络,导邪滋阴。

处方:

口服方:枸杞子20g,生地黄15g,北沙参15g,当归20g,麦冬20g,血竭3g(冲服),僵蚕10g,蝉蜕10g,络石藤10g,土茯苓60g,白茅根50g,槟榔10g,草果10g,厚朴10g,丹参10g,黄连10g,苏叶10g。6剂,每剂水煎取汁360ml,每次120ml,日3次,水煎饭后服。

灌肠方:酒大黄10g,厚朴10g,枳实10g,牡蛎50g(先煎),黄芪50g,制附子5g(先煎),金银花20g,土茯苓100g。3剂(6天),每剂水煎取汁200ml,每次100ml,睡前保留灌肠。

金水宝胶囊,每次6粒,日3次,口服;咽喉利清糖浆,每日1~2支,频含服;血府逐瘀胶囊,每次4粒,日3次,口服;遵"一则八法";继续服用降压药。

2013年4月2日二诊:乏力、咽干稍缓解,嗳气、头痛、头晕、恶心、呕吐减轻,腰痛,纳可,寐可,夜尿1次,大便可。尿常规:隐血(++),蛋白(-);血压150/110mmHg。舌质红,苔少,脉沉细无力。上方加杜仲10g,桑寄生10g,14剂水煎服。余药照用。

2013年4月16日三诊:乏力、咽干缓解,嗳气、头痛、头晕、恶心、呕吐减轻,腰痛稍缓解,纳可,寐可,夜尿1次,大便可。尿常规:隐血(+),蛋白(±);肾功:肌酐232μmol/L,尿素氮8.1mmol/L,尿酸326μmol/L。血压

140/90mmHg。继服上方6剂。余药照用。

2013年4月23日四诊：乏力、咽干缓解，嗳气、头痛、头晕、恶心、呕吐明显减轻，腰痛稍缓解，纳可，寐可，夜尿1次，大便可。尿常规：隐血（+），蛋白（ ）；血压130/85mmHg。舌质红，苔少，脉沉细。继服上方6剂。余药照用。

【按语】《灵枢·经脉》云："肾足少阴之脉，起于足小趾之下，其直者，从肾上贯胸膈，入肺中，循喉咙，挟舌本。"而足阳明胃经之经络亦循喉咙后，故咽喉部为肾、胃、肝三条经脉所经之处，故症有咽喉干痛，治宜滋阴降火、清咽利喉。枸杞、地黄都为滋补肝肾之要药，两者同用养血滋阴补肝肾，滋水涵木。若邪毒久留，其毒内渗，使肾气受害，肾精受伤，久则肾之体用俱损。方中沙参、麦冬滋阴生津；血竭活血祛瘀；《本草正义》谓土茯苓"利湿祛热，能入络，搜剔湿热之蕴毒"；而蝉蜕、僵蚕、络石藤能通络解毒；槟榔、草果、厚朴三者为达原饮之主药，气味辛烈，可直达膜原之巢穴，使邪气溃败，速离膜原，是以为达原也。丹参具有活血祛瘀，通经止痛，凉血消痈的功效。全方共奏滋补肝肾、利咽解毒、透经达络之功。

案11. 刘某，男，83岁。初诊日期：2012年5月8日。

主诉： 间断性双下肢浮肿10年，加重7天。

现病史： 10年前无明显诱因出现双下肢浮肿、乏力，于当地医院诊断为慢性肾小球肾炎，经治疗好转后出院。3年前，上症加重，于当地医院查肾功异常，经治疗病情稳定后出院。7天前上症再次加重。现症：双下肢浮肿，头晕，口干，纳差，眠差，尿频多，大便正常。舌质红，苔黄腻，脉弦滑。尿常规：蛋白（+++）；肾功：肌酐138μmol/L。血压160/80mmHg。

既往史： 高血压病史15年，最高血压达到200/80mmHg，现口服缬沙坦片、硝苯地平控释片。

中医诊断： 慢性肾衰之肝肾阴虚兼瘀毒证。

西医诊断： 慢性肾功能衰竭；高血压3级（极高危）。

治法： 滋阴潜阳，解毒通络，导邪滋阴。

处方：

口服方：枸杞子20g，生地黄15g，北沙参15g，当归20g，麦冬20g，血竭3g（冲服），僵蚕10g，蝉蜕10g，络石藤10g，土茯苓60g，白茅根50g，槟榔10g，草果10g，厚朴10g，天麻10g，钩藤40g（后下）。6剂，每剂水煎取汁360ml，每次120ml，日3次，水煎饭后服。

灌肠方：酒大黄10g，厚朴10g，枳实10g，牡蛎50g（先煎），黄芪50g，制附子5g（先煎），金银花20g，土茯苓100g。3剂（6天），每剂水煎取汁200ml，每次

100ml，睡前保留灌肠。

金水宝，每次6粒，日3次，口服；紫河车粉，每次3g，日3次，温水冲服；西洋参5g加生姜3片，水煎代茶饮，每日1300ml左右。严格遵守"一则八法"。

2012年5月22日二诊：患者头晕减轻，便中带血，便后灼热，舌脉同前。查尿蛋白（＋＋），上方加地榆10g，槐花10g。余法同前。嘱用冰片3g，黄连膏少许，每日2次涂擦肛周以清热润燥止痛。

2012年6月5日三诊：下肢肿消，前症缓解，夜尿2次。舌质红，苔黄白相间，脉沉缓。尿常规：蛋白（＋）；肾功：肌酐72.7μmol/L。守方共14剂。停用灌肠方。余法同前。

2012年6月19日四诊：诸症平。舌质红，苔薄白微黄，脉缓。尿常规：蛋白（－）。患者病情平稳，予上方3剂，研面，加紫河车粉300g，混合炒香，每次3g，日3次，冲服。嘱患者每月复诊1次，病情变化随诊。

【按语】保留灌肠是笔者治疗慢性肾衰的一大特色，针对慢性肾衰的致病原因及临床特点，口服中药治疗效果较慢，故以小承气为底方，将中药汤剂灌注到人体肠道内，并利用肠道自身潜在的吸收和排泄功能，清除肠道内和肠黏膜上的有害代谢产物和毒素，以达到一定的治疗效果。该方祛瘀泄浊，取自《内经》"清阳出上窍，浊阴出下窍"之义，使浊毒从下窍而出，清升浊降，瘀毒化则病解，辅化浊毒汤救疾于顷刻。

案12. 尹某，男，58岁。初诊日期：2013年1月5日。

主诉： 乏力、腰痛30年。

现病史： 30年前无明显诱因出现乏力、腰痛，于当地医院查尿常规：隐血（＋），蛋白（＋），诊断为慢性肾小球肾炎，间断口服中、西药治疗。现症：乏力、腰痛，汗出，活动后加重，耳鸣，双眼干涩，视物模糊，纳可，寐差，夜尿1次，大便可。舌质红，苔白，裂纹舌，脉沉细无力。尿常规：隐血（＋），蛋白（＋＋＋）；肾功：肌酐126μmol/L，尿素氮8.6mmol/L，尿酸266μmol/L。血压150/100mmHg。

既往史： 肺结核30年；高血压8年，最高血压150/100mmHg，口服硝苯地平控释片。

中医诊断： 慢性肾衰之肝肾阴虚兼瘀毒证。

西医诊断： 慢性肾功能衰竭；高血压2级。

治法： 滋补肝肾，解毒通络，导邪滋阴。

处方：

口服方： 枸杞子20g，生地黄15g，北沙参15g，当归20g，麦冬20g，血竭3g（冲服），僵蚕10g，蝉蜕10g，络石藤10g，土茯苓60g，白茅根50g，槟榔10g，草果10g，厚朴10g，丹参10g，浮小麦10g，麻黄根10g。12剂，每剂水煎取汁360ml，每次120ml，日3次，水煎饭后服。

灌肠方：酒大黄10g，厚朴10g，枳实10g，牡蛎50g（先煎），黄芪50g，制附子5g（先煎），金银花20g，土茯苓100g。6剂（12天），每剂水煎取汁200ml，每次100ml，睡前保留灌肠。

金水宝胶囊，每次6粒，日3次，口服；咽喉利清糖浆，每日1~2支，频含服；云南白药，每次1g，日2次，饭后服；碳酸氢钠片，每次5片，日3次，口服；复方榛花舒肝胶囊，每次3粒，日3次，口服；遵守"一则八法"，低盐、低脂、低优蛋白饮食；降压药继续服用。

2013年1月15日二诊：乏力、腰痛稍减轻，汗出减少，耳鸣，双眼干涩，视物模糊，纳可，寐差，夜尿1次，大便可。尿常规：隐血（+），蛋白（++）；肾功：肌酐99μmol/L，尿素氮4.58mmol/L，尿酸230μmol/L。血压130/100mmHg。舌质红，苔白，裂纹舌，脉沉细无力。上方加酸枣仁10g，柏子仁10g，6剂继服。余药照用。

2013年1月22日三诊：乏力、腰痛减轻，汗出明显减少，耳鸣稍改善，双眼干涩，视物模糊，纳可，寐差，夜尿1次，大便可。尿常规：隐血（-），蛋白（-）；血压135/90mmHg。舌质红，苔白，裂纹舌，脉沉细无力。上方加决明子10g，6剂继服。余药照用。

2013年1月29日四诊：乏力、腰痛明显减轻，汗出明显减少，耳鸣改善，双眼干涩稍改善，视物模糊，纳可，寐差稍减轻，夜尿1次，大便可。尿常规：隐血（-），蛋白（-）；血压130/80mmHg。舌质红，苔白，裂纹舌，脉沉细。予上方3剂研末，加300g紫河车粉混合炒香，每次3g，日3次，水冲服。余药照用。

2013年2月26日五诊：无乏力、腰痛，汗出明显减少，耳鸣明显改善，双眼干涩改善，视物模糊，纳可，寐可，夜尿1次，大便可。尿常规：隐血（-），蛋白（-）；血压130/80mmHg；肾功：肌酐78μmol/L，尿素氮6.9mmol/L，尿酸232μmol/L。舌质红，苔白，裂纹舌，脉沉细。继续服用散剂。余药照用。定期复查，及时复诊。

【按语】笔者经过50多年的临床实践，运用"治病必求于本""毒损肾络"、《灵枢·师传》等多篇中医经典理论，创新性地提出了治疗中医疑难危重症综合诊疗管控规范的"一则八法"。"一则八法"能使患者自己提高自我调养的"精、气、神"，加强战胜疾病的决心和能力。根据该患者的临床症状及理化检查指标的变化，可以体现出"一则八法"的有效性。医生做到辨证论治、治病求本，患者配合医生治疗、遵医嘱，医患配合，患者正气得复，邪祛而病愈。

案13.赵某，男，35岁。初诊日期：2013年4月4日。

主诉：乏力、腰酸5年。

现病史：5年前无明显诱因出现乏力、腰酸，于当地医院查尿常规：隐血（++），蛋白（++），诊断为慢性肾小球肾炎，口服药物治疗。近日，劳累后上症加重，于当地医院查肌酐373.9μmol/L，为求中医治疗来我院就诊。现症：乏力、腰酸，头晕、头痛，视物模糊，耳鸣，纳可，寐差，夜尿5次，大便可。舌质暗红，少苔，脉沉细无力。尿常规：隐血（+），蛋白（+++）；肾功：肌酐373.9μmol/L，尿素氮11.36mmol/L，尿酸335μmol/L。血压150/90mmHg。

既往史：高血压病史15年，最高血压150/90mmHg，间断口服药物治疗。

中医诊断：慢性肾衰之肝肾阴虚兼瘀毒证。

西医诊断：慢性肾功能衰竭；高血压2级。

治法：滋补肝肾，解毒通络，导邪滋阴。

处方：

口服方：枸杞子20g，生地黄15g，北沙参15g，当归20g，麦冬20g，血竭3g（冲服），僵蚕10g，蝉蜕10g，络石藤10g，土茯苓60g，白茅根50g，槟榔10g，草果10g，厚朴10g，丹参10g。6剂，每剂水煎取汁360ml，每次120ml，日3次，水煎饭后服。

灌肠方：酒大黄10g，厚朴10g，枳实10g，牡蛎50g（先煎），黄芪50g，制附子5g（先煎），金银花20g，土茯苓100g。3剂（6天），每剂水煎取汁200ml，每次100ml，睡前保留灌肠。

金水宝胶囊，每次6粒，日3次，口服；碳酸氢钠片，每次5片，日3次，口服；咽喉利清糖浆，每日1~2支，频含服；复方榛花舒肝胶囊，每次3粒，日3次，口服；遵守"一则八法"，低盐、低脂、低优蛋白饮食。

2013年4月11日二诊：乏力、腰酸稍缓解，头晕、头痛，视物模糊，耳鸣稍减轻，纳可，寐差，夜尿5次，大便可。尿常规：隐血（++），蛋白（+++）；血压140/90mmHg；肾功：肌酐310.2μmol/L，尿素氮9.75mmol/L，尿酸364μmol/L。舌质暗红，少苔，脉沉细无力。上方加酸枣仁10g，柏子仁10g，继服6剂。余药照用。

2013年4月18日三诊：乏力、腰酸缓解，头晕、头痛稍改善，视物模糊，耳鸣减轻，纳可，寐差减轻，夜尿5次，大便可。尿常规：隐血（++），蛋白（+++）；血压130/95mmHg。舌质红，少苔，脉沉细无力。继服上方6剂。余药照用。

2013年4月27日四诊：乏力、腰酸明显缓解，头晕、头痛稍改善，视物模糊，耳鸣明显减轻，纳可，寐可，夜尿3次，大便可。尿常规：隐血（++），蛋白

（+++）；血压125/85mmHg。舌质红，少苔，脉沉细。上方加决明子10g，菊花10g，继服12剂。余药照用。

2013年5月9日五诊：乏力、腰酸明显缓解，头晕、头痛改善，视物模糊缓解，耳鸣明显减轻，纳可，寐可，夜尿2次，大便可。尿常规：隐血（±），蛋白（++）；肾功：肌酐258.7μmol/L，尿素氮7.94mmol/L，尿酸307μmol/L。血压130/85mmHg。舌质红，少苔，脉沉细。上方去酸枣仁、柏子仁，继服6剂。余药照用。

【按语】依据久病入络，久病必瘀的理论和毒邪多变的治病特点，治疗慢性肾衰的主要途径是解毒通络化瘀，再根据其具体症状加减一些药物。邪盛谓之毒，机体内的生理或病理产物不能及时排出或化解，蓄积体内，化生毒邪。慢性肾衰的基本病理是毒虚并存，正邪交争。慢性肾衰迁延难愈的根本原因就是毒损肾络，肾之体用俱损。在治疗上如能重视通络化瘀，也就是抓住了慢性肾衰病机转化的关键，为慢性肾衰患者病情的好转或康复奠定了基础。总之，对于慢性肾衰的治疗，一定要抓住"久"（久病入络），重视"瘀"（活血化瘀），固护"肾"（扶正固本），排解"毒"（邪去正安）。唯有如此，才能有助于提高慢性肾衰的临床疗效。

案14.张某，男，31岁。初诊日期：2012年11月20日。

主诉：间断性腰痛1年。

现病史：1年前出现腰痛、双眼睑、双下肢浮肿，于当地医院诊断为高血压肾病，口服西药治疗。现症：腰痛，双眼睑、双下肢浮肿，头痛，头晕，耳鸣，足跟痛，恶寒，口苦，心慌，心悸，胸闷，气短，乏力，眠可，夜尿2次，大便干结，尿少色黄，面色晦暗。舌暗红少苔，脉沉细。血压175/120mmHg；尿常规：隐血（−），蛋白（+++）；肾功：肌酐287μmol/L，尿素氮17.8mmol/L，尿酸609μmol/L。

既往史：高血压病史2年，冠心病史1年。

中医诊断：慢性肾衰之肝肾阴虚兼瘀毒证。

西医诊断：慢性肾功能衰竭；高血压3级；高尿酸血症。

治法：滋补肝肾，解毒通络，导邪滋阴。

处方：

口服方：枸杞子20g，生地黄15g，北沙参15g，当归20g，麦冬20g，血竭3g（冲服），僵蚕10g，蝉蜕10g，络石藤10g，土茯苓60g，白茅根50g，槟榔10g，草果10g，厚朴10g，丹参10g，山慈菇10g，猫爪草10g，秦艽10g，秦皮10g，车前草10g（包煎），天麻10g，钩藤40g（后下）。6剂，每剂水煎取汁360ml，每次120ml，日3次，水煎饭后服。

泡足方：制附子5g（先煎），吴茱萸10g，车前子10g（包煎），莱菔子10g，青蒴子10g，透骨草10g，怀牛膝10g。3剂，每剂2天，水煎取汁，外用睡前泡足。

灌肠方：酒大黄10g，厚朴10g，枳实10g，牡蛎50g（先煎），黄芪50g，制附子5g（先煎），金银花20g，土茯苓100g。3剂（6天），每剂水煎取汁200ml，每次100ml，睡前保留灌肠。

金水宝胶囊，每次6粒，日3次，口服；银杏叶片，每次1片，日3次，口服；补心气口服液，1支，早口服；滋心阴口服液，1支，晚口服；复方榛花舒肝胶囊，每次3粒，日3次，口服；碳酸氢钠片，每次5片，日3次，口服。

2012年11月27日二诊：患者自诉双眼睑、双下肢浮肿缓解，头痛、头晕、耳鸣、足跟痛等症状均减轻，胃胀，纳呆，口热，眠可，夜尿2次，大便干结，尿少色黄。尿常规：隐血（－），蛋白（＋＋＋）。上方加青皮20g，厚朴20g，水牛角50g（先煎）。续服6剂。余药照用。

2012年12月4日三诊至2013年1月14日四诊：尿常规：隐血（－），蛋白（＋＋＋）；肾功：肌酐293μmol/L，尿素氮16mmol/L，尿酸600μmol/L。予初诊方12剂，水煎服。余药照用。

2013年1月21日五诊至2013年1月28日六诊：患者自诉症状均有所减轻，但仍感疲倦乏力。尿常规：隐血（－），蛋白（＋＋）。守方12剂，水煎服。余药照用。紫河车粉，研末，每次3g，日3次，冲服。

2013年2月18日七诊：患者乏力症状改善，可自行劳动。尿常规：隐血（－），蛋白（＋＋＋）；肾功：肌酐245μmol/L，尿素氮11.7mmol/L，尿酸579.26μmol/L。处方调整如下：枸杞子20g，生地黄15g，北沙参15g，当归20g，麦冬20g，僵蚕10g，蝉蜕10g，络石藤10g，土茯苓60g，槟榔10g，草果10g，厚朴10g，丹参10g，山慈菇10g，猫爪草10g，秦艽10g，秦皮10g，车前子10g（包煎），天麻10g，钩藤40g（后下）。嘱患者服此方1个月，水煎服。余药照用。

2013年3月18日八诊：患者症状均改善，偶有头晕，血压控制不稳。尿常规：隐血（－），蛋白（＋＋）；肾功：肌酐126μmol/L，尿素氮8.3mmol/L，尿酸363μmol/L。予上方6剂，3剂研面，加紫河车粉300g，混合炒香，每次3g，日3次，冲服。继续保留灌肠。嘱患者注意休息，控制饮食，规律作息，避免劳累，避风寒。及时检测血压，病情变化随诊。

【按语】本病例由于久病入络，毒邪伤及肝肾之阴，可以中医络病理论为指导。本病例的基本特点是本虚标实，本虚为肝肾阴虚，标实多为血瘀、湿浊内生等。方以枸杞子、生地黄、北沙参、当归、麦冬等滋补阴液，此为固本；血竭、丹参利咽清热，解毒通络，活血化瘀，此为针对标邪。对慢性肾衰竭的治疗，强调标本同治、攻补兼施。

案15.田某，女，34岁。初诊日期：2013年8月27日。

主诉： 间断性下肢水肿半年。

现病史： 半年前出现下肢水肿，自行休息后好转，未予重视，而后反复出现双下肢浮肿，时有眼睑浮肿，未予药物治疗，今日来我院就诊。现症：恶热，汗出，头痛，头晕，口苦，腰背痛，腿疼，胸闷，气短，心慌，心烦易怒，尿频，夜尿10次，乏力，大便尚可。舌质红，苔薄白，脉弦细。血压200/120mmHg。2013年8月5日尿常规：隐血（+++），蛋白（+++）；肾功：肌酐196μmol/L。

既往史： 高血压病史2年，口服珍菊降压片。

中医诊断： 慢性肾衰之肝肾阴虚兼瘀毒证。

西医诊断： 慢性肾功能衰竭；高血压3级。

治法： 滋补肝肾，解毒通络，导邪滋阴。

处方：

口服方：枸杞子20g，生地黄15g，北沙参15g，当归20g，麦冬20g，血竭3g（冲服），僵蚕10g，蝉蜕10g，络石藤10g，土茯苓60g，白茅根50g，槟榔10g，草果10g，厚朴10g，丹参10g。6剂，每剂水煎取汁360ml，每次120ml，日3次，水煎饭后服。

灌肠方：酒大黄10g，厚朴10g，枳实10g，牡蛎50g（先煎），黄芪50g，制附子5g（先煎），金银花20g，土茯苓100g。3剂（6天），每剂水煎取汁200ml，每次100ml，睡前保留灌肠。

金水宝胶囊，每次6粒，日3次，口服；咽喉利清糖浆，每日1~2支，频含服；拜新同，日1片，口服。

2013年9月5日二诊：患者自诉症状减轻；血压150/90mmHg；尿常规：隐血（+++），蛋白（+++）。上方加生地炭10g（包煎），血余炭10g（包煎），蒲黄炭10g（包煎），艾叶炭10g（包煎），侧柏叶炭10g（包煎），6剂，水煎服。紫河车粉，每次3g，日3次，冲服。余药照用。

2013年9月12日三诊至2013年9月26日四诊：症状未见明显缓解。尿常规：隐血（+++），蛋白（+++）；肾功：肌酐175μmol/L，尿素氮7.9mmol/L，尿酸680μmol/L。上方去槟榔、草果、厚朴，加山慈菇10g，猫爪草10g，秦艽10g，秦皮10g，茯苓15g，车前子10g（包煎），泽泻10g。12剂，水煎服。碳酸氢钠片，每次5片，日3次，口服。余药照用。

2013年10月10日五诊至2013年12月25日七诊：患者自诉腰痛。尿常规：隐血（+++），蛋白（+++）。上方加杜仲10g，桑寄生30g，6剂，水煎服。余药照用。

2014年1月13日八诊：尿常规：隐血（+），蛋白（++）；肾功：肌酐100μmol/L，尿素氮5.7mmol/L，尿酸365μmol/L。予上方6剂，3剂研面，加紫河车粉300g，混合炒香，每次3g，日3次，冲服。保留灌肠。嘱患者注意休息，控制饮食，规律作息，避免劳累，避风寒。病情变化随诊。

【按语】根据该患者的症状及病因病机、发生发展的过程，应采取滋补肝肾、解毒通络、导邪滋阴的治疗大法。高尿酸血症加山慈菇、猫爪草、秦艽、秦皮、车前子、茯苓、泽泻清热解毒、利水渗湿；腰痛加杜仲、桑寄生益肾、强筋骨。诸药合用，直达病所而见效，配合灌肠药达到泻毒之目的。

案16.陈某，男，42岁。初诊日期：2011年5月14日。

主诉：间断腰痛半年，加重伴乏力1个月。

现病史：半年前无明显诱因出现间断腰痛，未予重视。1个月前腰痛加重伴乏力，今为求中医治疗就诊于我门诊。现症：腰痛，乏力，偶有口干，口苦，怕热，盗汗，偶有心胸疼痛，纳可，寐欠佳，大便干，2～3日1行。舌暗红少苔，脉弦细。血压170/110mmHg。尿常规：隐血（++），蛋白（++）；肾功：肌酐123μmol/L，尿素氮7.4mmol/L，尿酸593μmol/L。

既往史：高血压病史3年。

中医诊断：慢性肾衰之肝肾阴虚兼瘀毒证。

西医诊断：慢性肾功能衰竭；高尿酸血症；高血压。

治法：滋补肝肾，解毒通络，导邪滋阴。

处方：

口服方：枸杞子20g，生地黄15g，北沙参15g，当归20g，麦冬20g，血竭3g（冲服），僵蚕10g，蝉蜕10g，络石藤10g，土茯苓60g，白茅根50g，槟榔10g，草果10g，厚朴10g，丹参10g，猫爪草10g，山慈菇10g，车前子10g（包煎），茯苓15g，泽泻10g。12剂，每剂水煎取汁360ml，每次120ml，日3次，水煎饭后服。

灌肠方：酒大黄10g，厚朴10g，枳实10g，牡蛎50g（先煎），黄芪50g，制附子5g（先煎），金银花20g，土茯苓100g。6剂（12天），每剂水煎取汁200ml，每次100ml，睡前保留灌肠。

咽喉利清糖浆，每日1～2支，频含服。云南白药，每次1g，日2次，口服。金水宝胶囊，每次6粒，日3次，口服。碳酸氢钠片，每次5片，日3次，口服。银杏叶片，每次1片，日3次，口服。补心气口服液，早饭后1支；滋心阴口服液，晚饭后1支。嘱患者注意休息，严守"一则八法"，低优蛋白、低嘌呤饮食。

2011年5月28日二诊：腰痛改善，乏力缓解，偶有口干，口苦减轻，怕热，多汗（盗汗），偶有心胸疼痛，纳可，寐欠佳，大便干，2～3日1行。舌暗红少苔，脉弦细。血压166/109mmHg。尿常规：隐血（+），蛋白（++）。患者偶有尿频、尿急。

上方加苍术10g，黄柏10g，续服6剂。余药照用。

2011年6月4日三诊：腰痛改善，乏力缓解，口干、口苦减轻，怕热缓解，多汗（盗汗）缓解，偶有心胸疼痛，纳可，寐可，大便干，2日1行。舌暗红少苔，脉弦细。血压160/104mmHg。尿常规：隐血（＋），蛋白（＋）。根据患者舌脉证，上方加夜交藤30g，续服6剂。余药照用。

2011年6月12日四诊：腰痛明显改善，无乏力，无口干、口苦，无怕热，无心胸疼痛，纳可，寐可，二便调。舌暗红少苔，脉弦细。血压150/98mmHg。尿常规：隐血（－），蛋白（－）；肾功：肌酐95μmol/L，尿素氮4.6mmol/L，尿酸543μmol/L。予上方6剂，3剂研面，加紫河车粉300g，混合炒香，每次3g，日3次，冲服。保留灌肠。嘱患者注意休息，控制饮食，规律作息，避免劳累，避风寒。

【按语】本案患者以腰痛、乏力为主症，兼见口干、怕热等症，与舌暗红少苔、脉弦细之舌、脉象合参，为肝肾阴亏之证，络脉瘀阻，毒邪盘踞，气机逆乱，内生燥火、瘀毒，辨为肝肾阴虚兼瘀毒证。枸杞子、生地黄补养肝肾阴精亏损以治本；当归温养肝血；北沙参、麦冬养阴生津，上五药为一贯煎之要药。土茯苓、白茅根化瘀解毒通络；槟榔、厚朴、草果除伏邪盘踞。余药合之共奏滋补肝肾，解毒通络，导邪滋阴之功。二诊，患者尿频、尿急，为肾络损伤，加之湿热下注膀胱所致，故加苍术、黄柏以清热化湿。病程中灵活随症加减，理法方药皆有所本。

案17. 唐某，男，51岁。初诊日期：2007年12月6日。

主诉：腰痛4个月。

现病史：4个月前无明显诱因出现腰痛症状，未予治疗，1周前无明显诱因症状加重，并伴乏力。现症：腰痛，乏力，腰部酸胀不适，头晕，头痛，口干咽燥，五心烦热，恶心，咽喉不利，纳可，眠欠安，小便正常，大便干，2日1行。舌暗红少苔，脉弦细。尿常规：隐血（＋），蛋白（＋＋＋）；肾功：肌酐229.9μmol/L，尿素氮8.07mmol/L，尿酸327μmol/L。

既往史：腰椎间盘突出病史8年；高血压病史9年，最高血压180/120mmHg，现口服硝苯地平缓释片降压，控制尚可；冠心病病史12年。

中医诊断：慢性肾衰之肝肾阴虚夹瘀毒证。

西医诊断：慢性肾功能衰竭；高血压。

治法：滋补肝肾，解毒通络，导邪滋阴。

处方：

口服方：枸杞子20g，生地黄15g，北沙参15g，当归20g，麦冬20g，血竭3g（冲服），僵蚕10g，蝉蜕10g，络石藤10g，土茯苓60g，白茅根50g，槟榔10g，草果10g，厚朴10g，丹参10g。12剂，每剂水煎取汁360ml，每次120ml，日3次，水煎饭后服。

灌肠方：酒大黄10g，厚朴10g，枳实10g，牡蛎50g（先煎），黄芪50g，制附子5g（先煎），金银花20g，土茯苓100g。6剂（12天），每剂水煎取汁200ml，每次100ml，睡前保留灌肠。

紫河车粉，每次3g，日3次，冲服；西洋参，每次5g加去皮生姜3片，水煎代茶饮，每日1300ml左右；金水宝胶囊，每次6粒，日3次，口服；云南白药，每次1g，日2次，冲服；咽喉利清糖浆，每日1~2支，频含服。嘱患者注意休息，严守"一则八法"，低优蛋白饮食。

2007年12月20日二诊：乏力减轻，腰痛改善，腰酸缓解，口苦，头晕，口干缓解，五心烦热好转，纳可，眠欠安，盗汗，小便正常，大便干，日一行。舌暗红少苔，脉弦细。尿常规：隐血（－），蛋白（++）；肾功：肌酐205.0μmol/L，尿素氮7.92mmol/L，尿酸314μmol/L。上方加煅牡蛎30g（先煎），煅龙骨30g（先煎），续服12剂。余药照用。

2008年1月2日三诊：乏力明显减轻，腰痛明显改善，腰酸明显缓解，口苦减轻，无头晕，无五心烦热，纳呆，眠可，盗汗明显减轻，大便干，日一行。舌暗红苔白，脉弦。尿常规：隐血（－），蛋白（＋）；肾功：肌酐168μmol/L，尿素氮6.6mmol/L，尿酸312μmol/L。根据症、舌、脉，上方去煅龙骨，加焦山楂15g，炒麦芽15g，焦神曲15g，续服12剂。余药照用。

2008年1月16日四诊：无乏力，无腰痛腰酸，口苦明显缓解，无头晕，纳可，眠可，无小便频，大便正常，日一行。舌质暗苔白，脉弦。尿常规：隐血（－），蛋白（－）；肾功：肌酐126.0μmol/L，尿素氮5.4mmol/L，尿酸321μmol/L。予上方6剂，3剂研面，加紫河车粉300g，混合炒香，每次3g，日3次，冲服。保留灌肠。嘱患者注意休息，控制饮食，规律作息，避免劳累，避风寒。

【按语】慢性肾衰竭（失代偿期）属于中医虚损性肾衰的范畴，即《黄庭内景五脏六腑图》所言："人之色黄黑者，肾衰也。"肾之本气自病，病则为邪。盖邪者为毒，内伏于肾之膜原，当膜络失去肾气顾护，命门温润，毛脉无力固血，血液外渗，形成血尿；肾失封藏，脾不升清，精微物质外泄而形成蛋白尿。故"毒"与"瘀"贯穿于疾病。治疗肾脏疾病常予紫河车粉补气、益精血，西洋参补气养阴生津、扶助正气。口服药与灌肠药合用，攻补兼施，祛瘀生新，益肾通络解毒，加之嘱咐患者按时就诊，按体重合理摄入热量，充分休息，从而使尿蛋白消失，肾功能恢复正常。

（三）脾肾阳虚兼瘀毒证

案1.刘某，女，52岁。初诊日期：2017年5月23日。

主诉： 发现肾功异常1月余。

现病史： 1个月前体检发现肾功异常，于当地医院住院治疗。出院后，症状未明显改善。现症：怕冷，乏力，腰酸，足跟痛，纳差，舌质红，苔薄白，脉弦细无力。尿常规：蛋白（++）；肾功：肌酐197μmol/L，尿素氮14.2mmol/L，尿酸485μmol/L。

既往史： 高血压病史6年，现口服缬沙坦氢氯噻嗪片。

中医诊断： 慢性肾衰之脾肾阳虚兼瘀毒证。

西医诊断： 慢性肾功能衰竭；高尿酸血症。

治法： 温补脾肾，解毒通络导邪。

处方：

口服方：制附子5g（先煎），肉桂10g，黄芪50g，补骨脂15g，陈皮10g，益母草10g，甘草5g，血竭3g（冲服），僵蚕10g，蝉蜕10g，络石藤10g，土茯苓60g，白茅根50g，槟榔10g，草果10g，厚朴10g，丹参10g，猫爪草10g，车前子（包煎）。6剂，每剂水煎取汁360ml，每次120ml，日3次，水煎饭后服。

灌肠方：酒大黄10g，厚朴10g，枳实10g，牡蛎50g（先煎），黄芪50g，制附子5g（先煎），金银花20g，土茯苓100g。3剂（6天），每剂水煎取汁200ml，每次100ml，睡前保留灌肠。

紫河车粉，每次3g，日3次，西洋参水送服。西洋参5g加去皮生姜3片，水煎代茶饮，每日1300ml左右。嘱患者严格遵守"一则八法"，按照饮食表控制饮食，避免劳累，静卧静养。

2017年6月21日二诊：尿常规：蛋白（+），隐血（-）；肾功：肌酐150μmol/L，尿素氮5.1mmol/L，尿酸381μmol/L。怕冷、腰酸症状减轻，近日眠差、入睡困难，舌质红，苔薄白，脉沉细。上方加酸枣仁15g，柏子仁15g，首乌藤30g。继服12剂，水煎服。继续保留灌肠。余药照用。

2017年7月3日三诊：尿常规：蛋白（-），隐血（-）；肾功：肌酐136μmol/L，尿素氮4.1mmol/L，尿酸372μmol/L。患者自诉汗出明显，睡眠改善。上方去酸枣仁、柏子仁、首乌藤，加浮小麦10g，麻黄根10g。12剂，水煎服。继续保留灌肠。余药照用。

2017年7月15日四诊：尿常规：蛋白（-），隐血（-）；肾功：肌酐118μmol/L，尿素氮6.0mmol/L，尿酸365μmol/L。无明显临床不适感。上方6剂，3剂水煎服；3

剂研末，加紫河车粉300g，混合炒香，密封，每次3g，日3次，冲服。继续保留灌肠。每月定期复诊，并严格遵守"一则八法"。

【按语】肾为"先天之本"，内藏真阴而寓元阳，主司开阖，为全身气化之根。脾为"后天之本"，主运化，主升清降浊。水液运化失常，水湿困脾，脾失健运，胃失和降，则纳差、恶心呕吐。肾气不足，不能化生精血，致气血亏虚，则神疲乏力。可见本病与脾、肾密切相关，脾、肾在慢性肾衰竭的发生、发展、预后等方面起着非常重要的作用。《素问·生气通天论篇》又曰"因而强力，肾气乃伤"及"多食甘则骨痛而发落"。《素问·六节藏象论篇》说："肾者主蛰，封藏之本，精之处也。"肾气虚，气化失司，开阖不利，水液代谢发生紊乱，浊毒内留，肌酐、尿素氮等代谢产物潴而不去。肾阴虚，阴不制阳，阴阳失于平衡，加重体内代谢失调，对于治疗病程中的气血阴阳失衡要特别关注，随症加减治之。

案2.陈某，男，41岁。初诊日期：2010年7月6日。

主诉：间断乏力2月余，加重伴眼睑浮肿7天。

现病史：2个月前无明显诱因出现乏力症状，未予治疗，7天前无明显诱因上症加重，并伴眼睑浮肿。现症：乏力，眼睑浮肿，怕冷，口苦，头晕，胸闷，心慌，纳可，眠差，小便频，大便稀，日行2次。舌淡暗，苔白腻，脉沉细。尿常规：隐血（－），蛋白（＋＋＋）；肾功：肌酐304μmol/L，尿素氮9.8mmol/L，尿酸573μmol/L。

既往史：13年前因车祸行左脾、左肾摘除术。

中医诊断：慢性肾衰之脾肾阳虚兼瘀毒证。

西医诊断：慢性肾功能衰竭；高尿酸血症。

治法：温补脾肾，解毒通络，导邪助阳。

处方：

口服方：制附子5g（先煎），肉桂10g，黄芪50g，补骨脂15g，陈皮10g，益母草10g，甘草5g，血竭3g（冲服），僵蚕10g，蝉蜕10g，络石藤10g，土茯苓60g，白茅根50g，槟榔10g，草果10g，厚朴10g，丹参10g，猫爪草10g，车前子（包煎）。12剂，每剂水煎取汁360ml，每次120ml，日3次，水煎饭后服。

灌肠方：酒大黄10g，厚朴10g，枳实10g，牡蛎50g（先煎），黄芪50g，制附子5g（先煎），金银花20g，土茯苓100g。6剂（12天），每剂水煎取汁200ml，每次100ml，睡前保留灌肠。

紫河车粉，每次3g，日3次，冲服；西洋参，每次5g加生姜3片，水煎代茶饮，每日1300ml左右；金水宝胶囊，每次6粒，日3次，口服；碳酸氢钠片，每次5片，日3次，口服；银杏叶片，每次1片，日3次，口服；嘱患者注意休息，严守"一则八法"，低优蛋白、低嘌呤饮食。

2010年7月20日二诊：乏力减轻，眼睑浮肿改善，怕冷缓解，口苦，头晕，胸闷缓解，心慌好转，纳可，眠差，小便频减轻，大便稀，日一行。舌淡暗，苔白腻，脉沉细。尿常规：隐血（－），蛋白（＋＋）；肾功：肌酐213μmol/L，尿素氮7.8mmol/L，尿酸514μmol/L。上方加藿香30g，佩兰10g，续服12剂。余药照用。

2010年8月2日三诊：乏力明显减轻，眼睑浮肿明显改善，怕冷明显缓解，口苦减轻，无头晕，无胸闷，无心慌，纳可，眠差，小便频明显减轻，大便稀，日一行。舌淡暗，苔白，脉沉细。尿常规：隐血（－），蛋白（＋）；肾功：肌酐179μmol/L，尿素氮6.7mmol/L，尿酸472μmol/L。上方去车前子，加黄柏10g，续服12剂。余药照用。

2010年8月16日四诊：无乏力，无眼睑浮肿，怕冷明显缓解，无口苦，无头晕，无胸闷，无心慌，纳可，眠差，无小便频，大便稀明显减轻，日一行。舌淡暗，苔白，脉沉。尿常规：隐血（－），蛋白（－）；肾功：肌酐143μmol/L，尿素氮5.3mmol/L，尿酸421μmol/L。予上方6剂，3剂研面，加紫河车粉300g，混合炒香，每次3g，日3次，冲服。继续保留灌肠。

【按语】医者嘱患者严格遵照"一则八法"，按时就诊，严格禁食高蛋白食物，按体重合理摄食热量，充分休息。同时口服药与灌肠药结合运用，达到攻补兼施的效果，可祛瘀生新，补肾解毒通络。使肌酐下降，蛋白消失，使患者症状体征明显好转。

案3.崔某，男，69岁。初诊日期：2010年6月29日。

主诉：间断乏力3年余，加重伴双下肢水肿1个月。

现病史：3年前无明显诱因出现乏力症状，就诊于当地医院，肾功：肌酐163μmol/L，诊断为慢性肾脏病，予肾衰宁颗粒、金水宝胶囊口服治疗。1个月前无明显诱因上症加重，并出现双下肢水肿。现症：乏力，双下肢水肿，畏寒肢冷，气短懒言，腰酸膝软，纳差，眠可，夜尿清长，大便不实，面色晦暗。舌淡暗，双侧瘀点，脉沉弱。尿常规：隐血（－），蛋白（＋）；肾功：肌酐249μmol/L，尿素氮10.9mmol/L，尿酸460μmol/L。

既往史：高血压病史10年，最高血压170/110mmHg，现规律口服苯磺酸左旋氨氯地平缓释片，血压控制尚可。

中医诊断：慢性肾衰之脾肾阳虚兼瘀毒证。

西医诊断：慢性肾功能衰竭；高尿酸血症；高血压3级（极高危）。

治法：温补脾肾，解毒通络，化痰导邪。

处方：

口服方：制附子5g（先煎），肉桂10g，酒大黄10g，厚朴10g，枳实10g，牡蛎

50g（先煎），藿香30g，竹茹20g，姜半夏5g，山慈菇10g，猫爪草10g，秦皮10g，秦艽10g，车前子10g（包煎），蝉蜕10g，白僵蚕10g，党参10g，黄芪50g，丹参10g，陈皮10g，白豆蔻10g（后下），土茯苓60g，络石藤10g，覆盆子10g，五倍子10g。12剂（12天），每剂水煎取汁360ml，每次120ml，日3次，水煎饭后服。

灌肠方：酒大黄10g，厚朴10g，枳实10g，牡蛎50g（先煎），黄芪50g，制附子5g（先煎），金银花20g，土茯苓100g。6剂（12天），每剂水煎取汁200ml，每次100ml，睡前保留灌肠。

紫河车粉，每次3g，日3次，冲服；西洋参，每次5g加生姜3片，水煎代茶饮，每日1300ml左右；金水宝胶囊，每次6粒，日3次，口服；碳酸氢钠片，每次5片，日3次，口服；银杏叶片，每次1片，日3次，口服；嘱患者注意休息，严守"一则八法"，低优蛋白、低嘌呤饮食。

2010年7月13日二诊：乏力减轻，双下肢水肿改善，畏寒肢冷缓解，气短懒言好转，腰酸膝软，纳差，眠可，夜尿清长、大便不实较前减轻，面色晦暗。舌淡暗，双侧瘀点，脉沉弱。尿常规：隐血（－），蛋白（＋）；肾功：肌酐200μmol/L，尿素氮8.7mmol/L，尿酸420μmol/L。患者自述双下肢麻木无力。上方加桃仁10g，红花10g，续服12剂。余药照用。

2010年7月27日三诊：乏力减轻，双下肢水肿明显改善，畏寒肢冷缓解，气短懒言好转，腰酸膝软较前缓解，纳差缓解，眠可，夜尿清长、大便不实较前减轻，面色晦暗好转。舌淡暗，双侧瘀点较前减轻，脉沉弱。尿常规：隐血（－），蛋白（－）；肾功：肌酐167μmol/L，尿素氮7.2mmol/L，尿酸416μmol/L。患者述偶有胀气，上方加柴胡10g，苏叶10g，黄连10g，续服12剂。余药照用。

2010年8月10日四诊：无乏力，无双下肢水肿，畏寒肢冷明显缓解，无气短懒言，无腰酸膝软，纳可，眠可，夜尿清长减轻，大便成形，面色晦暗明显好转。舌淡暗，脉细弱。予上方6剂，水煎服。继续保留灌肠，余药照用。

【按语】从病因看，肾衰的病因病机主要有毒损肾络和正气不足两方面。按照先病是本、后病是标，原发病为本、继发病为标的原则，当肾衰继发于肺、脾、肝、肠胃等病变时，当以先出现的肺、脾、肝的病证为本，以调理脏腑为先。本病主要是与肺、脾、肾三脏功能失调有关，本病患为肾衰（脾肾阳虚兼瘀毒证），脾与肾的关系是相制相助的，脾虚不能运化水湿，水湿壅盛，必损其阳，导致肾阳亦衰；反之，肾阳衰微，不能温煦脾土，脾肾俱虚，故治疗上注重温补脾肾法。方中附子辛甘大热，归心、脾、肾经，回阳救逆，补火助阳；肉桂辛甘热，归脾、肾、心经，其性纯阳温散，善补命门之火，益阳消阴，是命门火衰及肾阳上浮诸症之要药。二者善温脾肾，是治疗脾肾阳虚证的常用药，为君药。二者合用则脾肾阳气温煦机体，水肿可化。再辅以解毒通络，导邪助阳之药，则患者诸症减轻，蛋白消失，肌酐下降。两个疗程后，根据症状辨证加苏叶、黄连，上逆之胃气得以下降，脾胃升降调和则全身气机升降亦调和，故三个疗程后症状明显好转。

案4. 王某，女，60岁。初诊日期：2014年9月2日。

主诉：怕冷，腰酸5年余，加重伴恶心2天。

现病史：确诊慢性肾小球肾炎5年，于当地诊所间断口服汤药治疗，效果不佳。近2日乏力、恶心症状明显。现症：怕冷，汗出，腰膝酸软，耳聋、耳鸣，心慌，大便稀，小便清长，眠可。舌质淡白，苔白，脉沉细。血压120/70mmHg；尿常规：蛋白（+），隐血（+）；肾功：肌酐139μmol/L，尿素氮9.1mmol/L，尿酸354μmol/L。

既往史：双肾囊肿，双肾结石，胆囊炎。

中医诊断：慢性肾衰之脾肾阳虚兼瘀毒证。

西医诊断：慢性肾功能衰竭。

治法：温补脾肾，解毒通络，导邪助阳。

处方：

口服方：酒大黄10g，土茯苓60g，黄芪50g，黄精50g，覆盆子10g，金荞麦10g，紫荆皮10g，木蝴蝶10g，血竭3g（冲服），丹参10g，槟榔10g，草果10g，厚朴10g，小茴香10g，肉桂10g。12剂，每剂水煎取汁360ml，每次120ml，日3次，水煎饭后服。

灌肠方：酒大黄10g，厚朴10g，枳实10g，牡蛎50g（先煎），黄芪50g，制附子5g（先煎），金银花20g，土茯苓100g。6剂（12天），每剂水煎取汁200ml，每次100ml，睡前保留灌肠。

紫河车粉，每次3g，日3次冲服。嘱患者严格遵守"一则八法"。

2014年9月16日二诊：怕冷、腰酸症状明显缓解，恶心缓解不明显。舌质红，苔白，脉沉滑无力。血压120/72mmHg。尿常规：蛋白（+），隐血（-）。肾功：肌酐124μmol/L，尿素氮8.5mmol/L，尿酸316μmol/L。上方加苏叶10g，黄连10g，12剂，水煎服。余药照用。

2014年9月30日三诊：恶心、纳差症状有缓解，眠差、多梦、易醒。舌质红，苔薄白，脉沉细而数。血压120/70mmHg，尿常规：蛋白（±），隐血（-）。上方加酸枣仁30g，柏子仁10g，首乌藤10g，12剂，水煎服。余药照用。

2014年10月13日四诊：睡眠稍有改善。血压120/68mmHg，尿常规：蛋白（-），隐血（±）。肾功：肌酐119μmol/L，尿素氮8.5mmol/L，尿酸304μmol/L。效不更方，继予12剂。

2014年10月20日五诊：患者自诉上述诸症明显改善，无明显不适感。血压130/66mmHg；尿常规：蛋白（－），隐血（－）。续首方服用9剂，水煎服。余3剂为面，加紫河车粉300g，混合炒香，密闭，每次3g，日3次，冲服。继续保留灌肠。定期复诊。

【按语】《内经》云："入脏者半死半生。"本病肾之本虚而标实之证亦有之，即"至虚有盛候"。患者二诊时恶心未见明显减轻，故加苏叶、黄连以和胃降逆；三诊时恶心明显减轻，加酸枣仁、柏子仁、首乌藤以养心安神。五诊时未见明显不适，予中药研末口服。嘱患者谨遵"一则八法"，每周检尿常规，每月复查肝功、肾功、血脂、血糖等，有病情变化随诊。

案5.丛某，女，44岁。初诊日期：2015年11月17日。

主诉：乏力1年，加重伴恶心2天。

现病史：1年前体检发现肌酐130μmol/L，于当地医院口服汤药、金水宝胶囊、肾衰宁胶囊、黄葵胶囊治疗，但效果不佳。现症：乏力，怕冷，汗出，偶有头晕、心慌胸闷，口苦，咽干，恶心、纳差，腰膝酸软，眠差、多梦。舌质暗，苔白，脉沉细无力。血压140/90mmHg；尿常规：蛋白（++），隐血（+）；肾功：尿素氮9mmol/L，肌酐207μmol/L，尿酸351μmol/L；心电图示：偶发房室早搏。

中医诊断：慢性肾衰之脾肾阳虚兼瘀毒证。

西医诊断：慢性肾功能衰竭；偶发房室早搏。

治法：温肾健脾，解毒通络，导邪助阳。

处方：

口服方：制附子5g（先煎），肉桂5g，黄芪50g，补骨脂15g，土茯苓60g，白茅根50g，陈皮10g，益母草10g，血竭3g（冲服），草果10g，槟榔10g，厚朴10g，甘草5g。12剂，每剂水煎取汁360ml，每次120ml，日3次，水煎饭后服。

灌肠方：酒大黄10g，厚朴10g，枳实10g，牡蛎50g（先煎），黄芪50g，制附子5g（先煎），金银花20g，土茯苓100g。6剂（12天），每剂水煎取汁200ml，每次100ml，睡前保留灌肠。

金水宝胶囊，每次6粒，日3次，口服；紫河车粉，每次3g，日3次，温水冲服；补心气口服液，早1支，口服；滋心阴口服液，晚1支，口服。严格遵守"一则八法"。

2015年12月1日二诊：怕冷、乏力症状有所缓解，恶心、纳差症状明显。舌质暗，苔白腻，脉沉细无力。尿常规：蛋白（++），隐血（±）；肾功：尿素氮8.8mmol/L，肌酐191μmol/L，尿酸323μmol/L。上方加苏叶10g，黄连10g，6剂，水煎服。余法同前。

2015年12月7日三诊：恶心、纳差症状减轻，眠差、多梦。舌质暗，苔薄白，脉沉细。尿常规：蛋白（+），隐血（+）；肾功：尿素氮6.5mmol/L，肌酐178μmol/L，尿酸320μmol/L。上方加酸枣仁10g，柏子仁10g，首乌藤20g，12剂，水煎服。余法同前。

2015年12月19日四诊：失眠多梦好转。舌质暗，苔薄白，脉细数。尿常规：蛋白（+），隐血（±）；肾功：尿素氮6.9mmol/L，肌酐160μmol/L，尿酸337μmol/L。效不更方，上方12剂，水煎服。余法同前。

2016年1月7日五诊：上述症状皆减轻。舌质红，少苔，脉沉细。尿常规：蛋白（±），隐血（−）；肾功：尿素氮6.5mmol/L，肌酐132μmol/L，尿酸307μmol/L。效不更方。

2016年1月23日六诊：无明显不适。舌质红，苔薄白，脉沉细。尿常规：蛋白（−），隐血（−）；肾功：尿素氮6.7mmol/L，肌酐119μmol/L，尿酸317μmol/L。守方6剂，3剂水煎服，另3剂研末，加300g紫河车粉，混合炒香，每次3g，日3次，温水冲服，以巩固疗效。继续保留灌肠，定期复诊。病情变化，随时就诊。

【按语】"毒损肾络"是本病病机关键。毒邪具有攻冲流窜、好入津血之性，常夹痰、夹瘀，循经入络，波及肾脏，依附、结聚于局部，损伤肾络，致痰瘀毒再生，形成恶性循环，影响肾络的气血运行和津液的输布，致使肾之血络瘀结肿胀，肾体受伤，肾用失职，开阖失司，固摄无能，清浊难分，阴精外泄，邪浊内聚，水湿滞留，酝酿成毒而恶性循环。故以槟榔、草果、厚朴以驱毒邪，达膜原，辟秽化浊。法以温肾健脾、解毒通络导邪。患者病情明显好转后，嘱患者继续执行肾病管控守则，限制饮食中蛋白质摄入，注意休息避免劳累，避免感冒，保持心情舒畅，戒烟戒酒。

案6.何某，女，64岁。初诊日期：2017年12月14日。

主诉：双下肢水肿6个月。

现病史：6个月前因感冒于某医院就诊，检查发现肌酐320μmol/L，隐血（+），蛋白（++），口服海昆肾喜胶囊治疗。昨日查肌酐490μmol/L，尿隐血（+），尿蛋白（++）。现症：双下肢浮肿，乏力，胃脘不适，畏寒，头晕，耳鸣，口苦，后背痛。舌体大，苔薄白，脉沉细无力。

中医诊断：慢性肾衰之脾肾阳虚兼瘀毒证。

西医诊断：慢性肾功能衰竭。

治法：温补脾肾，解毒通络，导邪助阳。

处方：

口服方：制附子5g（先煎），肉桂10g，黄芪50g，补骨脂15g，陈皮10g，益母草10g，甘草5g，血竭3g（冲服），僵蚕10g，蝉蜕10g，络石藤10g，土茯苓60g，白茅根50g，槟榔10g，草果10g，厚朴10g，丹参10g。12剂，每剂水煎取汁360ml，每次120ml，日3次，水煎饭后服。

灌肠方：酒大黄10g，厚朴10g，枳实10g，牡蛎50g（先煎），黄芪50g，制附子5g（先煎），金银花20g，土茯苓100g。6剂（12天），每剂水煎取汁200ml，每次100ml，睡前保留灌肠。

咽喉利清糖浆，每日1～2支，频含服；金水宝胶囊，每次6粒，日3次，口服；血府逐瘀胶囊，每次4粒，日3次。

2017年12月28日二诊：尿常规：隐血（+），蛋白（+++）；肾功：肌酐459μmol/L。舌质红，苔薄白，脉沉细。双下肢浮肿仍明显，乏力改善，胃脘不适略减轻，无畏寒。上方加茯苓15g，车前子10g（包煎），泽泻5g，薏苡仁30g。12剂，水煎服。继续外用保留灌肠。余药照用。

2018年1月9日三诊：尿常规：隐血（-），蛋白（+++）；肾功：肌酐441μmol/L，尿酸409μmol/L。患者双下肢浮肿减轻，夜尿3次。舌质淡红，苔薄白，脉沉细。上方加益智仁10g，芡实10g，诃子10g。12剂，水煎服。保留灌肠。余药照用。

2018年1月22日四诊：尿常规：隐血（-），蛋白（++）；空腹血糖5.8mmol/L，餐后2小时血糖7.5mmol/L。夜尿2次。舌质红，苔薄白，脉沉细。效不更方，6剂，水煎服。紫河车粉，每次3g，日3次，冲服；西洋参，每次5g，加生姜3片，水煎代茶饮。保留灌肠。余药照用。

2018年1月30日五诊：尿常规：隐血（-），蛋白（++）；空腹血糖5.9mmol/L，餐后2小时血糖6.4mmol/L。舌质红，苔薄白，脉沉缓。予上方6剂，水煎服。保留灌肠。余药照服。

2018年2月6日六诊：尿常规：隐血（+），蛋白（++）。患者双下肢浮肿显著减轻，乏力减轻，胃脘不适缓解，无畏寒，头晕、耳鸣较前缓解，无口苦，后背痛减轻。效不更方，续服6剂。保留灌肠。余药照用。

2018年2月13日七诊：尿常规：隐血（±），蛋白（++）；肾功：肌酐421μmol/L，尿素氮16.31mmol/L，尿酸426μmol/L。乏力减轻，尿频消失。舌质暗红，苔薄白，脉沉细。上方加僵蚕10g，蝉蜕10g。12剂，水煎服。保留灌肠。余药照用。

2018年3月8日八诊：尿常规：隐血（-），蛋白（++）；肾功：尿酸406μmol/L，肌酐406μmol/L。效不更方，予上方12剂。继续保留灌肠。余药照用。

【按语】《素问·平人气象论篇》说："颈脉动、喘疾咳，曰水；目裹微肿如卧蚕起之状，曰水。"而《灵枢·水胀》则对水肿之描述更为详尽，如云："水始起也，目窠上微肿，如新卧起之状，其颈脉动、时咳，阴股间寒，足胫肿，腹乃大，其水已成矣。"指出了水肿初起，常先见目胞微肿，继而肢体浮肿，渐大形成腹部水肿，或颈部脉搏动甚，咳而气喘，而不得平卧。水肿皆因肺、脾、肾三脏功能失调而成。人体水液的运行依靠肺气的通调、脾气的转输、肾气的开阖，从而使三焦能够发挥其决渎作用，使膀胱气化畅行，小便通利；反之，肺、脾、肾三脏功能障碍，三焦决渎无权，膀胱气化不利可致水肿。水肿其本在肾，其标在肺，其制在脾。本例患者突出表现为双下肢水肿，乃为脾肾两脏阳气虚衰，温煦、运化功能失调，故水液不能运化，形成水肿。故治以温补脾肾，解毒通络，导邪助阳。

案7. 李某，女，52岁。初诊日期：2018年7月12日。

主诉：发现肌酐升高5年。

现病史：5年前因眼睑浮肿到医院检查发现肌酐120μmol/L，后在北京某医院确诊为慢性肾衰，服中药治疗，效果欠佳，现肌酐516μmol/L，尿素氮24.3mmol/L。

现症：眼睑浮肿，胸闷、乏力、气短，胃胀，畏寒，腰酸，眠差，纳差，易咽痛，大便黏，夜尿3~4次。舌体大，苔薄白，脉沉细数。

中医诊断：慢性肾衰之脾肾阳虚兼瘀毒证。

西医诊断：慢性肾功能衰竭。

治法：温补脾肾，解毒通络，导邪助阳。

处方：

口服方：制附子5g（先煎），肉桂10g，黄芪50g，补骨脂15g，陈皮10g，益母草10g，甘草5g，血竭3g（冲服），僵蚕10g，蝉蜕10g，络石藤10g，土茯苓60g，白茅根50g，槟榔10g，草果10g，厚朴10g，丹参10g。12剂，每剂水煎取汁360ml，每次120ml，日3次，水煎饭后服。

灌肠方：酒大黄10g，厚朴10g，枳实10g，牡蛎50g（先煎），黄芪50g，制附子5g（先煎），金银花20g，土茯苓100g。6剂（12天），每剂水煎取汁200ml，每次100ml，睡前保留灌肠。

咽喉利清糖浆，每日1~2支，频含服；金水宝胶囊，每次6粒，日3次，口服；血府逐瘀胶囊，每次4粒，日3次，口服；丹参滴丸，每次10粒，日3次，口服；碳酸氢钠片，每次5片，日3次，口服。

2018年7月31日二诊：尿常规：蛋白（++）；肾功：肌酐539μmol/L，尿酸421μmol/L。舌质红，苔薄白，脉沉细。患者胸闷、气短缓解，畏寒减轻，咽痛缓解，乏力仍明显。予上方12剂，水煎服。继续外用保留灌肠。紫河车粉，每次3g，日3次，冲服。西洋参，每次5g加生姜3片，代茶饮。余药照用。

2018年8月13日三诊：尿常规：蛋白（+）；肾功：肌酐477μmol/L，尿酸403μmol/L。舌质红，苔薄白，脉沉细。患者眼睑浮肿减轻，乏力减轻，胃胀，纳差，睡眠不佳。上方加焦山楂30g，炒麦芽30g，焦神曲30g，鸡内金30g，6剂，水煎服。保留灌肠。余药照用。

2018年8月20日四诊：尿常规：隐血（－），蛋白（++）；肾功：肌酐495μmol/L，尿素氮7mmol/L，尿酸480μmol/L。患者胃胀缓解，纳差，睡眠可。上方12剂，水煎服。保留灌肠。余药照用。

2018年9月12日五诊：尿常规：隐血（－），蛋白（+++）。患者眼睑浮肿明显减轻，无胃胀，大便可，纳可，腰酸、尿频。上方去焦三仙，加杜仲10g，桑寄生15g，芡实10g。12剂，水煎服。保留灌肠。余药照用。

2018年9月26日六诊：尿常规：隐血（+），蛋白（+++）；肾功：肌酐474μmol/L，尿素氮8.3mmol/L，尿酸408μmol/L。上方12剂，水煎服。保留灌肠。余药照用。

2018年10月15日七诊：尿常规：蛋白（++）；肾功：肌酐462μmol/L，尿酸431μmol/L。舌质暗红，苔薄白，脉沉细。患者自述习惯节制饮食，心态很好。上方12剂，水煎服。保留灌肠。余药照用。

2018年11月26日八诊：肾功：肌酐426μmol/L，尿酸431μmol/L；尿常规：蛋白（+++）。效不更方，继续服用。保留灌肠，余药照服。

【按语】"胃为肾之关门，肾衰胃不能司开阖，胃无约束，任其越出"，故患者易出现恶心、呕吐症状，用厚朴、槟榔、草果化湿醒脾、和胃止呕。治疗肾脏疾病常予紫河车粉补气、益精血。口服药与灌肠药合用，攻补兼施，祛瘀生新，益肾通络解毒，加之嘱咐患者按时就诊，按体重合理摄入热量，充分休息，肾功能才有可能恢复正常。

案8. 何某，男，40岁。初诊日期：2012年10月20日。

主诉： 四肢浮肿1个月。

现病史： 1个月前无明显诱因出现四肢水肿，于某医院检尿常规：隐血（+++），蛋白（+++），诊断为慢性肾小球肾炎，予口服药物治疗，效果欠佳。现症：四肢浮肿，乏力，汗出，双眼干涩，怕冷，纳可，寐可，夜尿1次，大便溏，1日2~4行。裂纹舌，舌质淡红，体小，苔薄，脉沉细无力。血压120/80mmHg。尿常规：隐血（+++），蛋白（++）；肾功：肌酐144μmol/L，尿素氮4.6mmol/L，尿酸522μmol/L。

既往史： PCI（经皮冠状动脉介入治疗）术后。

中医诊断： 慢性肾衰之脾肾阳虚兼瘀毒证。

西医诊断： 慢性肾功能衰竭；高尿酸血症。

治法： 温补脾肾，解毒通络，导邪助阳。

处方：

口服方：制附子5g（先煎），肉桂10g，黄芪50g，补骨脂15g，陈皮10g，益母草10g，甘草5g，血竭3g（冲服），僵蚕10g，蝉蜕10g，络石藤10g，土茯苓60g，白茅根50g，槟榔10g，草果10g，厚朴10g，丹参10g，小蓟10g，豆蔻10g（后下）。6剂，每剂水煎取汁360ml，每次120ml，日3次，水煎饭后服。

灌肠方：酒大黄10g，厚朴10g，枳实10g，牡蛎50g（先煎），黄芪50g，制附子5g（先煎），金银花20g，土茯苓100g。3剂（6天），每剂水煎取汁200ml，每次100ml，睡前保留灌肠。

金水宝胶囊，每次6粒，日3次，口服；咽喉利清糖浆，每日1~2支，频含服；云南白药，每次1g，日2次，饭后服；碳酸氢钠片，每次5片，日3次，口服；遵"一则八法"。

2012年10月27日二诊：四肢浮肿，乏力稍减轻，汗出，双眼干涩，怕冷稍改善，纳可，寐可，夜尿1次，大便溏，1日2~4行。尿常规：隐血（+++），蛋白（++）；血压118/70mmHg。裂纹舌，舌质淡红，体小，苔薄，脉沉细无力。上方加茯苓15g，车前子10g（包煎），薏苡仁30g，6剂，水煎服。保留灌肠。余药照用。

2012年11月3日三诊：四肢浮肿稍缓解，乏力减轻，汗出减少，双眼干涩，怕冷改善，纳可，寐可，夜尿1次，大便溏，1日2行。尿常规：隐血（++），蛋白（-）；血压120/78mmHg。舌质淡红，体小，苔薄，裂纹舌，脉沉细。继服上方6剂。保留灌肠。余药照用。

2012年11月10日四诊：四肢浮肿减轻，乏力明显减轻，汗出明显减少，双眼干涩稍缓解，怕冷改善，纳可，寐可，夜尿1次，大便溏，1日2行。尿常规：隐血（+），蛋白（-）；血压116/80mmHg。舌质红，苔薄白，脉沉细。继服上方6剂。保留灌肠。余药照用。

2012年11月17日五诊：四肢略肿，无乏力，无汗出，双眼干涩缓解，纳可，寐可，夜尿1次，大便成形，每日2行。尿常规：隐血（+），蛋白（+）；肾功：肌酐92μmol/L，尿素氮4.4mmol/L，尿酸480μmol/L。血压116/80mmHg。舌质淡红，苔薄白，脉沉细。予上方6剂。继续保留灌肠，余药照用。

【按语】此病病机关键是毒损肾络。内毒是因脏腑功能和气血运行失常，使机体的生理或病理产物不能及时排出，出现气滞、痰凝、血瘀、湿阻、水停等病理产物蕴积体内过多，邪盛而化生热毒、湿毒、瘀毒、浊毒等毒邪，既是病理产物，又是新的致病因素，代表着一种非常邪所能为的病势胶着、顽固不愈的病因病理概念。毒邪可随经脉入肾，损伤肾络，而出现一系列的病理变化。根据叶天士"久病入络"的理论和毒邪多变的致病特点，治疗上应注重解毒通络导邪，故加入血竭、僵蚕、蝉蜕、络石藤、土茯苓等祛瘀达络之品，络通则毒邪可以导出于外。

案9.孙某，男，42岁。初诊日期：2013年4月25日。

主诉：乏力2年。

现病史：2年前无明显诱因出现乏力，于当地医院查尿常规：隐血（+++），蛋白（+++），诊断为慢性肾小球肾炎，经治疗，症状好转，但症状时轻时重，反复发作。现症：乏力，汗出，怕冷，四肢凉，腰痛，纳可，寐可，夜尿2次，大便可。舌质淡红，齿痕，苔白，脉沉细无力。血压120/80mmHg；尿常规：隐血（+++），蛋白（+++）；肾功：肌酐184mol/L，尿素氮9.3mmol/L，尿酸387μmol/L。

中医诊断：慢性肾衰之脾肾阳虚兼瘀毒证。

西医诊断：慢性肾功能衰竭。

治法：温补脾肾，解毒通络，导邪助阳。

处方：

口服方：制附子5g（先煎），肉桂10g，黄芪50g，补骨脂15g，陈皮10g，益母草10g，甘草5g，血竭3g（冲服），僵蚕10g，蝉蜕10g，络石藤10g，土茯苓60g，白茅根50g，槟榔10g，草果10g，厚朴10g，丹参10g，小茴香10g。6剂，每剂水煎取汁360ml，每次120ml，日3次，水煎饭后服。

灌肠方：酒大黄10g，厚朴10g，枳实10g，牡蛎50g（先煎），黄芪50g，制附子5g（先煎），金银花20g，土茯苓100g。3剂（6天），每剂水煎取汁200ml，每次100ml，睡前保留灌肠。

金水宝胶囊，每次6粒，日3次，口服；碳酸氢钠片，每次5片，日3次，口服；咽喉利清糖浆，每日1～2支，频含服；遵"一则八法"。

2013年5月2日二诊：乏力稍缓解，汗多，四肢凉稍减轻，腰痛，纳可，寐可，夜尿2次，大便可。尿常规：隐血（++），蛋白（++）；血压118/85mmHg；肾功：肌酐115μmol/L，尿素氮6.6mmol/L，尿酸356μmol/L。舌质淡红，齿痕，苔白，脉沉细无力。上方加麻黄根10g，浮小麦10g，6剂，水煎服。保留灌肠。余药照用。

2013年5月24日三诊：无乏力，汗出稍减轻，怕冷，四肢凉减轻，腰痛稍改善，纳可，寐可，夜尿2次，大便可。尿常规：隐血（+），蛋白（++）；血压122/80mmHg；肾功：肌酐99μmol/L，尿素氮6.2mmol/L，尿酸409μmol/L。舌质淡红，齿痕，苔白，脉沉细。继服上方6剂。保留灌肠，余药照用。

【按语】毒邪是致病之关键，解毒导邪是治疗本病之根本，故以毒立论，用解毒通络导邪之法以制此顽疾。治疗以解毒为关键。本例患者为中年男性，脾肾两脏阳气虚衰，温煦、运化、固摄作用减弱，故精微下注。阳气虚，阴寒内盛，则畏寒肢冷。肾阳虚，膀胱气化失司，则腰膝酸软，小便不利；阳气虚，水气泛滥，则面目肢体浮肿。故辨证为脾肾阳虚夹瘀毒。因该病久不愈，故补中应有通，以使瘀毒得泻，使损伤之肾络恢复功能。

案10.刘某，女，59岁。初诊日期：2012年4月7日。

主诉：乏力6个月。

现病史：6个月前无明显诱因出现乏力，于某医院诊断为慢性肾炎，后口服中药汤剂治疗，效果不佳。现症：乏力，畏寒肢冷，气短懒言，腰酸膝软，纳可，寐差，夜尿1次，大便可。舌质淡，苔薄白，有齿痕，脉沉弱。血压130/90mmHg；尿常规：隐血（++），蛋白（±）；肾功：肌酐428μmol/L，尿素氮66.8mmol/L，尿酸338μmol/L；心电图：ST段下移。

既往史：胆囊炎5年。

中医诊断：慢性肾衰之脾肾阳虚兼瘀毒证。

西医诊断：慢性肾功能衰竭。

治法：温补脾肾，通络解毒，导邪助阳。

处方：

口服方：制附子5g（先煎），肉桂10g，黄芪50g，补骨脂15g，陈皮10g，益母草10g，甘草5g，血竭3g（冲服），僵蚕10g，蝉蜕10g，络石藤10g，土茯苓60g，白茅根50g，槟榔10g，草果10g，厚朴10g，丹参10g。6剂，每剂水煎取汁360ml，每次120ml，日3次，水煎饭后服。

灌肠方：酒大黄10g，厚朴10g，枳实10g，牡蛎50g（先煎），黄芪50g，制附子5g（先煎），金银花20g，土茯苓100g。3剂（6天），每剂水煎取汁200ml，每次100ml，睡前保留灌肠。

复方丹参滴丸，每次10丸，日3次，口服；补心气口服液，1支，早口服；滋心阴口服液，1支，晚饭前口服；银杏叶片，每次1片，日3次，口服；嘱患者遵"一则八法"。

2012年4月14日二诊：乏力，畏寒肢冷，气短懒言，腰酸膝软，纳可，寐差，夜尿1次，大便可。舌质淡，苔薄白，有齿痕，脉沉弱。尿常规：隐血（++），蛋白（−）；血压120/80mmHg。继续服上方6剂。保留灌肠。余药照用。

2012年4月21日三诊：乏力稍缓解，畏寒肢冷稍改善，气短懒言，腰酸膝软稍缓解，纳可，寐差，夜尿1次，大便可。舌质淡，苔薄白，稍有齿痕，脉沉弱。尿常规：隐血（+），蛋白（−）；血压118/80mmHg。上方加茯苓15g，薏苡仁30g，继服6剂。保留灌肠。余药照用。

2012年4月28日四诊：乏力明显缓解，畏寒肢冷改善，气短懒言稍减轻，腰酸膝软明显缓解，纳可，寐可，夜尿1次，大便可。尿常规：隐血（++），蛋白（−）；血压120/80mmHg。舌质淡，苔薄白，脉沉。上方继服6剂，保留灌肠。余药照用。

2012年5月5日五诊：无乏力，畏寒肢冷明显改善，气短懒言减轻，腰酸膝软明显缓解，纳可，寐可，夜尿1次，大便可。尿常规：隐血（++），蛋白（-）；血压120/86mmHg。舌质淡红，苔薄白，脉沉。上方继服6剂。保留灌肠。余药照用。

2012年5月12日六诊：无乏力，畏寒肢冷明显改善，气短懒言明显减轻，腰酸膝软明显缓解，纳可，寐可，夜尿无，大便可。舌质红，苔薄白，脉沉。尿常规：隐血（++），蛋白（±）；肾功：肌酐304μmol/L，尿素氮20.5mmol/L，尿酸334μmol/L。血压116/78mmHg。上方继服6剂。继续保留灌肠，余药照用。

【按语】《素问·汤液醪醴论篇》曰："病为本，工为标，标本不得，邪气不服，此之谓也。"故治疗需要患者积极配合疗效方好，如避免劳累、控制饮食、避风寒等。在药物治疗方面，抓住本病湿浊兼瘀毒的特点，重用除湿泄浊之品，佐以活血化瘀通络之品，并随症加减，审因论治，使疾病得以痊愈。本例患者病情较重，病机较复杂，所以根据证候攻补兼施，使补正有源，祛邪有路。所以1个疗程后，根据症状辨证加茯苓、薏苡仁以利水渗湿，全身气机升降亦调和，故2个疗程后症状明显减轻，肌酐、尿素氮均下降明显。

案11.陈某，女，69岁。初诊日期：2016年3月30日。

主诉：间断性双下肢浮肿11年。

现病史：自诉30年前体检查出慢性肾小球肾炎，但当时无症状，故未予重视。11年前出现双下肢浮肿，于当地医院诊断为慢性肾衰，间断性口服肾衰宁、开酮、尿毒清颗粒。现症：间断性双下肢浮肿伴无力，气短，时冷时热，耳鸣，纳差。舌体大，裂纹舌，舌质隐青，苔白，脉沉细。血压140/70mmHg；尿常规：隐血（-），蛋白（++++）；肾功：肌酐310μmol/L，尿素氮21.45mmol/L，尿酸509μmol/L。

既往史：高血压病史20年。

中医诊断：慢性肾衰之脾肾阳虚兼瘀毒证。

西医诊断：慢性肾功能衰竭。

治法：温补脾肾，解毒通络，导邪助阳。

处方：

口服方：制附子5g（先煎），肉桂10g，黄芪50g，补骨脂15g，陈皮10g，益母草10g，甘草5g，血竭3g（冲服），僵蚕10g，蝉蜕10g，络石藤10g，土茯苓60g，白茅根50g，槟榔10g，草果10g，厚朴10g，丹参10g。12剂，每剂水煎取汁360ml，每次120ml，日3次，水煎饭后服。

灌肠方：酒大黄10g，厚朴10g，枳实10g，牡蛎50g（先煎），黄芪50g，制附子5g（先煎），金银花20g，土茯苓100g。6剂（12天），每剂水煎取汁200ml，每次100ml，睡前保留灌肠。

银杏叶片，每次1片，日3次，口服；复方榛花舒肝胶囊，每次3粒，日3次，口服；紫河车粉，每次3g，日3次，冲服。

2016年4月27日二诊：患者自诉上述症状减轻。舌质红，裂纹舌，苔白厚，脉弦滑无力。尿常规：隐血（－），蛋白（＋＋）；肾功：肌酐250μmol/L，尿素氮9.9mmol/L，尿酸350μmol/L。上方加佩兰10g，12剂，水煎服。保留灌肠。余药照用。

2016年5月11日三诊：乏力减轻，舌质淡红，苔白，脉弦滑。尿常规：隐血（－），蛋白（＋＋）；肾功：肌酐205μmol/L，尿素氮12.2mmol/L，尿酸293μmol/L。继续服用上方12剂。余药照用。

2016年5月25日四诊：偶有头痛、头晕，舌质淡红，苔白，脉弦滑。尿常规：隐血（－），蛋白（＋＋）。上方加天麻10g，钩藤40g（后下），龙骨50g（先煎），牡蛎50g（先煎），牛膝10g，杜仲10g，桑寄生15g。12剂，水煎服。保留灌肠。余药照用。

2016年6月8日五诊：无明显不适，尿常规：隐血（－），蛋白（＋＋）；肾功：肌酐108μmol/L，尿素氮6.3mmol/L，尿酸288μmol/L。予上方6剂，3剂研末，加紫河车粉300g，混合炒香，每次3g，日3次，冲服。继续保留灌肠。嘱患者定期复诊。

【按语】治疗本病时，口服药与灌肠药合用，内外同治，攻补兼施，祛瘀生新，益肾通络解毒，并嘱咐患者严格遵守"一则八法"的有效管控机制。向患者详细说明饮食控制的重要意义，嘱患者树立信心，坚定决心，严格按照饮食控制表的要求，坚持恒定、均衡、合理的饮食规律。患者症状减轻明显，尿隐血和尿蛋白下降，各种生化指标稳步下降。由此可知，严格控制饮食，在治疗慢性肾功能衰竭的过程中有不可忽视的重要意义。

案12.赵某，男，77岁。初诊日期：2017年7月24日。

主诉：间断性乏力气短2个月，加重伴大便溏泻2天。

现病史：2个月前无明显诱因出现乏力气短，未予重视，自行口服中成药，效果不佳。现症：手足麻木，畏寒肢冷，倦怠乏力，气短懒言，食少纳呆，腰酸膝软。大便稀3~4次，夜尿4~5次。舌质淡红，苔白，脉沉细无力。血压150/70mmHg；尿常规：隐血（±），蛋白（＋＋＋）；肾功：肌酐207μmol/L，尿素氮10.8mmol/L，尿酸529μmol/L。

既往史：既往高尿酸病史2年，2个月内出现关节疼痛2次。

中医诊断：慢性肾衰之脾肾阳虚兼瘀毒证。

西医诊断：慢性肾功能衰竭；高尿酸血症。

治法：温补脾肾，解毒通络，导邪助阳。

处方：

口服方：制附子5g（先煎），肉桂10g，黄芪50g，补骨脂15g，陈皮10g，益母草10g，甘草5g，血竭3g（冲服），僵蚕10g，蝉蜕10g，络石藤10g，土茯苓60g，白茅根50g，槟榔10g，草果10g，厚朴10g，丹参10g，猫爪草10g，山慈菇10g，豨莶草15g，穿山甲10g，蜂房5g，土鳖虫5g，秦皮10g，秦艽10g。12剂，每剂水煎取汁360ml，每次120ml，日3次，水煎饭后服。

灌肠方：酒大黄10g，厚朴10g，枳实10g，牡蛎50g（先煎），黄芪50g，制附子5g（先煎），金银花20g，土茯苓100g。6剂（12天），每剂水煎取汁200ml，每次100ml，睡前保留灌肠。

银杏叶片，每次1片，日3次，饭后服；补心气口服液，1支，早口服；滋心阴口服液，1支，晚口服；复方榛花舒肝胶囊，每次3粒，日3次，口服；碳酸氢钠片，每次5片，日3次，口服；紫河车粉，每次3g，日3次，冲服。

2017年9月12日二诊：患者自诉服上药后上述症状均减轻，自行停药半个月。尿常规：隐血（+），蛋白（+++）。予上方12剂，水煎服。保留灌肠。成药照用。

2017年9月25日三诊：诸症减轻，大便尚可，日1次，夜尿1~2次。尿常规：隐血（-），蛋白（+++）；肾功：肌酐161μmol/L，尿素氮14mmol/L，尿酸504μmol/L。予处方：制附子5g（先煎），肉桂10g，黄芪50g，补骨脂15g，陈皮10g，益母草10g，甘草5g，僵蚕10g，蝉蜕10g，络石藤10g，土茯苓60g，槟榔10g，草果10g，厚朴10g，丹参10g，猫爪草10g，山慈菇10g，豨莶草15g，穿山甲10g，蜂房5g，土鳖虫5g，秦皮10g，秦艽10g。本方续服1个月。保留灌肠。成药照服。

2017年10月30日四诊：患者自诉时有头痛、头晕。尿常规：隐血（-），蛋白（+++）；肾功：肌酐153μmol/L，尿素氮12.9mmol/L，尿酸422μmol/L。上方加天麻10g，钩藤40g（后下），牛膝10g，6剂，水煎服。保留灌肠。成药照用。

2018年3月7日五诊：尿常规：隐血（-），蛋白（++）；肾功：肌酐109μmol/L，尿素氮8mmol/L，尿酸326μmol/L。予上方6剂，3剂研末，加紫河车粉300g，混合炒香，每次3g，日3次，冲服。继续保留灌肠。余照用。

【按语】肾风病日久不愈，水毒积蓄，浊毒内蕴；燥热、湿浊、痰瘀闭阻肢体经脉，侵蚀关节筋骨，内损脏腑，肝、脾、肾皆损，湿浊痰瘀互结为毒邪，再加外感风寒湿热之邪、酗酒、膏粱厚味肥食所伤，毒邪流注关节、肌肉、骨骼，使气血不畅，出现关节、肌肉红肿热痛、麻木、重着、屈伸不利等形成肾衰合并痛风。方中加入山慈菇，辛寒，有小毒，清热解毒，消痈散结。《本草正义》曰："（其）能散坚消结，化痰解毒……其力颇峻。"虽有小毒，取其以毒攻毒之义，用量不大，但功专力宏。

猫爪草，解毒消肿，化痰散结。《中草药手册》记载其："消肿，散结。"上二药，以清热解毒消肿为主。方中豨莶草，有祛风湿、通经络、利关节的作用，尤善化湿热之邪。《本草图经》曰其："治肝肾风气，四肢麻痹，骨间痛……肌肉顽痹。"穿山甲，苦，微寒，祛风除湿，活血通络，入肝经活血通络。《东北药植志》记载其："舒筋活血，治腰腿疼痛，筋骨麻木。"蜂房，性甘平，祛风通络止痛。《神农本草经》曰其："主惊痫瘛疭，寒热邪气，癫疾……肠痔。"上三药，解毒消肿，并能除湿通利。方中秦艽，辛可宣散，舒筋络，祛风湿。《本草新编》曰其："通利四肢，能止诸痛。"秦皮，清热解毒燥湿，苦寒兼涩，燥中有收。《神农本草经》曰其："主风寒湿痹。"以上诸药合用，共奏通调水道，祛风通络之功。由此可见，肾衰患者合并痛风时，宜在肾衰的治疗基础上添加蠲痹止痛、清热利湿、解毒通络之法，灵活运用猫爪草、山慈菇、豨莶草、穿山甲、蜂房、土鳖虫、秦皮、秦艽等药物，使疾病得以好转。

案13. 乔某，男，45岁。初诊日期：2012年12月6日。

主诉： 间断性双下肢浮肿、眼睑水肿3年。

现病史： 3年前无明显原因出现双下肢浮肿、眼睑水肿，于当地医院检查：尿蛋白（+++）、隐血（++），诊断为慢性肾脏病，口服金水宝胶囊。现症：双下肢浮肿，眼睑水肿，头晕，胸闷，气短，腰酸膝软，足跟凉，耳鸣，乏力，恶寒，眠差，多梦，夜尿5～6次，大便干，2日1次。血压200/95mmHg；尿常规：隐血（++），蛋白（+++）；肾功：肌酐417.6μmol/L，尿素氮9.15mmol/L，尿酸508μmol/L。

既往史： 脑梗死病史11年，高血压病史2年。

中医诊断： 慢性肾衰之脾肾阳虚兼瘀毒证。

西医诊断： 慢性肾功能衰竭；脑梗死；高血压。

治法： 温补脾肾，解毒通络，导邪助阳。

处方：

口服方：制附子5g（先煎），肉桂10g，黄芪50g，补骨脂15g，陈皮10g，益母草10g，甘草5g，血竭3g（冲服），僵蚕10g，蝉蜕10g，络石藤10g，土茯苓60g，白茅根50g，槟榔10g，草果10g，厚朴10g，丹参10g。6剂，每剂水煎取汁360ml，每次120ml，日3次，水煎饭后服。

灌肠方：酒大黄10g，厚朴10g，枳实10g，牡蛎50g（先煎），黄芪50g，制附子5g（先煎），金银花20g，土茯苓100g。3剂（6天），每剂水煎取汁200ml，每次100ml，睡前保留灌肠。

金水宝胶囊，每次6粒，日3次，口服；咽喉利清糖浆，每日1～2支，频含服；云南白药，每次1g，日2次，饭后服。

2012年12月13日二诊：患者自诉出现发热，五心烦热。舌质红苔少，脉沉细无力。尿常规：隐血（++），蛋白（+++）。上方加地骨皮20g，青蒿10g，6剂，水煎服。保留灌肠。成药照用。

2012年12月22日三诊：患者偶有恶心，尿常规：隐血（+）、蛋白（+++）。上方加苏叶10g，黄连10g，6剂，水煎服。保留灌肠。成药照用。

2012年12月28日四诊至2013年2月4日六诊：患者自诉上述症状均减轻，偶有头晕。舌质红苔薄白，脉细无力。尿常规：隐血（−），蛋白（+）；肾功：肌酐109μmol/L，尿素氮8mmol/L，尿酸322.39μmol/L。予首方加天麻10g，钩藤40g，6剂。3剂研末，加紫河车粉300g，混合炒香，每次3g，日3次，冲服。继续保留灌肠。

【按语】此患者在病程过程中出现发热，五心烦热，加入地骨皮、青蒿，凉血除蒸，清肺降火，透虚热。《医林纂要》谓其：清血中湿热，治黄疸及郁火不舒之证。《神农本草经》谓其：主五内邪气，热中消渴，周痹。《珍珠囊》谓其：解骨蒸肌热，消渴，风湿痹，坚筋骨，凉血。三诊又见恶心症状，故加入苏叶以解表散寒，行气宽中；黄连清热燥湿，泻火解毒。针对肾衰的恶心呕吐等症状效果俱佳。四诊时，偶有头晕症状，故加入天麻、钩藤，二者均具有息风止痉、平肝抑阳、祛风通络的作用。钩藤还可用于肢体麻木、抽搐、风湿痹痛等症。

案14. 冯某，女，42岁。初诊日期：2014年1月18日。

主诉： 间断性腰酸痛、乏力12年，加重伴眼睑浮肿2天。

现病史： 12年前无明显诱因出现腰酸痛、乏力，于某医院确诊为慢性肾小球肾炎，后于当地医院口服中药治疗，效果不佳，间断性口服金水宝胶囊。2天前上症加重伴眼睑浮肿，遂来我院就诊。现症：腰背痛，膝痛，下肢酸痛，眼睑浮肿，畏寒恶热，近日手足冷，头晕耳鸣，口干，口渴，咽干，纳可，眠差，尿频，夜尿2次，大便尚可，胸闷，心烦易怒，乏力，消瘦。血压132/110mmHg；尿常规：隐血（±），蛋白（+++）；肾功：肌酐164μmol/L，尿素氮8.2mmol/L，尿酸275μmol/L。

中医诊断： 慢性肾衰之脾肾阳虚兼瘀毒证。

西医诊断： 慢性肾功能衰竭。

治法： 温补脾肾，解毒通络，导邪助阳。

处方：

口服方：制附子5g（先煎），肉桂10g，黄芪50g，补骨脂15g，陈皮10g，益母草10g，甘草5g，血竭3g（冲服），僵蚕10g，蝉蜕10g，络石藤10g，土茯苓60g，白茅根50g，槟榔10g，草果10g，厚朴10g，丹参10g，金银花20g，白芷5g，苏叶10g，黄连10g，吴茱萸10g。12剂，每剂水煎取汁360ml，每次120ml，日3次，水煎饭后服。

灌肠方：酒大黄10g，厚朴10g，枳实10g，牡蛎50g（先煎），黄芪50g，制附子5g（先煎），金银花20g，土茯苓100g。6剂（12天），每剂水煎取汁200ml，每次100ml，睡前保留灌肠。

银杏叶片，每次1片，日3次，口服；金水宝胶囊，每次6粒，日3次，口服；咽喉利清糖浆，每日1～2支，频含服；复方榛花舒肝胶囊，每次3粒，日3次，口服；碳酸氢钠片，每次5片，日3次，口服；紫河车粉，每次3g，日3次，冲服。

2014年1月28日二诊：乏力、眼睑浮肿症状改善。今日为月经期第1天。尿常规：隐血（+++），蛋白（+++）。予上方12剂，水煎服。保留灌肠。成药照用。

2014年2月19日三诊：纳可，眠可，尿频、尿急，夜尿3次。尿常规：隐血（-），蛋白（+++）；肾功：肌酐127μmol/L，尿素氮7.1mmol/L，尿酸357μmol/L。上方去血竭，加马齿苋10g，白头翁15g，黄柏10g，6剂，水煎服。保留灌肠。成药照用。

2014年2月26日四诊：尿频、尿急缓解，夜尿1次。血压130/80mmHg；尿常规：隐血（-），蛋白（++）。上方去马齿苋、白头翁、黄柏，12剂，水煎服。保留灌肠。成药照用。

2014年3月29日五诊至2014年4月16日七诊：尿常规：隐血（-），蛋白（++）；肾功：肌酐103μmol/L，尿素氮7.1mmol/L，尿酸322μmol/L。予上方6剂，3剂研末，加紫河车粉300g，混合炒香，每次3g，日3次，冲服。继续保留灌肠。余照用。

【按语】该病病程长、迁延难愈，反复发作过程中极易使机体正气亏虚、气血阴阳不足，加重脏腑功能衰竭，进而导致湿、浊、瘀、毒内生。汉代张仲景所著《伤寒论》中正式将关格作为病名提出："关则不得小便，格则吐逆。"根据该患者的症状及舌脉，可辨证为脾肾阳虚兼瘀毒证，在治疗此类疾病时，宜"扶正"与"解毒"并用，既要补肾、固护正气，又要给邪以出路，内外同治，故治以温补脾肾、解毒通络、导邪助阳。

案15.王某，女，30岁。初诊日期：2008年2月19日。

主诉：发现尿蛋白14年。

现病史：于14年前体检发现尿蛋白（++），经住院治疗好转后出院。半年前体检发现肌酐偏高（数值不详）。现症：晨起眼睑浮肿，脘腹痛，乏力，耳鸣，胸闷，气短，心悸，多汗，怕冷，小便可，大便溏，日2次。尿常规：隐血（±），蛋白（+++）；肾功：肌酐194μmol/L，尿素氮16.68mmol/L，尿酸368μmol/L。舌质暗，苔白厚，脉沉细。

既往史：高血压病史半年，最高血压160/108mmHg；乙肝病毒携带者。

中医诊断：慢性肾衰之脾肾阳虚兼瘀毒证。

西医诊断：慢性肾功能衰竭。

治法：温补脾肾，解毒通络，导邪助阳。

处方：

口服方：制附子5g（先煎），肉桂10g，黄芪50g，补骨脂15g，陈皮10g，益母草10g，甘草5g，血竭3g（冲服），僵蚕10g，蝉蜕10g，络石藤10g，土茯苓60g，白茅根50g，槟榔10g，草果10g，厚朴10g，丹参10g，猫爪草10g，车前子（包煎）。12剂，每剂水煎取汁360ml，每次120ml，日3次，水煎饭后服。

灌肠方：酒大黄10g，厚朴10g，枳实10g，牡蛎50g（先煎），黄芪50g，制附子5g（先煎），金银花20g，土茯苓100g。6剂（12天），每剂水煎取汁200ml，每次100ml，睡前保留灌肠。

紫河车粉，每次3g，日3次，冲服；西洋参，每次5g加去皮生姜3片，水煎代茶饮，每日1300ml左右；金水宝胶囊，每次6粒，日3次，口服；银杏叶片，每次1片，日3次，口服；子补结肠散，每次1袋，日3次，口服；云南白药，每次1g，日2次，冲服；嘱患者注意休息，严守"一则八法"，低优蛋白饮食。

2008年3月3日二诊：诸症减轻，大便可，手足凉。尿常规：隐血（±），蛋白（++）；肾功：肌酐151.3μmol/L，尿素氮12.16mmol/L，尿酸335μmol/L。舌质暗，苔白厚，脉沉细。上方加小茴香10g，连服12剂。保留灌肠。余法同前。

2008年3月17日三诊：诸症减轻，偶有口苦，胁肋胀痛。尿常规：隐血（-），蛋白（++）；肾功：肌酐130.7μmol/L，尿素氮9.6mmol/L，尿酸327.2μmol/L。舌质淡暗，苔白厚，脉沉细。上方加木香5g，香附30g，6剂，水煎服；复方榛花舒肝胶囊，每次3粒，日3次，口服。保留灌肠。余药照用。

2008年3月24日四诊：诸症明显减轻，睡眠欠佳。尿常规：隐血（-），蛋白（+）；肾功：肌酐118.6μmol/L，尿素氮8mmol/L，尿酸334μmol/L。舌质淡暗，苔白，脉沉。上方加石菖蒲15g，酸枣仁10g，远志15g，续服12剂。保留灌肠。余药照用。

2008年4月7日五诊：诸症好转。尿常规：隐血（-），蛋白（+）；肾功：肌酐113.2μmol/L，尿素氮6.8mmol/L，尿酸361.0μmol/L。舌质淡，苔白，脉沉。予上方6剂，3剂研末，加紫河车粉300g，混合炒香，每次3g，日3次，冲服。继续保留灌肠。余照服。

【按语】此方中制附子为阳中之阳，其性浮而不沉，辛甘大热，能补命门衰败之火，以生脾土；肉桂禀天真阳之火气，入足少阴肾经，补益真阳。《本草求真》

谓其"大补命门相火，益阳治阴"。二者合用温肾暖脾，再配以解毒通络的药物，攻补兼施，标本同治。

（四）阴阳两虚兼瘀毒证

案1.周某，女，61岁。初诊日期：2017年3月1日。

主诉：间断乏力8个月，加重1周。

现病史：8个月前无明显诱因出现乏力，于当地医院检查发现肾功异常，未接受系统治疗，1周前乏力加重。现症：乏力，咽干，畏寒肢冷，五心烦热，口干咽燥，腰酸膝软，偶有头晕，视物不清，眠差，纳差，二便可。血压130/80mmHg；泌尿系彩超：双肾弥漫性改变，右肾囊肿；尿常规：蛋白（++）；肾功：肌酐199μmol/L，尿酸504μmol/L。

既往史：高血压病史5年，病程中血压最高达180/100mmHg，口服氨氯地平片降压，血压控制在140/90mmHg左右。

中医诊断：慢性肾衰之阴阳两虚兼瘀毒证。

西医诊断：慢性肾功能衰竭；高血压；高尿酸血症；右肾囊肿。

治法：双补阴阳，解毒通络，导邪益肾。

处方：

口服方：龟甲胶10g（烊化），鹿角胶10g（烊化），人参10g（包煎），枸杞子20g，血竭3g（冲服），僵蚕10g，蝉蜕10g，络石藤10g，土茯苓60g，白茅根50g，槟榔10g，草果10g，厚朴10g，丹参10g。6剂，每剂水煎取汁360ml，每次120ml，日3次，水煎饭后服。

灌肠方：酒大黄10g，厚朴10g，枳实10g，牡蛎50g（先煎），黄芪50g，制附子5g（先煎），金银花20g，土茯苓100g。3剂（6天），每剂水煎取汁200ml，每次100ml，睡前保留灌肠。

金水宝胶囊，每次6粒，日3次，口服；碳酸氢钠片，每次5粒，日3次，口服；咽喉利清糖浆，每日1~2支，频含服；紫河车粉，每次3g，日3次，冲服；西洋参，每次5g加生姜3片，水煎代茶饮，每日1300ml左右。嘱患者严格遵守"一则八法"，继续口服原降压药物。

2017年3月6日二诊：怕冷减轻，头晕改变不明显。舌质暗，体大，苔白，脉沉细无力。血压150/80mmHg；尿常规：蛋白（++），隐血（-）；肾功：肌酐188μmol/L，尿素氮7.2mmol/L，尿酸501μmol/L。上方加钩藤40g（后下），天麻10g，6剂，水煎服。保留灌肠。余法同前。

2017年3月13日三诊：头晕减轻，舌质暗，苔白，脉沉细。血压130/80mmHg；

尿常规：蛋白（＋），隐血（－）。效不更方，上方12剂，水煎服。保留灌肠。余药照用。

2017年3月27日四诊：手脚麻木，舌质暗，苔白，脉沉细。血压130/70mmHg；尿常规：蛋白（±），隐血（－）。上方加桃仁10g，红花10g，6剂，水煎服。保留灌肠。余药照用。

2017年4月4日五诊：无明显不适，舌质红，苔薄白，脉沉细。血压130/70mmHg；尿常规：蛋白（－），隐血（－）；肾功：肌酐112μmol/L，尿素氮6.1mmol/L，尿酸435μmol/L。首诊方9剂，6剂水煎服，余3剂研末，加紫河车粉300g，混合炒香，每次3g，日3次，冲服。继续保留灌肠。

【按语】久病入络，毒邪伤及肝肾之阴，肾之体用皆损，渐至阴阳两虚。治以阴阳双补、解毒通络、导邪益肾。方中枸杞子味甘性平，专入肝肾，而能补肝肾，益精气，《药性论》谓其"补益精，诸不足"；人参甘温，补气，生津，安神，《滇南本草》中言其"治阴阳不足，肺气虚弱"，《主治秘要》中言其补元气，生津液。二药合用，补元气、养阴精。龟甲胶滋阴、养血、止血；鹿角胶归肾、肝经，《玉楸药解》中言其"温肝补肾，滋益精血"。二者为滋补阴血之要药。土茯苓甘、淡、平，解毒除湿，可入百络；白茅根甘寒，凉血止血，清热利尿。两味同用可治疗邪毒循咽下犯，损于肾络之病。血竭甘、咸、平，祛瘀定痛，止血。络石藤、蝉蜕、白僵蚕皆可祛风以通畅肾络，肾络得通，诸毒可去。槟榔能消能磨，除伏邪，为疏利之药，又除岭南瘴气；厚朴破戾气所结；草果辛烈气雄，除伏邪盘踞，三味协力直达其巢穴，使邪气溃败，速离膜原，是以为达原也。丹参苦、微寒，活血祛瘀，能"破宿血，生新血"。一味丹参，功同四物。

案2.曲某，女，62岁。初诊日期：2000年5月16日。

主诉：间断乏力5年余，加重伴眼睑浮肿7天。

现病史：5年前无明显诱因出现乏力症状，于某医院查尿常规：隐血（＋），蛋白（＋＋＋）；肾功：肌酐306μmol/L，尿素氮9.6mmol/L，尿酸373μmol/L。诊断为慢性肾脏病，经治疗症状稍缓解。7天前无明显诱因上症加重，并伴眼睑浮肿。现症：乏力，眼睑浮肿，怕冷，口干，头晕，胸闷，心烦，手足心热，腰膝酸软，纳可，眠差，小便频，夜尿3~5次，大便干，2~3日1行。舌淡暗红，苔薄白，脉沉细无力。尿常规：隐血（－），蛋白（＋＋＋）；肾功：肌酐334μmol/L，尿素氮10.3mmol/L，尿酸352μmol/L。血压140/85mmHg。

既往史：高血压病史10年，规律口服降压药，血压控制尚可。

中医诊断：慢性肾衰之阴阳两虚兼瘀毒证。

西医诊断：慢性肾功能衰竭；高血压。

治法：双补阴阳，解毒通络，导邪益肾。

处方：

口服方：龟甲胶10g（烊化），鹿角胶10g（烊化），人参10g（包煎），枸杞子20g，血竭3g（冲服），僵蚕10g，蝉蜕10g，络石藤10g，土伏苓60g，白茅根50g，槟榔10g，草果10g，厚朴10g，丹参10g。12剂，每剂水煎取汁360ml，每次120ml，日3次，水煎饭后服。

灌肠方：酒大黄10g，厚朴10g，枳实10g，牡蛎50g（先煎），黄芪50g，制附子5g（先煎），金银花20g，土茯苓100g。6剂（12天），每剂水煎取汁200ml，每次100ml，睡前保留灌肠。

紫河车粉，每次3g，日3次，冲服；西洋参，每次5g加生姜3片，水煎代茶饮，每日1300ml左右；金水宝胶囊，每次6粒，日3次，口服；银杏叶片，每次1片，日3次，口服；嘱患者注意休息，低优蛋白、低盐饮食。

2000年5月28日二诊：诸症减轻，夜寐差，大便干，2日1行。舌淡暗红，苔薄白，脉沉细无力。尿常规：隐血（-），蛋白（++）；肾功：肌酐243μmol/L，尿素氮7.8mmol/L，尿酸314μmol/L。上方加麻子仁10g，夜交藤15g，柏子仁10g，酸枣仁10g，续服12剂。保留灌肠。余药照用。

2000年6月12日三诊：夜尿3~4次，大便可，日1行，睡眠好转。舌淡暗红，脉沉细。尿常规：隐血（-），蛋白（++）；肾功：肌酐218μmol/L，尿素氮7.2mmol/L，尿酸308μmol/L。上方加诃子10g，芡实10g，金樱子10g，续服12剂。保留灌肠。余药照用。

2000年6月24日四诊：乏力、眼睑浮肿消失，纳可，夜寐可，夜尿2~3次，大便可。舌淡红，苔薄白，脉沉细。尿常规：隐血（-），蛋白（+）；肾功：肌酐128μmol/L，尿素氮6.2mmol/L，尿酸307μmol/L。效不更方，上方12剂，水煎服。继续保留灌肠。余药照用。

【按语】本例患者首诊即以乏力、浮肿为主症，诸症与舌脉合参，可辨为阴阳两虚兼瘀毒证，是肾失蒸腾气化，逆乱三焦，水液调节布散失常，五脏皆弱，阴阳俱虚，加之络脉瘀阻、毒邪盘踞的表现。本病病机复杂，以五脏气血虚弱为本，血瘀、浊毒、伏邪结聚为标，当标本同治，攻补兼施。

案3.李某，女，38岁。初诊日期：2003年5月13日。

主诉：间断乏力1年余，加重伴双下肢浮肿10天。

现病史：1年前无明显诱因出现乏力症状，于当地医院查尿常规：隐血（++），蛋白（+++）；肾功：肌酐256μmol/L，尿素氮9.2mmol/L，尿酸573μmol/L。诊断为慢性肾脏病，经治疗好转出院。10天前无明显诱因上症加重，并伴双下肢浮肿。现症：乏力，双下肢浮肿，怕冷，口干咽燥，心烦，手足心热，腰膝酸软，纳可，眠差，小便频，夜尿2次，大便干，2～3日1行。舌淡暗红，苔薄白，脉沉细无力。尿常规：隐血（+++），蛋白（+++）；肾功：肌酐314μmol/L，尿素氮10.3mmol/L，尿酸552μmol/L。血压120/70mmHg。

既往史：高尿酸病史5年。

中医诊断：慢性肾衰之阴阳两虚兼瘀毒证。

西医诊断：慢性肾功能衰竭；高尿酸血症。

治法：双补阴阳，解毒通络，导邪益肾。

处方：

口服方：龟甲胶10g（烊化），鹿角胶10g（烊化），人参10g（包煎），枸杞子20g，血竭3g（冲服），僵蚕10g，蝉蜕10g，络石藤10g，土茯苓60g，白茅根50g，槟榔10g，草果10g，厚朴10g，丹参10g。12剂，每剂水煎取汁360ml，每次120ml，日3次，水煎饭后服。

灌肠方：酒大黄10g，厚朴10g，枳实10g，牡蛎50g（先煎），黄芪50g，制附子5g（先煎），金银花20g，土茯苓100g。6剂（12天），每剂水煎取汁200ml，每次100ml，睡前保留灌肠。

紫河车粉，每次3g，日3次，冲服；西洋参，每次5g加生姜3片，水煎代茶饮，每日1300ml左右；金水宝胶囊，每次6粒，日3次，口服；碳酸氢钠片，每次5片，日3次，口服；银杏叶片，每次1片，日3次，口服；嘱患者注意休息，低优蛋白、低嘌呤饮食。

2003年5月25日二诊：乏力、双下肢浮肿减轻，口舌生疮，舌淡暗红，脉沉细无力。尿常规：隐血（+），蛋白（++）；肾功：肌酐224μmol/L，尿素氮7.3mmol/L，尿酸412μmol/L。上方续服12剂。儿茶10g，川贝3g，6剂，研末，冲服；余药照用。

2003年6月7日三诊：乏力、双下肢浮肿明显减轻，舌淡暗红，脉沉细。尿常规：隐血（-），蛋白（+）；肾功：肌酐213μmol/L，尿素氮7.1mmol/L，尿酸362μmol/L。患者近日感冒，现咳嗽咳痰，恶寒，上方加防风10g，姜半夏10g，杏仁5g，续服12剂。余药照用。

2003年6月19日四诊：无乏力、浮肿，余症明显好转，纳可，睡眠可，夜尿1次，大便可，舌淡红，脉沉细。尿常规：隐血（-），蛋白（-）；肾功：肌酐138μmol/L，尿素氮7.2mmol/L，尿酸332μmol/L。效不更方，上方12剂，水煎服。余药照用。

【按语】慢性肾衰以毒损肾络为主，瘀血、湿浊、痰湿等毒邪久居不出，加之外邪经咽喉进入体内，导致肾体用皆伤，命门火衰，肾阴阳两虚，最终导致阴阳两衰，气血阴阳俱虚，正虚标实，正愈虚邪愈实，邪愈实而使正愈虚，虚虚实实，病情恶化。治宜双补阴阳，解毒通络，导邪益肾。结合灌肠法，内外同治，祛瘀泄浊，给邪以出路。

案4. 郭某，女，53岁。初诊日期：2003年8月5日。

主诉：间断乏力3年余，加重伴颜面浮肿1个月。

现病史：3年前无明显诱因出现乏力症状，于当地医院查尿常规：隐血（++），蛋白（+++）；肾功：肌酐506μmol/L，尿素氮10.6mmol/L，尿酸313μmol/L。诊断为慢性肾脏病，予金水宝胶囊口服治疗，症状稍缓解。1个月前无明显诱因上症加重，并伴颜面浮肿。现症：乏力，颜面浮肿，怕冷，头晕，心烦，腰膝酸软，纳差，恶心，眠可，小便频，夜尿3~4次，大便干，2~3日1行。舌淡暗红，脉沉细。尿常规：隐血（++），蛋白（+++）；肾功：肌酐534μmol/L，尿素氮10.3mmol/L，尿酸342μmol/L。血压150/90mmHg。

既往史：高血压病史10年，现规律口服降压药。

中医诊断：慢性肾衰之阴阳两虚兼瘀毒证。

西医诊断：慢性肾功能衰竭；高血压。

治法：双补阴阳，解毒通络，导邪益肾。

处方：

口服方：龟甲胶10g（烊化），鹿角胶10g（烊化），人参10g（包煎），枸杞子20g，血竭3g（冲服），僵蚕10g，蝉蜕10g，络石藤10g，土茯苓60g，白茅根50g，槟榔10g，草果10g，厚朴10g，丹参10g，甘草5g，陈皮10g。12剂，每剂水煎取汁360ml，每次120ml，日3次，水煎饭后服。

灌肠方：酒大黄10g，厚朴10g，枳实10g，牡蛎50g（先煎），黄芪50g，制附子5g（先煎），金银花20g，土茯苓100g。6剂（12天），每剂水煎取汁200ml，每次100ml，睡前保留灌肠。

紫河车粉，每次3g，日3次，冲服；西洋参，每次5g加生姜3片，水煎代茶饮，每日1300ml左右；金水宝胶囊，每次6粒，日3次，口服；银杏叶片，每次1片，日3次，口服。嘱患者注意休息，低优蛋白、低盐饮食。

2003年8月17日二诊：乏力、颜面浮肿减轻，恶心，纳差。舌淡暗红，脉沉细无力。尿常规：隐血（+），蛋白（++）；肾功：肌酐436μmol/L，尿素氮8.3mmol/L，尿酸322μmol/L。血压140/80mmHg。上方加苏叶10g，黄连10g，续服12剂。保留灌肠。余药照用。

2003年8月29日三诊：乏力、颜面浮肿明显减轻，无恶心。舌淡红，脉沉细。尿常规：隐血（-），蛋白（+）；肾功：肌酐366μmol/L，尿素氮7.3mmol/L，尿酸

326μmol/L。血压140/70 mmHg。效不更方，续服12剂。保留灌肠。余药照用。

2003年9月12日四诊：无乏力、颜面浮肿，纳可，夜尿1次，大便可。舌淡红，苔薄白，脉沉细。尿常规：隐血（－），蛋白（＋）；肾功：肌酐317μmol/L，尿素氮8.3mmol/L，尿酸318μmol/L。血压130/80 mmHg。效不更方，续服12剂。继续保留灌肠。余药照用。

【按语】本案是阴阳两虚兼瘀毒证，治宜双补阴阳，解毒通络，导邪益肾。结合灌肠法，内外同治，祛瘀泄浊，给邪以出路。紫河车乃血肉有情之品，味甘，性大温，入心、脾、肾经，主诸虚百损，五劳七伤，补肾益精，益气养血。西洋参苦、微甘，寒，归心、肺、肾经，补气养阴，清火生津。生姜制则益气，扶正补元。故用西洋参、生姜水煎代茶饮，并送服紫河车，可以起到扶正气、补元精的作用，肺肾同补，金水相生。

案5.祝某，男，51岁。初诊日期：2004年8月22日。

主诉：尿中出现大量泡沫5年余，加重伴乏力7天。

现病史：5年前因劳累尿中出现大量泡沫，未予以重视。7天前无明显诱因上症加重，并伴乏力。现症：乏力，怕冷，口干，头晕，心烦，手足心热，腰膝酸软，耳鸣，眼睛干涩，纳可，眠差，小便频，夜尿2～3次，大便干稀不调。舌淡暗红，脉沉细无力。尿常规：隐血（－），蛋白（＋＋＋）；肾功：肌酐354μmol/L，尿素氮10.1mmol/L，尿酸552μmol/L。血压120/75mmHg。

既往史：高尿酸病史10年。

中医诊断：慢性肾衰之阴阳两虚兼瘀毒证。

西医诊断：慢性肾功能衰竭；高尿酸血症。

治法：双补阴阳，解毒通络，导邪益肾。

处方：

口服方：龟甲胶10g（烊化），鹿角胶10g（烊化），人参10g（包煎），枸杞子20g，血竭3g（冲服），僵蚕10g，蝉蜕10g，络石藤10g，土茯苓60g，白茅根50g，槟榔10g，草果10g，厚朴10g，丹参10g，山慈菇10g，猫爪草10g，秦艽10g，秦皮10g，车前子10g（包煎），茯苓15g，泽泻5g，薏苡仁30g。12剂，每剂水煎取汁360ml，每次120ml，日3次，水煎饭后服。

灌肠方：酒大黄10g，厚朴10g，枳实10g，牡蛎50g（先煎），黄芪50g，制附子5g（先煎），金银花20g，土茯苓100g。6剂（12天），每剂水煎取汁200ml，每次100ml，睡前保留灌肠。

紫河车粉，每次3g，日3次，冲服；西洋参，每次5g加去皮生姜3片，水煎代茶饮，每日1300ml左右；金水宝胶囊，每次6粒，日3次，口服；碳酸氢钠片，每次5片，日3次，口服；银杏叶片，每次1片，日3次，口服；嘱患者注意休息，低优蛋白、低嘌呤饮食。

2004年9月5日二诊：乏力减轻，泡沫尿减少，耳鸣，夜尿2～3次，大便干稀不调。舌淡暗红，脉沉细无力。尿常规．隐血（－），蛋白（＋＋）；肾功：肌酐324μmol/L，尿素氮8.4mmol/L，尿酸451μmol/L。上方加柴胡5g，熟地黄15g，续服12剂。保留灌肠。余药照用。

2004年9月17日三诊：乏力、泡沫尿、耳鸣减轻，舌淡暗红，苔薄白，脉沉细无力。尿常规：隐血（－），蛋白（＋＋）；肾功：肌酐254μmol/L，尿素氮7.4mmol/L，尿酸361μmol/L。效不更方，续服12剂。保留灌肠。余药照用。

2004年9月29日四诊：诸症均明显减轻，舌淡红，脉沉缓。尿常规：隐血（－），蛋白（＋）；肾功：肌酐184μmol/L，尿素氮7.1mmol/L，尿酸352μmol/L。效不更方，续服12剂。保留灌肠。余药照用。

【按语】久病入络，久病必瘀，络脉失和，气血阴阳俱虚，元阴元阳受损，五脏六腑失其温养，脏腑功能破坏，气血不运，则促使毒邪的进一步形成，导致慢性肾衰。治疗上重视解毒通络、导邪益肾。配用外用灌肠法，内外同治。高尿酸血症者，加山慈菇、猫爪草、秦艽、秦皮、车前子、茯苓、泽泻、薏苡仁等清热解毒，利水渗湿。

案6.刘某，男，47岁。初诊日期：2005年9月24日。

主诉：间断眼睑浮肿3年余，加重伴乏力7天。

现病史：3年前无明显诱因出现眼睑浮肿，于某医院查尿常规：隐血（＋＋），蛋白（＋＋＋），肾功：肌酐406μmol/L，尿素氮8.6mmol/L，尿酸373μmol/L。诊断为慢性肾脏病，经治疗症状稍缓解。7天前无明显诱因上症加重，并伴乏力。现症：乏力，眼睑浮肿，怕冷，口干，偶有头晕，胸闷，心烦，手足心热，腰膝酸软，纳可，眠差，小便频，夜尿3～4次，大便可。舌淡暗红，苔薄白，脉沉细无力。尿常规：隐血（＋＋），蛋白（＋＋＋）；肾功：肌酐434μmol/L，尿素氮10.3mmol/L，尿酸354μmol/L。血压140/85mmHg。

中医诊断：慢性肾衰之阴阳两虚兼瘀毒证。

西医诊断：慢性肾功能衰竭。

治法：双补阴阳，解毒通络，导邪益肾。

处方：

口服方：龟甲胶10g（烊化），鹿角胶10g（烊化），人参10g（包煎），枸杞子20g，血竭3g（冲服），僵蚕10g，蝉蜕10g，络石藤10g，土茯苓60g，白茅根50g，槟榔10g，草果10g，厚朴10g，丹参10g。12剂，每剂水煎取汁360ml，每次

120ml，日3次，水煎饭后服。

灌肠方：酒大黄10g，厚朴10g，枳实10g，牡蛎50g（先煎），黄芪50g，制附子5g（先煎），金银花20g，土茯苓100g。6剂（12天），每剂水煎取汁200ml，每次100ml，睡前保留灌肠。

紫河车粉，每次3g，日3次，冲服；西洋参，每次5g加去皮生姜3片，水煎代茶饮，每日1300ml左右；金水宝胶囊，每次6粒，日3次，口服；银杏叶片，每次1片，日3次，口服；嘱患者注意休息，低优蛋白、低盐饮食。

2005年10月8日二诊：诸症减轻，夜寐差。舌淡暗红，苔薄白，脉沉细无力。尿常规：隐血（+），蛋白（++）；肾功：肌酐343μmol/L，尿素氮7.8mmol/L，尿酸324μmol/L。上方加夜交藤15g，柏子仁10g，酸枣仁10g，续服12剂。保留灌肠。余药照用。

2005年10月20日三诊：乏力、眼睑浮肿明显减轻，睡眠尚可。舌淡暗红，苔薄白，脉沉细而涩。尿常规：隐血（-），蛋白（++）；肾功：肌酐278μmol/L，尿素氮7.2mmol/L，尿酸308μmol/L。效不更方，续服12剂。保留灌肠。余药照用。

2005年11月3日四诊：稍觉乏力，无眼睑浮肿，余症均减轻。舌淡暗红，脉沉缓。尿常规：隐血（-），蛋白（++）；肾功：肌酐227μmol/L，尿素氮7.1mmol/L，尿酸313μmol/L。效不更方，续服12剂。保留灌肠。余药照用。

2005年11月15日五诊：无乏力，纳可，夜寐可，夜尿1～2次，大便可。舌淡暗红，苔薄白，脉沉缓。尿常规：隐血（-），蛋白（+）；肾功：肌酐207μmol/L，尿素氮7.8mmol/L，尿酸324μmol/L。效不更方，续服12剂。继续保留灌肠。余药照用。

【按语】毒损肾络是慢性肾衰的主要病机特点，同时也应看到毒损肾络既是一个病理概念，又包含具体的病位内容，而毒邪是矛盾的主要方面，并贯穿于慢性肾衰病程的始终。正邪交争是慢性肾衰的基本病理，毒损肾络，肾元亏虚，肾之体用俱病是慢性肾衰迁延难愈的根本原因，慢性肾衰中抓住了毒邪损伤肾络这一致病环节，就是抓住了慢性肾衰的发病环节，也就是抓住了矛盾的主要方面，所以治疗慢性肾衰要针对"毒邪"这一病因病理因素，始终如一的贯彻解毒通络、导邪益肾的治疗原则。

案7.耿某，男，67岁。初诊日期：2004年8月14日。

主诉：间断双下肢浮肿3年余，加重伴怕冷1个月。

现病史：3年前无明显诱因出现双下肢浮肿，于当地医院查尿常规：隐血（+），蛋白（+++），肾功：肌酐346μmol/L，尿素氮9.6mmol/L，尿酸573μmol/L。诊断为慢性肾脏病，经治疗症状稍缓解。1个月前无明显诱因上症加重，并伴怕冷。现症：双下肢浮肿，怕冷，乏力，盗汗，心烦，手足心热，腰膝酸软，纳差，恶心，眠差，小便频，夜尿3～4次，大便可。舌淡暗红，苔薄白微黄，脉沉细数。尿常规：隐血（++），蛋白（+++）；肾功：肌酐334μmol/L，尿素氮10.3mmol/L，尿酸474μmol/L。血压120/80mmHg。

既往史：高尿酸病史10年。

中医诊断：慢性肾衰之阴阳两虚兼瘀毒证。

西医诊断：慢性肾功能衰竭；高尿酸血症。

治法：双补阴阳，解毒通络，导邪益肾。

处方：

口服方：龟甲胶10g（烊化），鹿角胶10g（烊化），人参10g（包煎），枸杞子20g，血竭3g（冲服），僵蚕10g，蝉蜕10g，络石藤10g，土茯苓60g，白茅根50g，槟榔10g，草果10g，厚朴10g，丹参10g，猫爪草10g，山慈菇10g，苏叶10g，黄连10g，车前子10g（包煎），茯苓15g，泽泻5g。12剂，每剂水煎取汁360ml，每次120ml，日3次，水煎饭后服。

灌肠方：酒大黄10g，厚朴10g，枳实10g，牡蛎50g（先煎），黄芪50g，制附子5g（先煎），金银花20g，土茯苓100g。6剂（12天），每剂水煎取汁200ml，每次100ml，睡前保留灌肠。

紫河车粉，每次3g，日3次，冲服；西洋参，每次5g加生姜3片，水煎代茶饮，每日1300ml左右；金水宝胶囊，每次6粒，日3次，口服；碳酸氢钠片，每次5片，日3次，口服；银杏叶片，每次1片，日3次，口服。嘱患者注意休息，低优蛋白、低嘌呤饮食。

2004年8月26日二诊：诸症减轻，舌淡暗红，苔薄白，脉沉细无力。尿常规：隐血（+），蛋白（+++）；肾功：肌酐315μmol/L，尿素氮9.3mmol/L，尿酸414μmol/L。效不更方，续服12剂。保留灌肠。余药照用。

2004年9月7日三诊：双下肢浮肿、怕冷明显减轻，无恶心，舌淡暗红，苔薄白，脉沉细无力。尿常规：隐血（+），蛋白（++）；肾功：肌酐275μmol/L，尿素氮8.3mmol/L，尿酸384μmol/L。效不更方，续服12剂。保留灌肠。余药照用。

2004年9月20日四诊：无双下肢浮肿、怕冷，舌淡暗红，苔薄白，脉沉细。尿常规：隐血（+），蛋白（++）；肾功：肌酐225μmol/L，尿素氮7.2mmol/L，尿酸364μmol/L。效不更方，续服12剂。保留灌肠。余药照用。

2004年10月5日五诊：舌淡红，脉沉缓无力。尿常规：隐血（+），蛋白（+）；肾功：肌酐208μmol/L，尿素氮7.3mmol/L，尿酸324μmol/L。效不更方，续服12剂。保留灌肠。余药照用。

【按语】患者为老年男性，先有高尿酸病史，体内盘踞湿浊、血瘀等毒邪，毒邪损伤肾络，肾络伤而气血不畅，肾失所养，而封藏失司，致精血外溢，最终导致肾阴阳两虚，发为慢性肾衰。故以扶正祛邪为治疗原则，以双补阴阳、解毒通络、导邪益肾为法，攻补兼施，内外同治。

案8.孙某，男，56岁。初诊日期：2005年6月11日。

主诉： 尿中出现大量泡沫3年余，加重伴乏力7天。

现病史： 3年前因劳累尿中出现大量泡沫，未予以重视。7天前无明显诱因上症加重，并伴乏力。现症：乏力，怕冷，口干，头晕，手足心热，腰膝酸软，耳鸣，眼睛干涩，纳可，眠差，泡沫尿，夜尿2次，大便干稀不调。舌淡暗红，苔白腻，脉沉细无力。尿常规：隐血（＋），蛋白（＋＋＋）；肾功：肌酐374μmol/L，尿素氮11.1mmol/L，尿酸562μmol/L。血压120/75mmHg。

既往史： 高尿酸病史6年。

中医诊断： 慢性肾衰之阴阳两虚兼瘀毒证。

西医诊断： 慢性肾功能衰竭；高尿酸血症。

治法： 双补阴阳，解毒通络，导邪益肾。

处方：

口服方：龟甲胶10g（烊化），鹿角胶10g（烊化），人参10g（包煎），枸杞子20g，血竭3g（冲服），僵蚕10g，蝉蜕10g，络石藤10g，土茯苓60g，白茅根50g，槟榔10g，草果10g，厚朴10g，丹参10g，黄柏10g，猫爪草10g，山慈菇10g，车前子10g（包煎），茯苓15g，泽泻5g，薏苡仁30g。12剂，每剂水煎取汁360ml，每次120ml，日3次，水煎饭后服。

灌肠方：酒大黄10g，厚朴10g，枳实10g，牡蛎50g（先煎），黄芪50g，制附子5g（先煎），金银花20g，土茯苓100g。6剂（12天），每剂水煎取汁200ml，每次100ml，睡前保留灌肠。

紫河车粉，每次3g，日3次，冲服；西洋参，每次5g加去皮生姜3片，水煎代茶饮，每日1300ml左右；金水宝胶囊，每次6粒，日3次，口服；碳酸氢钠片，每次5片，日3次，口服；银杏叶片，每次1片，日3次，口服。嘱患者注意休息，低优蛋白、低嘌呤饮食。

2005年6月23日二诊：诸症均减轻，舌淡暗红，苔薄白，脉沉细无力。尿常规：隐血（＋），蛋白（＋＋）；肾功：肌酐356μmol/L，尿素氮8.1mmol/L，尿酸482μmol/L。效不更方，续服12剂。保留灌肠。余药照用。

2005年7月4日三诊：诸症均减轻，舌淡暗红，苔薄白，脉沉细无力。尿常规：隐血（＋），蛋白（＋）；肾功：肌酐336.0μmol/L，尿素氮7.5mmol/L，尿酸402μmol/L。

效不更方，续服12剂。保留灌肠。余药照用。

2005年7月16日四诊：仅觉轻微乏力，舌淡红，苔薄白，脉沉缓。尿常规：隐血（-），蛋白（+）；肾功：肌酐296μmol/L，尿素氮7.2mmol/L，尿酸387μmol/L。效不更方，续服12剂。保留灌肠；余药照用。

【按语】阴阳两衰的患者，往往在阳衰的证候上夹有阴衰。偏阴衰者，症见面色萎黄而晦滞，手足心热，盗汗，肌肤甲错，口干喜饮，呼气深长而带尿臭味，舌瘦小干裂，苔少无津，脉多细数。而偏阳衰者，可见面苍白而浮肿，极其畏寒，舌淡体胖大边嫩满布齿痕，脉多沉细或沉弦。浊毒蕴久，累及多个脏腑，如犯脾胃，则口黏腻不欲食，恶心频频，腹泻与便秘交替。浊蒙心窍，引动肝风则气急不能平卧，神昏不识亲疏、谵妄乱语，肢体抽搐，躁动不得安。治宜攻补兼施，正邪兼顾，宜补脾肾泄湿浊，解毒活血，补与泄熔于一炉，扶正不留邪，祛邪不伤正。叶天士云"初则气结在经，久则血伤入络"，强调了慢性疾病"久病入络"，在治疗上"久病必治络"。

（五）痰热湿浊兼瘀毒证

案1.刘某，男，76岁。初诊日期：2008年5月18日。

主诉：双下肢浮肿半年，加重伴恶心3天。

现病史：半年前无明显诱因出现双下肢浮肿，于某医院检查发现肌酐升高，尿常规：隐血（-），蛋白（+++），诊断为慢性肾脏病，予口服金水宝胶囊、海昆肾喜胶囊治疗。3天前上症加重，伴恶心。现症：双下肢浮肿，恶心，乏力，肢体困重，纳差，腹胀，口中黏腻，耳鸣，尿中泡沫。舌质暗，苔白厚腻，脉弦滑。尿常规：隐血（-），蛋白（+++）；肾功：肌酐398μmol/L，尿素氮13.7mmol/L，尿酸414μmol/L。

既往史：高尿酸血症8年；胆囊结石8年；高血压病史5年，最高血压160/100mmHg，现规律口服硝苯地平缓释片、盐酸阿罗洛尔片，血压控制尚可。

中医诊断：慢性肾衰之痰热湿浊兼瘀毒证。

西医诊断：慢性肾功能衰竭；高尿酸血症；高血压2级。

治法：化痰泄浊，解毒化瘀，导邪益肾。

处方：

口服方：姜半夏5g，陈皮10g，藿香30g，竹茹20g，酒大黄10g，枳实10g，苏叶10g，黄连10g，血竭3g（冲服），僵蚕10g，蝉蜕10g，白豆蔻10g（后下），白术5g，络石藤10g，土茯苓60g，白茅根50g，槟榔10g，草果10g，厚朴10g，丹参10g。12剂，每剂水煎取汁360ml，每次120ml，日3次，水煎饭后服。

灌肠方：酒大黄10g，厚朴10g，枳实10g，牡蛎50g（先煎），黄芪50g，制附子5g（先煎），金银花20g，土茯苓100g。6剂（12天），每剂水煎取汁200ml，每次100ml，睡前保留灌肠。

金水宝胶囊，每次6粒，日3次，口服；碳酸氢钠片，每次5片，日3次，口服；血府逐瘀胶囊，每次4粒，日3次，口服。嘱患者注意休息，严守"一则八法"，低优蛋白、低嘌呤饮食。

2008年6月1日二诊：双下肢浮肿，恶心较前缓解，乏力较前减轻，肢体困重，纳差，腹胀，口中黏腻，耳鸣，尿中泡沫，舌质暗，苔白厚腻，脉弦滑。尿常规：隐血（−），蛋白（+++）；肾功：肌酐442μmol/L，尿素氮12.9mmol/L，尿酸406μmol/L。上方加茯苓15g，车前子10g（包煎），泽泻5g，薏苡仁30g，续服12剂。保留灌肠。余药照用。

2008年6月15日三诊：诸症减轻，舌质暗，苔白厚微腻，脉沉弦。尿常规：隐血（−），蛋白（++）；肾功：肌酐370μmol/L，尿素氮11.7mmol/L，尿酸409μmol/L。效不更方，续服12剂。保留灌肠。余药照用。

2008年6月29日四诊：双下肢轻度浮肿，余症明显减轻，舌质暗，苔白厚，脉沉弦。尿常规：隐血（−），蛋白（++）；肾功：肌酐317μmol/L，尿素氮9.8mmol/L，尿酸389μmol/L。效不更方，继服12剂。紫河车粉，每次3g，日3次，冲服；西洋参，每次5g加生姜3片，水煎代茶饮。保留灌肠。余药照用。

2008年7月13日五诊：双下肢无浮肿，纳可，夜寐可，大便可，舌质暗，苔薄白，脉沉缓。尿常规：隐血（−），蛋白（++）；肾功：肌酐283μmol/L，尿素氮8.5mmol/L，尿酸377μmol/L。效不更方，续服12剂。保留灌肠。余药照用。

2008年7月27日六诊：无明显不适，舌质暗，苔薄白，脉沉缓。尿常规：隐血（−），蛋白（+）；肾功：肌酐209μmol/L，尿素氮6.9mmol/L，尿酸345μmol/L。效不更方，续服12剂。保留灌肠。余药照用。

【按语】脾主运化水湿，素体脾虚或久病伤脾，水液代谢失常，为痰为饮。脾虚中气不足，气虚血瘀。慢性肾衰患者或素体肾虚，或失治、治不得法，痰、湿、瘀、郁、热、毒等各种病邪不能及时化解，一方面可直接损伤经脉，另一方面病久则传化，损伤肾络，同时又聚集为患，致痰瘀毒等再生，形成恶性循环的病理状态，影响肾络的气血运行和津液输布，致使肾之血络瘀结肿胀，肾体受伤，肾用失职，痰、湿、浊、瘀、毒等聚集体内，浊毒在体内久而化热，形成痰热湿浊兼瘀毒证。治宜化痰泄浊，解毒化瘀，导邪益肾。

案2.李某，女，54岁。初诊日期：2008年1月17日。

主诉：乏力8年，加重伴恶心2个月。

现病史：8年无明显诱因出现乏力症状，就诊于某医院，诊断为慢性肾炎，予金水宝胶囊口服治疗。2个月前上症加重，伴恶心。现症：乏力，恶心，口黏，肢体困重，双下肢浮肿，下肢关节疼痛，纳差，眠差，夜尿3次，尿频，大便质黏，日1行。舌质紫暗，苔白腻，脉弦滑。尿常规：隐血（++），蛋白（+）；肾功：肌酐167.8μmol/L，尿酸381μmol/L，尿素氮9.1mmol/L。

中医诊断：慢性肾衰之痰热湿浊兼瘀毒证。

西医诊断：慢性肾功能衰竭。

治法：化痰泄浊，解毒化瘀，导邪益肾。

处方：

口服方：姜半夏5g，陈皮10g，藿香30g，竹茹20g，大腹皮10g，酒大黄10g，枳实10g，苏叶10g，黄连10g，僵蚕10g，蝉蜕10g，络石藤10g，土茯苓60g，白茅根50g，槟榔10g，草果10g，厚朴10g，丹参10g。12剂，每剂水煎取汁360ml，每次120ml，日3次，水煎饭后服。

灌肠方：酒大黄10g，厚朴10g，枳实10g，牡蛎50g（先煎），黄芪50g，制附子5g（先煎），金银花20g，土茯苓100g。6剂（12天），每剂水煎取汁200ml，每次100ml，睡前保留灌肠。

金水宝胶囊，每次6粒，日3次，口服。嘱患者注意休息，严守"一则八法"，低优蛋白饮食。

2008年1月31日二诊：诸症减轻，舌质紫暗，苔白腻，脉弦滑。尿常规：隐血（++），蛋白（±）；肾功：肌酐148μmol/L，尿酸380μmol/L，尿素氮6.8mmol/L。上方加茯苓15g，薏苡仁30g，黄柏10g，续服12剂。保留灌肠。余药照用。

2008年2月14日三诊：轻微乏力，无恶心、口黏，双下肢浮肿明显减轻，纳可，眠可，夜尿1次，大便可，日1行。舌质暗红，苔薄白，脉沉细。尿常规：隐血（+），蛋白（±）；肾功：肌酐155μmol/L，尿酸382μmol/L，尿素氮8.1mmol/L。效不更方，续服12剂。保留灌肠。余药照用。

2008年2月28日四诊：双下肢无浮肿，余症均明显好转，舌质暗红，苔薄白，脉沉细。尿常规：隐血（±），蛋白（±）；肾功：肌酐132μmol/L，尿酸380μmol/L，尿素氮7.8mmol/L。效不更方，续服12剂。保留灌肠。余药照用。

2008年3月14日五诊：无明显不适，舌质暗红，苔薄白，脉沉细。尿常规：隐血（-），蛋白（±）；肾功：肌酐116μmol/L，尿酸365μmol/L，尿素氮6.1mmol/L。予上方6剂，3剂研末，加紫河车粉300g，混合炒香，每次3g，日3次，冲服。保留灌肠。余药照用。

【按语】方中半夏、藿香、竹茹，共奏宣扬气机、清利湿热之功。陈皮理气健脾燥湿，正如《内经》云"诸湿肿满，皆属于脾"，《名医别录》谓陈皮"主脾不能消谷，气冲胸中，吐逆霍乱，止泄。"方中以大黄、厚朴、枳实为小承气汤，取轻下热结之意，令痰热湿毒等毒邪由便而解则邪出而身安。苏叶、黄连二者合用，可治湿热阻滞中焦，气机不畅所致脘腹痞满、恶心呕吐。络石藤、蝉蜕、白僵蚕皆可祛风以通畅肾络，肾络得通，诸毒可去。土茯苓、白茅根合用治疗邪毒循咽下犯，损于肾络之病，治以清热解毒利咽，利尿祛瘀止血。槟榔能消能磨，除伏邪，为疏利之药，又除岭南瘴气；厚朴破戾气所结；草果辛烈气雄，除伏邪盘踞，三味协力直达其巢穴，使邪气溃败，是以达原也。

案3.邢某，男，61岁。初诊日期：2015年12月28日。

主诉： 乏力3年，加重2周。

现病史： 3年前因乏力、腰酸于当地医院查尿常规：隐血（++），蛋白（+），未系统治疗，自行间断口服黄葵胶囊。现症：乏力，偶有头晕、头痛，恶心呕吐，肢体困重，纳差，寐差，二便正常。舌质暗红，苔薄白腻，脉弦细。血压140/96mmHg。尿常规：隐血（±），蛋白（+）；肾功：肌酐192μmol/L，尿素氮11.9mmol/L。

既往史： 左肾结石，左肾囊肿。

中医诊断： 慢性肾衰之痰热湿浊兼瘀毒证。

西医诊断： 慢性肾功能衰竭；左肾结石；左肾囊肿。

治法： 化痰泄浊，解毒化瘀，导邪益肾。

处方：

口服方：姜半夏5g，陈皮10g，藿香30g，竹茹20g，大腹皮10g，酒大黄10g，枳实10g，苏叶10g，黄连10g，僵蚕10g，蝉蜕10g，络石藤10g，土茯苓60g，白茅根50g，槟榔10g，草果10g，厚朴10g，丹参10g，6剂，每剂水煎取汁360ml，每次120ml，日3次，水煎饭后服。

灌肠方：酒大黄10g，厚朴10g，枳实10g，牡蛎50g（先煎），黄芪50g，制附子5g（先煎），金银花20g，土茯苓100g。3剂（6天），每剂水煎取汁200ml，每次100ml，睡前保留灌肠。

碳酸氢钠片，每次5片，日3次，口服；咽喉利清糖浆，每日1~2支，频含服；金水宝，每次6粒，日3次，口服；复方榛花疏肝胶囊，每次3粒，日3次，口服；紫河车粉，每次3g，日3次，冲服；西洋参，每次5g加去皮生姜3片，代茶饮。严格遵守"一则八法"有效管控机制。

2016年1月4日二诊：乏力，头晕，头痛，气短，胸闷，纳差，寐差，舌质暗红，苔薄白微，脉结代。尿常规：隐血（±），蛋白（+）。上方加人参10g，6剂，水煎服。银杏叶片，每次1片，日3次，口服；补心气口服液，早1支，口服；滋心阴口服液，晚1支，口服。保留灌肠。余药照用。

2016年1月11日三诊：诸症减轻，舌质暗红，苔薄白，脉沉细。尿常规：隐血（－），蛋白（++）；肾功能：肌酐185μmol/L，尿素氮11.5mmol/L；血压140/100mmHg。效不更方，续服6剂。制附子5g，怀牛膝10g，青葙子10g，吴茱萸10g，透骨草10g，车前子10g，莱菔子10g，6剂，水煎取汁3000ml，睡前泡足，辅助降血压。拜新同，每次1片，日1次，口服。保留灌肠。余药照用。

2016年1月18日四诊：诸症减轻，寐差，二便正常，舌质暗红，苔薄白，脉弦细无力。尿常规：隐血（－），蛋白（++）；血压130/80mmHg。上方加酸枣仁10g，柏子仁10g，夜交藤30g，6剂，水煎服。保留灌肠。余药照用。

2016年1月24日五诊：无明显不适，纳可，夜寐可，二便正常，舌质暗红，苔薄白，脉沉细无力。尿常规：隐血（－），蛋白（－）；肾功能：肌酐111μmol/L，尿素氮14.8mmol/L；血压130/80mmHg。上方6剂，3剂水煎服，3剂研末，加紫河车300g，混合炒香，每次3g，日3次，冲服。继续保留灌肠。定期复诊。

【按语】肾之本气自病，病则为邪。盖邪者为毒，内伏于肾之膜原，当膜络失去肾气顾护，命门温润，毛脉无力固血，血液外渗，形成血尿；肾失封藏，脾不升清，精微物质外漏而形成蛋白尿。故"毒"与"瘀"贯穿于疾病。治疗肾脏疾病常予紫河车粉补气、益精血。口服药与灌肠药合用，内外同治，攻补兼施，祛瘀生新，益肾通络解毒，加之嘱咐患者按时就诊，以清淡饮食为主，按体重合理摄入热量，充分休息，肾功能才可能逐渐恢复正常。

案4.李某，男，74岁。初诊日期：2016年2月18日。

主诉： 间断双下肢水肿3年，加重伴心慌2天。

现病史： 22年前体检发现血尿，于当地医院诊断为肾盂肾炎，予抗生素治疗，病情好转。期间未坚持复查。3年前体检发现肌酐增高，未系统治疗。现症：怕冷，眼睑浮肿、双下肢水肿，腰酸，汗出，肢体困重，恶心、食少纳呆，偶有胸闷、耳鸣，眠可，小便清长，大便黏腻。舌体大边有齿痕，舌质暗，舌下络脉青紫，脉沉迟无力。血压130/80mmHg；尿常规：蛋白（－），隐血（+）；肾功能：尿素氮11.5mmol/L，肌酐141.3μmol/L，尿酸352μmol/L。

中医诊断： 慢性肾衰之痰热湿浊兼瘀毒证。

西医诊断： 慢性肾功能衰竭。

治法： 化痰泄浊，解毒化瘀，导邪益肾。

处方：

口服方：姜半夏5g，陈皮10g，藿香30g，竹茹20g，大腹皮10g，酒大黄10g，枳实10g，苏叶10g，黄连10g，僵蚕10g，蝉蜕10g，络石藤10g，土茯苓60g，白茅根50g，槟榔10g，草果10g，厚朴10g，丹参10g。6剂，每剂水煎取汁360ml，每次120ml，日3次，水煎饭后服。

灌肠方：酒大黄10g，厚朴10g，枳实10g，牡蛎50g（先煎），黄芪50g，制附子5g（先煎），金银花20g，土茯苓100g。3剂（6天），每剂水煎取汁200ml，每次100ml，睡前保留灌肠。

碳酸氢钠片，每次5片，日3次，口服；复方丹参滴丸，每次10粒，日3次，口服；银杏叶片，每次1片，日3次，口服。严格遵守"一则八法"有效管控机制。

2016年2月27日二诊：诸症减轻，咽部不适，舌体大边有齿痕，舌质暗，脉沉细无力。尿常规：蛋白(-)，隐血(+)；肾功：尿素氮5.6mmol/L，肌酐136μmol/L，尿酸336μmol/L。上方加锦灯笼20g，金银花20g，12剂，水煎服。保留灌肠。余药照用。

2016年3月16日三诊：诸症明显减轻，眠差，睡后易醒，醒后难以入睡。尿常规：蛋白(-)，隐血(±)；肾功：尿素氮8.6mmol/L，肌酐132μmol/L，尿酸351μmol/L。上方去锦灯笼、金银花，加酸枣仁10g，柏子仁10g，首乌藤30g，12剂，水煎服。保留灌肠。余药照用。

2016年4月8日四诊：眼睑无浮肿，双下肢无浮肿，余症均减轻。尿常规：蛋白(-)，隐血(-)；肾功：尿素氮8.2mmol/L，肌酐120.8μmol/L，尿酸349μmol/L。效不更方，续服12剂。保留灌肠。余药照用。

2016年4月21日五诊：无明显不适感，舌质暗红，苔薄白，脉沉细。尿常规：蛋白(-)，隐血(-)；肾功：尿素氮7.9mmol/L，肌酐117μmol/L，尿酸328μmol/L。上方6剂，3剂水煎服，3剂研末，加300g紫河车粉，混合炒香，每次3g，日3次，冲服。继续保留灌肠。

【按语】治虚有三本，肺、脾、肾也。肾衰则真阳真阴衰竭，阳衰使得命火不足，必致相火势微，当水毒之邪弥漫于内外，则症见水肿。治疗应严格遵守"一则八法"有效管控机制。本证本虚标实，必应标本兼顾。邪气已入肠胃，客邪贵乎早逐。诸湿肿满，皆属于脾。二便开阖，皆司于肾。宜在补肾中兼以利水，既补肾涩精，又泻浊通络。清气升则浊气降，一旦浊物不及时外排或化解，而蓄积于体内，化生毒邪。故阻于络脉的痰、瘀、湿、热便是化生毒邪的物质条件。其邪毒由气街处侵犯于肾间动气之处，精气为毒邪所逼，肾络损伤，气血交会失常，气化失司而致病。病变波及三焦，脏腑经络，尤以毒损肾络为病机核心。

案5.孟某，男，65岁。初诊日期：2015年2月9日。

主诉：腰酸、乏力1年。

现病史：慢性肾衰透析中，已透析1年，欲求中医诊治以改善症状。现症：腰酸，乏力，耳鸣，足跟痛，纳可，眠差，夜尿频，大便正常。舌质隐青，苔黄腻，脉弦细。尿常规：隐血（＋），蛋白（＋＋＋）；肾功：肌酐845μmol/L。

中医诊断：慢性肾衰之痰热湿浊兼瘀毒证。

西医诊断：慢性肾功能衰竭。

治法：化痰泄浊，解毒化瘀，导邪益肾。

处方：

灌肠方：酒大黄10g，厚朴10g，枳实10g，牡蛎50g（先煎），黄芪50g，制附子5g（先煎），金银花20g，土茯苓100g。15剂（30天），每剂水煎取汁200ml，每次100ml，睡前保留灌肠。

2015年3月9日二诊：舌脉同前，尿常规：隐血（±），蛋白（＋＋）；肾功：肌酐702μmol/L。继续保留灌肠。

2015年4月8日三诊：舌质暗红，苔黄，脉弦细。尿常规：隐血（±），蛋白（＋＋）；肾功：肌酐597μmol/L。继续保留灌肠。

2015年5月6日四诊：今日查肌酐534μmol/L。舌质红，苔薄黄，脉缓。患者病情平稳，以睡前外用保留灌肠调理。

【按语】方中酒大黄解毒通络，活血化瘀。《神农本草经》谓大黄："荡涤肠胃，推陈致新。"酒炙可增强通络之功。土茯苓解毒除湿，通利关节，通行经络之功。《本草正义》谓其："利湿去热，能入络，搜别湿热之蕴毒。"此二药，解毒化浊，搜别通络，为君药。方中厚朴行气除满，枳实破气消积、化痰除痞。此二药，共助大黄推荡之力，为臣药。金银花可清热解毒；牡蛎软坚散结；制附子辛热，散寒通络，补火助阳，《医学衷中参西录》谓其："能升能降，能内达能外散，凡凝寒痼冷之结于脏腑，着于筋骨，痹于经络血脉者，皆能开之通之。"此处用一味温通之品，意在避上药峻猛凉遏之意，另有通络之能，引诸药祛瘀泻浊，共为佐药。方中黄芪补气升阳。《本草汇言》谓其是"祛风运毒之药"。此补气药为使药，是取其升举之意，能够使诸药随气上至，停留于肠腑，尽司其职。另外，黄芪有通络之功，通过充养体内正气，荣养络脉，引领诸药入络，更具使药之性。该方祛瘀泄浊，取自《内经》"清阳出上窍，浊阴出下窍"之意，使浊毒从下窍而出，清升浊降，瘀毒化则病解。

案6.林某，男，49岁。初诊日期：2018年6月6日。

主诉：间断乏力13年，加重伴恶心呕吐3天。

现病史：13年前体检发现尿蛋白、隐血阳性，予当地医院诊断为慢性肾功能不全、尿毒症，拒绝透析。间断服用肾衰宁、海昆肾喜胶囊。3天前上症加重，伴恶心呕吐。现症：时有恶心，肢体困重，纳少，眠可，脘腹胀满，口中黏腻，尿频、尿急、尿痛，大便黏腻不爽。舌质暗红，苔厚腻，脉弦滑。血压130/80mmHg，尿常规：隐血（+），蛋白（+++）；肾功：肌酐1106.7μmol/L，尿素氮46.32mmol/L，尿酸406.4μmol/L。

中医诊断：慢性肾衰之痰热湿浊兼瘀毒证。

西医诊断：慢性肾功能衰竭。

治法：化痰泄浊，解毒化瘀，导邪益肾。

处方：

口服方：姜半夏5g、陈皮10g、藿香30g、竹茹20g、酒大黄10g、枳实10g、苏叶10g、黄连10g、血竭3g（冲服）、僵蚕10g、蝉蜕10g、络石藤10g、土茯苓60g、白茅根50g、槟榔10g、草果10g、厚朴10g、丹参10g。12剂，每剂水煎取汁360ml，每次120ml，日3次，水煎饭后服。

灌肠方：酒大黄10g、厚朴10g、枳实10g、牡蛎50g（先煎）、黄芪50g、制附子5g（先煎）、金银花20g、土茯苓100g。6剂（12天），每剂水煎取汁200ml，每次100ml，睡前保留灌肠。

碳酸氢钠片，每次5片，日3次，口服；严守"一则八法"。

2018年7月2日二诊：诸症减轻，舌质红，苔厚，脉弦滑无力。血压130/90mmHg，尿常规：隐血（±），蛋白（++），肌酐595μmol/L，尿素氮21.4mmol/L，尿酸360μmol/L。效不更方，续服12剂。保留灌肠。余药照用。

2周后患者未来复诊，遂电话随访，患者自诉症状减轻，嘱咐其于当地医院按时就诊，切勿耽误病情。

【按语】患者久病虚弱，加之已近年过半百，正气不足。"久病多虚、久病多瘀"，导致气滞、痰凝、血瘀、湿浊之邪合而成毒，损伤肾络，肾之体用皆伤，发为肾衰。湿浊之邪犯味，导致胃气上逆，出现恶心，纳少；浊邪上犯，出现口中黏腻；湿邪困脾，脾运化失司，出现肢体困重，脘腹胀满；湿邪浊气下注大肠，则出现大便黏腻不爽；舌质暗红，苔厚腻，脉弦滑均为痰热湿浊兼瘀毒证之体现。治以化痰泄浊、解毒化瘀、导邪益肾，配合灌肠法通腑泄浊，内外同治。患者因拒绝透析来诊，拒绝住院治疗，用药2周，肌酐下降一半，实属意料之外的收获，但是不可大意。本病变化多端，嘱患者于当地医院按时就诊，切勿耽误病情。

第八章　消渴肾衰诊治实录

一、证候浅析

（一）气阴两虚兼瘀毒证

消渴肾衰多是在消渴迁延日久不愈的基础上发展而来的。消渴病位在散膏，散膏即今之胰腺，《难经·四十二难》谓："脾有散膏半斤，主裹血，温五脏，主藏意。"散膏受损，发生消渴。消渴日久不愈，毒邪内生，久病损伤肾络，肾之体用俱伤，发为消渴肾病。日久不愈，邪伏膜络，盘踞膜原，肾之体用损伤更甚，命门火衰，发为消渴肾衰。消渴以阴虚燥热为基本病机，燥热之邪日久，必耗气伤阴，而致气阴两虚。气虚血运无力，血行缓慢；阴虚脉道不充，血液运行涩滞，滞而成瘀成毒，毒邪可随经脉、血液入肾，损伤肾络，导致肾脏的生理功能失调，而出现一系列的病理变化。肾为先天之本，藏精，主水。病之初期以阴伤为主，迁延日久，阴伤及气，临床多表现为气阴两虚之证，且以肾脏气阴两虚最为突出，燥热为主要兼夹之毒邪，常贯穿于病理始终。肾气虚弱，固摄无权，开阖失司，蒸化无能，则小便频多；肾失封藏，精微不固，则见蛋白尿；《辨证录·消渴》中提到："夫消渴之症，皆脾坏而肾败……二者相合而病成。"亦如《医略》中概述："夫肥甘膏粱之疾……脾失传化之常，肾失封藏之职。"肾阴不足，上不能制心火，中不能润脾肾，下则肾火自亢，则口渴喜饮；肾气不足，肾精亏虚，则腰酸腰痛。治宜益气养阴，解毒益肾，通络导邪。方用消渴肾衰安汤合参芪地黄汤加减。

（二）肝肾阴虚兼瘀毒证

肝肾同源，肾藏精，主封藏，内寄元阴元阳；肝藏血，主疏泄，体阴而用阳。二者精血同源、藏泄互用、阴阳承制。消渴病机以阴虚为主，燥热为标。毒邪贯穿消渴肾病始终，毒损肾络，肾水枯少，肾精不足，精不化血，肝失濡养，而成肝肾阴虚兼瘀毒证。肝肾阴虚，精血不能上承于目，或阴虚火旺灼伤目之血络，可致两目干涩、眼底出血、视物模糊。《杂病广要·消渴》云："下消证，小便淋浊，如膏如油，或加烦躁耳焦，此肾水亏竭之证。"《景岳全书》云："下消者，下焦病也，小便如膏如脂，面黑耳焦，日渐消瘦，其病在肾，故又名肾消也。"肝肾阴虚，阴不制阳，肝阳上亢，可见头晕目眩；《外台秘要·消渴消中》说："房劳过度，致令肾气虚耗，下焦生热，热则肾燥，肾燥则渴。"可见，肾气虚、肾阴虚贯穿消渴—消渴肾病—消渴肾衰演化之始终。治宜滋补肝肾，解毒益肾，通络导邪。方用消渴肾衰安汤合一贯煎加减。

（三）脾肾阳虚兼瘀毒证

消渴日久，脏腑气血阴阳失调，湿、热、痰、浊内生，蓄积不去，互抟成毒，损伤肾络。肾为先天之本，脾为后天之本，肾主水，脾主运化水湿，二者与肺共同参与水液代谢。《灵枢·本脏》谓："心脆则善病消瘅热中……肺脆则苦病消瘅易伤……肝脆则善病消瘅易伤……脾脆则善病消瘅易伤……肾脆则善病消瘅易伤。"《圣济总录·消渴统论》谓："消渴病久，肾气受伤，肾主水，肾气虚衰，气化失常，开阖不利，能为水肿。"《素问·水热穴论篇》说："肾者，胃之关也，关门不利，故聚水而从其类也。"隋代巢元方《诸病源候论》指出："消渴其久病变，或发痈疽，或成水疾。"由此可见，消渴久治不愈，到后期必然会转变成水肿之疾，而其主要归因于肾阳不足，命门火衰，不能气化，阳虚水泛。《扁鹊心书·消渴》云："渴而便数有膏……肾消之证则已重矣。"《外台秘要·消中消渴肾消方八首》谓："但腿肿，脚先瘦小，阴痿弱，数小便者，此是肾消病也。"肾阳虚，不能温煦脾阳，则见畏寒肢冷、肢体浮肿、五更泄泻等。治宜温补脾肾，解毒益肾，通络导邪。方用消渴肾衰安汤合二神丸加减。

（四）阴阳两虚兼瘀毒证

消渴肾衰终末期，阴液耗竭，阴损及阳，阴阳两虚。明代戴原礼《证治要诀》谓："三消久而小便不臭，反作甜气，在溺中滚涌，更有浮溺，面如猪脂，此精不禁，真元竭也。"清代沈金鳌《杂病源流犀烛》谓"有消渴身后肿者""有消渴面目足膝肿，小便少者"。病久不愈，肾之络脉瘀滞，毒邪盘踞膜原，肾体劳衰，肾用失职，气血损伤，浊毒停聚，肾元衰败，命门火衰。宋代杨士瀛《仁斋直指方》又云："遂致引饮过多，两脚浮肿，此证不可以为里热，盖肾水不上升，心火不下降故也。"消渴日久，阴虚及阳，肾阳衰败，阴阳两虚，湿浊内停，甚或浊毒上逆，犯胃凌心，严重者虚阳上浮，亡阳欲脱。治宜双补阴阳，解毒益肾，通络导邪。方用消渴肾衰安汤合龟鹿二仙胶加减。

二、临床医案实录

（一）气阴两虚兼瘀毒证

案1. 付某，女，57岁。初诊日期：2012年8月16日。

主诉：间断口干渴8年，加重伴乏力2周。

现病史：8年前无明显诱因出现口干渴症状，于当地医院查空腹血糖10.0mmol/L，诊断为2型糖尿病，予口服盐酸二甲双胍片治疗。后因血糖控制不佳，改为胰岛素皮下注射治疗，期间未规律饮食及运动，未系统监测血糖。2周前，无明显诱因上症加重，伴乏力。现症：口干渴，乏力，气短，心烦，视物模糊，腰酸，双足麻木，纳可，眠差，尿频，夜尿3~4次，大便正常。舌质暗红、边红，中间苔黄，脉沉迟。查：空腹血糖8.0mmol/L，餐后2小时血糖10.0mmol/L，糖化血红蛋白8.1%；尿常规：蛋白（+），隐血（++）；肾功能：肌酐181μmol/L，尿素氮5.40mmol/L，尿酸483μmol/L。

中医诊断：消渴肾衰之气阴两虚兼瘀毒证。

西医诊断：慢性肾功能衰竭；糖尿病肾病；2型糖尿病；高尿酸血症。

治则：益气养阴，解毒益肾，通络导邪。

处方：

口服方：土茯苓60g，白茅根50g，黄芪50g，黄精50g，生地10g，熟地20g，党参10g，枸杞子30g，玉竹15g，藿香20g，姜半夏5g，茯苓10g，山药15g，山茱萸10g，牡丹皮10g，厚朴10g，槟榔5g，草果5g。6剂，每剂水煎取汁360ml，每次120ml，日3次，水煎饭后服。

灌肠方：土茯苓100g，酒大黄10g，枳实10g，厚朴10g，牡蛎50g（先煎），制附子5g（先煎），黄芪50g，金银花20g。3剂（6天），每剂水煎取汁200ml，每次100ml，睡前保留灌肠。

调整患者胰岛素用量，嘱其规律饮食，促进血糖达标。嘱患者注意休息，严守"一则八法"，低优蛋白饮食。

2012年8月23日二诊：诸症减轻，舌质红暗，苔薄黄，脉沉迟。空腹血糖7.4mmol/L，餐后2小时血糖10.2mmol/L；尿常规：蛋白（+），隐血（+）。效不更方，续服6剂；血府逐瘀胶囊，每次4粒，日3次，口服。保留灌肠。余药照用。

2012年8月30日三诊：诸症明显减轻，双足麻木，舌质暗红，苔薄黄，脉沉迟。空腹血糖5.8mmol/L，餐后2小时血糖9.0mmol/L；尿常规：蛋白（+），隐血（+）；肾功能：肌酐123μmol/L，尿素氮4.43mmol/L，尿酸412μmol/L。上方加桃仁10g，红花10g，续服12剂。紫河车粉，每次3g，日3次，冲服；西洋参，每次5g加去皮生姜3片，代茶饮，每日1300ml左右。保留灌肠。余药照用。

2012年9月13日四诊：双足麻木减轻，舌质暗红，苔薄白，脉沉细。空腹血糖6.0mmol/L，餐后2小时血糖8.7mmol/L；尿常规：蛋白（±），隐血（－）；肾功：肌酐117μmol/L，尿素氮4.01mmol/L，尿酸422μmol/L。效不更方，续服12剂。保留灌肠。余药照用。

2012年9月27日五诊：无明显不适，纳可，夜寐可，夜尿1次，大便正常。舌质暗红，苔薄白，脉沉细。空腹血糖6.3mmol/L，餐后2小时血糖9.2mmol/L，糖化血红蛋白7.1%；尿常规：蛋白（－），隐血（－）；肾功：肌酐120μmol/L，尿素氮3.77mmol/L，尿酸403μmol/L。予上方6剂，3剂水煎服，3剂研末，加紫河车粉300g，混合炒香，每次3g，日3次，冲服。继续保留灌肠。余药照用。

【按语】消渴肾衰多由消渴日久，迁延不愈，湿热、气滞、痰凝、血瘀等相互影响胶阻络脉，痰、瘀、湿、热互结为毒邪，损伤肾络所致，肾络受损，肾失封藏，不能约束肾精之闭藏，精血反而外溢，故出现血尿、蛋白尿、水肿等症状。消渴肾衰治疗时应抓住毒邪这一病理基础，以解毒通络为治疗原则。方中土茯苓甘淡渗利，解毒利湿；白茅根味甘性寒，清热利尿，而达利水消肿、利尿通淋之功，二药可祛肾风之湿毒、水毒。黄芪益气升阳、扶正抗毒，黄精补气养阴、健脾生血、润肺益肾，二者合用，益气养阴。

案2.刘某，女，79岁。初诊日期：2015年8月20日。

主诉：间断口干渴15年，加重伴尿中有泡沫1个月。

现病史：15年前无明显诱因出现口干渴症状，于当地医院查空腹血糖11.0mmol/L，诊断为2型糖尿病，予口服二甲双胍治疗。5年前因血糖控制不佳，改为胰岛素皮下注射治疗，现应用门冬胰岛素30注射液早19U、晚16U皮下注射。1个月前上症加重，伴尿中泡沫。现症：口干渴，乏力，双眼干涩，胸闷，心慌，汗出，易怒，纳差，眠差，尿频，尿中有泡沫，夜尿3~4次，大便溏，日行2次。舌质红，苔薄白，脉沉细无力。血压160/90mmHg；尿常规：蛋白（++），隐血（－）；肾功：肌酐166μmol/L，尿素氮5.3mmol/L，尿酸345μmol/L；空腹血糖8.9mmol/L，糖化血红蛋白7.2%。

既往史：高血压病史15年，最高血压180/100mmHg，现口服非洛地平缓释片、厄贝沙坦片。

中医诊断：消渴肾衰之气阴两虚兼瘀毒证。

西医诊断：慢性肾功能衰竭；糖尿病肾病；2型糖尿病；高血压3级（极高危）。

治法：益气养阴，解毒益肾，通络导邪。

处方：

口服方：土茯苓60g，白茅根50g，黄芪50g，黄精50g，生地10g，党参10g，枸杞子30g，藿香20g，姜半夏5g，茯苓10g，山药15g，山茱萸10g，丹参10g，草果5g，槟榔5g，厚朴10g。6剂，每剂水煎取汁360ml，每次120ml，日3次，水煎饭后服。

灌肠方：酒大黄10g，土茯苓100g，厚朴10g，枳实10g，金银花20g，牡蛎50g（先煎），制附子5g（先煎），黄芪50g。3剂（6天），每剂水煎取汁200ml，每次100ml，睡前保留灌肠。

金水宝胶囊，每次6粒，日3次，口服；紫河车粉，每次3g，日3次，冲服；西洋参，每次5g加去皮生姜3片，代茶饮，每日1300ml左右。调整患者胰岛素用量，嘱其按时服用降压药物，规律饮食。嘱患者注意休息，严守"一则八法"，低优蛋白饮食。

2015年8月27日二诊：诸症减轻，舌质暗红，苔薄白，脉沉细无力。血压140/80mmHg；尿常规：蛋白（++），隐血（－）；空腹血糖8.2mmol/L，餐后2小时血糖10.3mmol/L。效不更方，续服12剂。保留灌肠。余药照服。

2015年9月10日三诊：诸症减轻，纳差，舌质暗红，苔薄白，脉沉细无力。血压137/82mmHg；尿常规：蛋白（+），隐血（－）；肾功：肌酐145μmol/L，尿素氮5mmol/L，尿酸382μmol/L；空腹血糖7.5mmol/L，餐后2小时血糖9.3mmol/L。上方加焦三仙各30g，鸡内金30g，续服6剂。保留灌肠。余药照用。

2018年9月17日四诊：诸症明显减轻，舌质红，苔薄白，脉沉细。血压134/86mmHg；尿常规：蛋白（±），隐血（－）；肾功：肌酐125μmol/L，尿素氮4.5mmol/L，尿酸396μmol/L；空腹血糖7.1mmol/L，餐后2小时血糖8.6mmol/L，糖化血红蛋白6.9%。效不更方，续服6剂。保留灌肠。余药照用。

【按语】笔者根据《灵枢·师传》及多年临床经验总结出"一则八法"的疾病管控守则，认为在临床中治疗疾病本身的同时，注重帮助患者建立正确的生活方式，对患者的病情具有积极的作用。按照患者病情制定相应的饮食量、运动量、起居时间等，帮助患者规律生活方式，使之食饮有节、起居有常，配合药物的治疗，以达事半功倍的效果。该患者在治疗前期，药物治疗的同时依据制定的管控守则，病情缓解。其后自行放松，病情再次加重，再次证明不严格要求自己，药石无用。临床中消渴肾衰患者多由于消渴初期，对自身饮食起居放纵而无节制，终至病情恶化，以致消渴肾衰。因此，在治疗中告诉患者正确的行为方式至关重要。

案3.郭某，男，69岁。初诊日期：2007年6月26日。

主诉：间断乏力半年，加重伴泡沫尿4天。

现病史：半年前无明显诱因出现乏力症状，未予重视，4天前上症加重，伴尿中有泡沫。现症：乏力，眼睑浮肿，耳鸣，胸闷，气短，口干，手足心热，双下肢麻木，足跟痛，纳可，眠差，泡沫尿，大便干燥。舌质暗，苔白，脉弦细。尿常规：隐血（+），蛋白（+）；肾功：肌酐196μmol/L，尿素氮6.1mmol/L，尿酸321μmol/L。

既往史：2型糖尿病病史17年，现应用胰岛素皮下注射，空腹血糖波动于7.0~8.0mmol/L之间。

中医诊断：消渴肾衰之气阴两虚兼瘀毒证。

西医诊断：慢性肾功能衰竭；糖尿病肾病；2型糖尿病。

治法：益气养阴，解毒益肾，通络导邪。

处方：

口服方：人参10g（包煎），黄芪50g，黄精50g，熟地黄15g，血竭3g（冲服），僵蚕10g，蝉蜕10g，络石藤10g，土茯苓60g，白茅根50g，槟榔5g，草果5g，厚朴10g，丹参10g，桃仁10g，茯苓15g，地骨皮20g。6剂，每剂水煎取汁360ml，每次120ml，日3次，水煎饭后服。

灌肠方：酒大黄10g，厚朴10g，枳实10g，牡蛎50g（先煎），黄芪50g，制附子5g（先煎），金银花20g，土茯苓100g。3剂（6天），每剂水煎取汁200ml，每次100ml，睡前保留灌肠。

金水宝胶囊，每次6粒，日3次，口服；血府逐瘀胶囊，每次4粒，日3次，口服。嘱患者注意休息，严守"一则八法"，低优蛋白饮食。

2007年7月2日二诊：诸症减轻，舌质暗，苔白，脉沉细。尿常规：隐血（+），蛋白（+）。效不更方，续服6剂。西洋参，每次5g加生姜3片，水煎代茶饮，每日1300ml左右；紫河车粉，每次3g，日3次，西洋参水送服。保留灌肠。余药照用。

2007年7月8日三诊：诸症减轻，无眼睑浮肿，舌质暗红，苔薄白，脉沉细。尿常规：隐血（-），蛋白（+）；肾功：肌酐175μmol/L，尿素氮6.1mmol/L。效不更方，续服12剂。保留灌肠。余药照用。

2007年7月20日四诊：诸症减轻，无泡沫尿，舌质暗红，苔薄白，脉沉细。尿常规：隐血（-），蛋白（+）；肾功：肌酐166μmol/L，尿素氮5.7mmol/L。效不更方，续服6剂。保留灌肠。余药照用。

2007年7月26日五诊：轻微乏力，夜寐差，舌质暗红，苔薄白，脉弦细。尿常规：隐血（-），蛋白（±）。上方加酸枣仁10g，柏子仁10g，夜交藤30g，续服12剂。保留灌肠。余药照用。

2007年8月10日六诊：无乏力，夜寐可，舌质暗红，苔薄白，脉沉细。尿常规：隐血（-），蛋白（-）；肾功：肌酐144μmol/L，尿素氮5.1mmol/L。效不更方，续服12剂。保留灌肠。余药照用。

【按语】消渴日久不愈，久病入络，血瘀热结毒生，毒损肾络，终致消渴肾衰，根据患者的症状及舌脉，可辨证为气阴两虚兼瘀毒证。阴虚液耗，津不上承于口，则见口干；气虚则见乏力；肾藏精，肾虚开阖失常，肾之精微外漏，则尿频，出现泡沫尿、蛋白；阴虚燥热，热伤血络，则出现尿隐血。治以益气养阴，解毒通络，导邪益肾。其中阴虚燥热为本病之源，故方中黄芪补气升阳，益卫固表，托毒生肌，利水消肿；人参大补元气，止渴生津，调荣养卫。人参补中气，长于生津止渴；黄芪固卫气，善于固表敛汗，两药相合，一里一表，一阴一阳，相互为用，益气之力更宏，共奏扶正补气之功。此外，黄精上可入肺以养阴润肺，中可入脾以滋补脾胃，下可入肾补阴填精，可谓上、中、下三焦之气阴同补；配以人参、黄芪补气药，推动黄精的滋补气阴之力，三药合用共奏益气养阴之功，为本方之妙处。

案4.刘某，女，57岁。初诊日期：2010年2月21日。

主诉：间断双下肢水肿7个月，加重10天。

现病史：7个月前因劳累后出现双下肢水肿，于当地医院查肾功：肌酐196μmol/L，诊断为糖尿病肾病，予肾衰宁颗粒、金水宝胶囊口服治疗。10天前无明显诱因上症加重。现症：双下肢水肿，乏力，双眼干涩，咽干，气短懒言，腰酸膝软，纳差，眠可，夜尿清长，大便不实，面色晦暗，舌淡暗，双侧瘀点，脉细涩。尿常规：隐血（++），蛋白（+）；肾功：肌酐237μmol/L，尿素氮10.9mmol/L，尿酸360μmol/L。

既往史：糖尿病病史10年，现规律应用胰岛素注射控制血糖，空腹血糖9.0~10.0mmol/L；高血压病史10年，最高血压189/110mmHg，现规律口服厄贝沙坦片、硝苯地平控释片，血压波动在140~150/90~100mmHg之间。

中医诊断：消渴肾衰之气阴两虚兼瘀毒证。

西医诊断：慢性肾功能衰竭；糖尿病肾病；2型糖尿病；高血压3级（极高危）。

治法：益气养阴，解毒益肾，通络导邪。

处方：

口服方：人参10g（包煎），黄芪50g，黄精50g，枸杞子10g，生地黄10g，血竭3g（冲服），僵蚕10g，蝉蜕10g，络石藤10g，土茯苓60g，白茅根50g，槟榔5g，草果5g，厚朴10g，丹参10g。6剂，每剂水煎取汁360ml，每次120ml，日3次，水煎饭后服。

灌肠方：酒大黄10g，厚朴10g，枳实10g，牡蛎50g（先煎），黄芪50g，制附子5g（先煎），金银花20g，土茯苓100g。3剂（6天），每剂水煎取汁200ml，每次100ml，睡前保留灌肠。

西洋参，每次5g加生姜3片，水煎代茶饮，每日1300ml左右；紫河车粉，每次3g，日3次，西洋参水送服；金水宝胶囊，每次6粒，日3次，口服；血府逐瘀胶囊，每次4粒，日3次，口服；丹参滴丸，每次10粒，日3次，口服。嘱患者注意休息，严守"一则八法"，低盐、低脂、低优蛋白饮食。

2010年2月27日二诊：诸症略减轻，舌淡暗，双侧瘀点，脉沉细。尿常规：隐血（++），蛋白（+）。上方加桃仁10g，红花10g，续服12剂。保留灌肠。余药照用。

2010年3月11日三诊：诸症减轻，偶有恶心，舌淡暗，苔薄白，脉沉细。尿常规：隐血（+），蛋白（±）；肾功：肌酐176μmol/L，尿素氮9.3mmol/L。上方去桃仁、红花，加苏叶10g，黄连10g，续服12剂。保留灌肠。余药照服。

2010年3月23日四诊：双下肢无水肿，轻微乏力，余症明显减轻，舌淡暗，苔薄白，脉沉细。尿常规：隐血（±），蛋白（-）；肾功：肌酐166μmol/L，尿素氮8.7mmol/L。效不更方，续服12剂。保留灌肠。余药照用。

【按语】《太平圣惠方》云："饮水随饮便下，小便味甘而白浊，腰腿消瘦者，肾消也。"本病的主要病机为消渴日久，虚、郁、痰、瘀、水、热、湿互结，化生肾之瘀毒，并乘肾元亏虚，损伤肾络，肾之体用俱伤，终至消渴肾衰。根据"虚则补之，实则泻之，急则治其标，缓则治其本"的治疗原则，南征教授创立解毒通络益肾的总治法，认为瘀血始终伴随消渴肾病始终，因此早期即加入补气药及活血化瘀药，以助痰、瘀、毒邪排出体外。《内经》云："阴之所生，本在五味；阴之五宫，伤在五味。"因此在治疗消渴肾衰时，应兼顾五脏精气，使其安守于内，藏而不泻，同时应始终嘱患者严格控制饮食，严格遵守"一则八法"饮食管控表，避免饮食失宜对五脏的伤害。

案5.温某，女，72岁。初诊日期：2010年12月21日。

主诉：乏力1年，加重伴双下肢浮肿10天。

现病史：1年前无明显诱因出现乏力症状，于当地医院诊断为糖尿病肾病，经治疗好转后出院。10天前上症加重，伴双下肢浮肿。现症：乏力，双下肢浮肿，眼睑浮肿，双眼干涩，耳鸣，口干，口苦，手足心热，四肢麻木，足跟痛，纳可，眠差，大便正常。舌质暗，苔白厚，脉弦细。尿常规：隐血（+），蛋白（+）；肾功：肌酐223μmol/L，尿素氮7.5mmol/L，尿酸343μmol/L。

既往史：糖尿病病史10年，现应用胰岛素皮下注射，空腹血糖7.0~8.0mmol/L。

中医诊断：消渴肾衰之气阴两虚兼瘀毒证。

西医诊断：慢性肾功能衰竭；糖尿病肾病；2型糖尿病。

治法：益气养阴，解毒益肾，通络导邪。

处方：

口服方：人参10g（包煎），黄芪50g，黄精50g，生地黄10g，熟地黄15g，血竭3g（冲服），僵蚕10g，蝉蜕10g，络石藤10g，土茯苓60g，白茅根50g，地骨皮10g，青蒿10g（后下），槟榔5g，草果5g，厚朴10g，丹参10g，桃仁10g，红花10g。6剂，每剂水煎取汁360ml，每次120ml，日3次，水煎饭后服。

灌肠方：酒大黄10g，厚朴10g，枳实10g，牡蛎50g（先煎），黄芪50g，制附子5g（先煎），金银花20g，土茯苓100g。3剂（6天），每剂水煎取汁200ml，每次100ml，睡前保留灌肠。

金水宝胶囊，每次6粒，日3次，口服；血府逐瘀胶囊，每次4粒，日3次，口服。嘱患者注意休息，严守"一则八法"，低优蛋白饮食。

2010年12月28日二诊：诸症略减轻，舌质暗，苔白厚，脉弦细。尿常规：隐血（+），蛋白（+）。效不更方，续服6剂。保留灌肠。余药照用。

2011年1月4日三诊：诸症减轻，眼睑无浮肿，舌质暗红，苔薄白，脉沉细。尿常规：隐血（+），蛋白（+）；肾功：肌酐228μmol/L，尿素氮7.6mmol/L。效不更方，续服12剂。保留灌肠。余药照用。

2011年1月18日四诊：诸症减轻，双下肢略浮肿，舌质暗红，苔薄白，脉沉细。尿常规：隐血（±），蛋白（+）；肾功：肌酐201μmol/L，尿素氮7.2mmol/L。效不更方，续服12剂。保留灌肠。余药照服。

2011年2月1日五诊：轻微乏力，双下肢无浮肿，眼睑无浮肿好转，夜寐差，多梦，舌质暗红，苔薄白，脉弦细无力。尿常规：隐血（±），蛋白（±）；肾功：肌酐177μmol/L，尿素氮6.9mmol/L。上方加酸枣仁15g，柏子仁15g，夜交藤20g，续服12剂。保留灌肠。余药照用。

2011年2月15日六诊：轻微乏力，夜寐可，余症明显减轻，舌质暗红，苔薄白，脉沉细无力。尿常规：隐血（-），蛋白（±）；肾功：肌酐168μmol/L，尿素氮6.5mmol/L。效不更方，续服12剂。保留灌肠。紫河车粉，每次3g，日3次，口服；西洋参，每次5g加去皮生姜3片，水煎代茶饮。

【按语】本病是消渴迁延不愈致使气阴两虚，津液输布失常则聚湿生痰，阻滞气血津液，气滞血瘀，痰热瘀浊停滞体内，日久化毒，毒邪随经络入肾，阻滞肾络，致使肾络闭塞，引起本病发生。治以益气养阴，解毒益肾，益火填精，通络导邪。同时配合保留灌肠法，内外同治，攻补兼施。

（二）肝肾阴虚兼瘀毒证

案1.马某，男，66岁。初诊日期：2015年5月28日。

主诉：间断口干渴20年，发现蛋白尿2年。

现病史：20年前无明显诱因出现口干渴症状，于当地医院诊断为2型糖尿病，现胰岛素治疗，空腹血糖控制在5.0~7.0mmol/L，餐后血糖控制在13.0~15.0mmol/L。2年前体检发现尿隐血、蛋白阳性，未系统治疗。现症：口干，眼睛干涩，乏力，偶有头晕、恶心、耳鸣，手足麻木，心烦、胸闷、心慌，后背痛，大便干，2~3日1行，夜尿4~5次。舌体大，质暗红，少苔，脉沉细。血压150/70mmHg；尿常规：蛋白（+++），隐血（+）；血生化：空腹血糖5.7mmol/L；肾功：肌酐149μmol/L，尿素氮9.8mmol/L，尿酸442μmol/L。

中医诊断：消渴肾衰之肝肾阴虚兼瘀毒证。

西医诊断：慢性肾功能衰竭；糖尿病肾病；2型糖尿病；高血压。

治法：滋补肝肾，解毒益肾，通络导邪。

处方：

口服方：土茯苓60g，白茅根50g，黄精50g，熟地20g，枸杞子30g，玉竹15g，厚朴10g，槟榔5g，草果5g，龙骨50g（先煎），牡蛎50g（先煎），钩藤40g（后下），姜半夏5g，生地15g，沙参10g，当归20g，麦冬15g，川楝子5g。6剂，每剂水煎取汁360ml，每次120ml，日3次，水煎饭后服。

灌肠方：土茯苓100g，酒大黄10g，枳实10g，厚朴10g，牡蛎50g（先煎），制附子5g（先煎），黄芪50g，金银花20g。3剂（6天），每剂水煎取汁200ml，每次100ml，睡前保留灌肠。

血府逐瘀胶囊，每次4粒，日3次，口服；复方丹参滴丸，每次10粒，日3次，口服；金水宝胶囊，每次6粒，日3次，口服。嘱患者严格遵守"一则八法"，避免劳累。

2015年6月4日二诊：无头晕、恶心，口干减轻，舌质暗红，苔薄白，脉沉细。血压130/80mmHg；尿常规：蛋白（+++），隐血（-）；空腹血糖6.1mmol/L，餐后2小时血糖11.0mmol/L。效不更方，续服12剂。保留灌肠。余药照用。

2015年6月25日三诊：诸症减轻，手足麻木，舌质暗红，苔薄白，脉沉细。血压140/82mmHg；尿常规：蛋白（++），隐血（-）；血糖：空腹血糖5.6mmol/L，餐后2小时血糖10.0mmol/L；肾功：肌酐138μmol/L，尿素氮9.0mmol/L，尿酸426μmol/L。上方加桃仁10g，红花10g，续服12剂。保留灌肠。余药照用。

2015年7月16日四诊：诸症明显改善，夜寐多梦。舌质暗红，苔薄白，脉沉细。血压140/80mmHg；尿常规：蛋白（++），隐血（-）；血糖：空腹血糖4.8mmol/L，餐后2小时血糖6.8mmol/L。上方加柏子仁10g，酸枣仁10g，首乌藤10g，续服12剂。保留灌肠。余药照用。

2015年7月30日五诊：无明显不适，舌质暗红，苔薄白，脉沉细。血压130/80mmHg；尿常规：蛋白（+），隐血（-）；血生化：空腹血糖5.6mmol/L，餐后

2小时血糖7.6mmol/L；肾功：肌酐120μmol/L，尿素氮8.9mmol/L，尿酸288μmol/L。上方12剂，9剂水煎服，3剂研末，加紫河车粉300g，混合炒香，每次3g，日3次，西洋参水送服；西洋参，每次5g加去皮生姜3片，水煎代茶饮，每日1300ml左右。定期复诊。

【按语】中医认识的肝肾等正气虚损与西医认识的肾单位大量损害都是正气（功能）不足，而湿浊内蓄与氮质潴留均为邪气（病理产物）有余，治疗应消其有余，补其不足。由于湿浊内阻而发生的呕恶，应用通腑泄浊治疗可暂时缓解。在肌酐、尿素氮明显好转后，一系列消化道症状亦见好转。患者肝肾阴血亏虚而肝阳上亢，治宜滋阴养血、柔肝舒郁。方中合一贯煎，生地黄滋阴养血、滋水涵木；当归、枸杞养血柔肝；北沙参、麦冬滋养肺胃，养阴生津，意在佐金平木。佐以少量川楝子，疏肝泄热，理气止痛，复其条达之性。诸药合用，使肝体得养，肝气得舒，则诸症可解。

案2.李某，男，60岁。初诊日期：2016年1月23日。

主诉：间断口干渴10年，加重伴腰酸2月余。

现病史：10年前无明显诱因出现口干渴，于当地医院查血糖升高，诊断为2型糖尿病。现注射甘舒霖胰岛素早26U、晚24U降血糖，坚持控制饮食。2个月前上症加重伴腰酸，未予治疗。现症：口干，眼睛干涩、视物模糊，耳鸣，腰膝酸软，纳可，眠差、难以入睡，大便干、日1行，小便可。舌红暗红，苔薄白，脉沉细无力。血压140/95mmHg；随机血糖7.0mmol/L；肾功：尿素氮9.9mmol/L，肌酐139μmol/L；尿常规：蛋白（++），隐血（-）。

既往史：高血压病史12年，现口服缬沙坦胶囊降压，血压控制在130/80mmHg左右。

中医诊断：消渴肾衰之肝肾阴虚兼瘀毒证。

西医诊断：慢性肾功能衰竭；糖尿病肾病；2型糖尿病；高血压。

治法：滋补肝肾，解毒益肾，通络导邪。

处方：

口服方：土茯苓60g，白茅根50g，黄精50g，熟地20g，枸杞子30g，玉竹15g，厚朴10g，槟榔5g，草果5g，牡蛎50g（先煎），藿香20g，姜半夏5g，生地10g，沙参10g，当归10g，麦冬10g，川楝子10g。12剂，每剂水煎取汁360ml，每次120ml，日3次，水煎饭后服。

灌肠方：酒大黄10g，厚朴10g，枳实10g，牡蛎50g（先煎），黄芪50g，制附子5g（先煎），金银花20g，土茯苓100g。6剂（12天），每剂水煎取汁200ml，每次100ml，睡前保留灌肠。

碳酸氢钠片，每次5片，日3次，口服；金水宝胶囊，每次6粒，日3次，口服；复方榛花舒肝胶囊，每次3粒，日3次，口服；嘱患者注意休息，遵守"一则八法"，低优蛋白饮食。

2016年2月24日二诊：诸症减轻，舌质淡暗，苔薄白，脉沉细。尿常规：蛋白（＋），隐血（－）；肾功：尿素氮7.2mmol/L，肌酐110μmol/L；空腹血糖6.6mmol/L，餐后2小时血糖8.2mmol/L。效不更方，续服6剂。保留灌肠。余药照用。

2016年3月2日三诊：诸症明显减轻，舌质淡红，苔薄白，脉沉细。尿常规：蛋白（＋），隐血（－）；空腹血糖6.2mmol/L，餐后2小时血糖7.8mmol/L。效不更方，续服12剂。保留灌肠。余药照用。

2016年3月16日四诊：无明显不适，舌质红，苔薄白，脉沉细。空腹血糖6.5mmol/L，餐后2小时血糖7.6mmol/L；尿常规：蛋白（－），隐血（－）；肾功：尿素氮7.1mmol/L，肌酐112μmol/L。上方6剂，3剂水煎服，3剂研末，加紫河车粉300g，混合炒香，每次3g，日3次，西洋参水送服；西洋参，每次5g加去皮生姜3片，水煎代茶饮，每日1300ml左右；定期复诊。

【按语】 宋代赵佶所著《圣济总录》中提出"消肾"病名，并曰"消渴病久，肾气受伤，肾主水，肾气虚衰，气化失常，开阖不利，能为水肿"，明确指出消渴病久，可导致肾气虚损。又云"消渴饮水过多，久则渗漏脂膏，脱耗精液，下流胞中，与水液混浊，随小便利下膏凝，故谓之消渴小便白浊也"。这种尿浊为精微物质下漏所致。消渴是燥热损伤散膏，侵蚀三焦，进而脏真受伤，募原受损，由损生逆，由逆致变，变而为消渴。消渴肾病因消渴日久不愈，内生湿浊、郁火、痰瘀、燥热、毒邪而互结为毒，久病入络，血瘀热结毒生，毒损肾络，终致消渴肾衰。

案3.曹某，男，38岁。初诊日期：2016年2月2日。

主诉： 间断口干渴10年，加重伴腰酸2个月。

现病史： 10年前无明显诱因出现口干渴，于当地医院查血糖升高，诊断为2型糖尿病。现应用门冬胰岛素30注射液早24U、晚15U，餐前皮下注射，血糖控制尚可。2年前体检发现尿蛋白、隐血阳性，未系统治疗，自行口服金水宝胶囊。2个月前上症加重伴腰酸。现症：怕热，偶有口干，眼睛干涩，腰膝酸软，耳鸣，双手麻木，纳可，寐可，大、小便可。舌质暗红，苔薄白，脉沉细无力。血压140/80mmHg；尿常规：隐血（＋＋），蛋白（＋＋＋）；肾功：肌酐186μmol/L，尿素氮14.6mmol/L，尿酸423μmol/L；随机血糖9.0mmol/L。

既往史： 高血压病史6年，口服降压药。

中医诊断： 消渴肾衰之肝肾阴虚兼瘀毒证。

西医诊断： 慢性肾功能衰竭；糖尿病肾病；2型糖尿病；高血压。

治法：滋补肝肾，解毒益肾，通络导邪。

处方：

口服方：土茯苓60g，白茅根50g，黄精50g，熟地20g，枸杞子30g，玉竹15g，厚朴10g，槟榔5g，草果5g，牡蛎50g（先煎），藿香20g，姜半夏5g，紫河车9g（冲服），生地10g，沙参10g，当归10g，麦冬10g，川楝子10g。12剂，每剂水煎取汁360ml，每次120ml，日3次，水煎饭后服。

灌肠方：酒大黄10g，厚朴10g，枳实10g，牡蛎50g（先煎），黄芪50g，制附子5g（先煎），金银花20g，土茯苓100g。6剂（12天），每剂水煎取汁200ml，每次100ml，睡前保留灌肠。

碳酸氢钠片，每次5片，日3次，口服；金水宝胶囊，每次6粒，日3次，口服；嘱患者注意休息，遵守"一则八法"，低优蛋白饮食。

2016年2月16日二诊：诸症减轻，舌质暗红，苔薄白，脉沉细。尿常规：蛋白（++），隐血（+）；肾功：尿素氮9.6mmol/L，肌酐132μmol/L，尿酸440μmol/L；随机血糖7.9mmol/L。效不更方，续服12剂。保留灌肠。余药照用。

2016年3月8日三诊：诸症减轻，眠差、多梦。舌尖红，苔白腻，脉细数。尿常规：蛋白（++），隐血（−）；肾功：尿素氮9.1mmol/L，肌酐104μmol/L，尿酸331μmol/L；随机血糖8.5mmol/L。上方加栀子10g，百合20g，续服12剂。保留灌肠。余药照用。

2016年3月22日四诊：眠差、多梦减轻，舌质红，苔薄白，脉细数。尿常规：蛋白（++），隐血（−）；肾功：尿素氮5.7mmol/L，肌酐122μmol/L，尿酸335μmol/L；随机血糖6.3mmol/L。效不更方，续服12剂。保留灌肠。余药照服。

2016年4月9日五诊：诸症明显好转，舌质红，苔薄白，脉沉细。尿常规：蛋白（+），隐血（−）；肾功：尿素氮7.1mmol/L，肌酐107μmol/L，尿酸376μmol/L；随机血糖6.1mmol/L。效不更方，续服12剂。保留灌肠。余药照用。

2016年4月23日六诊：无明显不适，舌质红，苔薄白，脉沉细。尿常规：蛋白（−），隐血（−）；肾功：尿素氮7.8mmol/L，肌酐79μmol/L，尿酸364μmol/L；随机血糖7.2mmol/L。上方6剂，3剂水煎服，3剂研末，加紫河车粉300g，混合炒香，每次3g，日3次，西洋参水送服；西洋参，每次5g加去皮生姜3片，水煎代茶饮，每日1300ml左右；定期复诊。

【按语】本病发生发展的主要病因病机为消渴病日久不愈，毒损肾络。阴虚液耗，津不上承于口，则见口干；肝肾阴虚，故见眼睛干涩，腰膝酸软，耳鸣；肾藏精，肾虚开阖失常，肾之精微外漏，则尿频，出现蛋白；阴虚燥热，热伤血络，则出现尿隐血。毒邪贯穿消渴肾病的始终，故治疗消渴肾衰须用解毒法。根据病因病机及其发生发展的过程采用滋补肝肾、解毒益肾、通络导邪之法。

案4.金某，男，60岁。初诊日期：2018年12月4日。

主诉：间断乏力、腰酸4个月。

现病史：4个月前因脑梗死于我院脑病科住院，发现肌酐190μmol/L，出院后于我院肾病科住院治疗，查肌酐230μmol/L，诊断为糖尿病肾病（V期）。既往糖尿病史20年，现注射胰岛素控制血糖，空腹血糖8.0~10.0mmol/L；高血压病史7年。现症：乏力，偶有头晕，耳鸣，尿频，腰酸膝软，口干咽燥，五心烦热，夜尿4~5次，纳可，眠差，大便干。舌质暗红，苔少，脉沉细。血压160/90mmHg；尿常规：隐血（+），蛋白（++）；肾功：肌酐280μmol/L，尿素氮14.9mmol/L，尿酸359μmol/L；空腹血糖10.5mmol/L。

中医诊断：消渴肾衰之肝肾阴虚兼瘀毒证。

西医诊断：慢性肾功能衰竭；糖尿病肾病（V期）；2型糖尿病；高血压。

治法：滋补肝肾，解毒益肾，通络导邪。

处方：

口服方：土茯苓60g，白茅根50g，黄精50g，熟地20g，枸杞子30g，玉竹15g，厚朴10g，槟榔5g，草果5g，龙骨50g（先煎），牡蛎50g（先煎），钩藤40g（后下），藿香20g，姜半夏5g，紫河车9g（冲服），生地10g，沙参15g，当归10g，麦冬15g，川楝子5g。6剂，每剂水煎取汁360ml，每次120ml，日3次，水煎饭后服。

灌肠方：酒大黄10g，厚朴10g，枳实10g，牡蛎50g（先煎），黄芪50g，制附子5g（先煎），金银花20g，土茯苓100g。3剂（6天），每剂水煎取汁200ml，每次100ml，睡前保留灌肠。

金水宝胶囊，每次6粒，日3次，口服；血府逐瘀胶囊，每次4粒，日3次，口服；复方丹参滴丸，每次10粒，日3次，口服；银杏叶片，每次1片，日3次，口服；碳酸氢钠片，每次5片，日3次，口服。嘱患者遵守"一则八法"。

2018年12月11日二诊：诸症减轻，舌质暗红，苔薄白，脉沉细。尿常规：隐血（+），蛋白（++）。效不更方，续服6剂。保留灌肠。余药照用。

2018年12月18日三诊：无头晕、耳鸣，夜尿2次，纳可，睡眠可，大便可。尿常规：隐血（+），蛋白（+）；肾功：肌酐203μmol/L，尿酸416μmol/L，尿素氮10.7mmol/L。患者自述坚持写日记，静卧休息，控制饮食。效不更方，续服6剂。保留灌肠。余药照用。

2018年12月25日四诊：诸症明显减轻，舌质暗红，苔薄白，脉沉细。尿常规：隐血（±），蛋白（+）。效不更方，续服12剂。保留灌肠。余药照用。

2019年1月8日五诊：轻微乏力，偶有腰酸。尿常规：隐血（-），蛋白（±）。

肾功：肌酐189μmol/L，尿素氮11.6mmol/L，尿酸412μmol/L。空腹血糖7.2mmol/L，餐后2小时血糖6.9mmol/L。效不更方，续服6剂。保留灌肠。余药照用。

2019年1月17日六诊：偶有头晕，舌质暗红，苔薄白，脉弦细。血压140/90mmHg；尿常规：隐血（±），蛋白（＋）。上方加天麻10g，续服12剂。保留灌肠。余药照用。

2019年2月21日七诊：轻微乏力，无头晕，夜尿1次，纳可，睡眠可，大便正常。舌质暗红，苔薄白，脉沉细。尿常规：隐血（－），蛋白（±）。肾功能：肌酐137μmol/L，尿酸395μmol/L，尿素氮8mmol/L。效不更方，续服12剂。保留灌肠。余药照服。

2019年3月16日八诊：无明显不适，舌质暗红，苔薄白，脉沉细。血压130/80mmHg；尿常规：隐血（－），蛋白（±）。肾功：肌酐121.3μmol/L，尿酸417μmol/L，尿素氮7.6mmol/L。空腹血糖5.6mmol/L。效不更方，续服12剂。保留灌肠。余药照用。嘱患者按时复诊。

【按语】消渴肾衰，受多种因素影响导致人体气化失司，内生痰、饮、湿、浊、瘀，气机逆乱，郁、瘀、燥、热、虚火内盛。阴虚为致病之本，兼夹证候为病之标，瘀血贯穿始终。并随着病情的不断发展，肾体虚损劳伤，而其用渐衰，肾用失司，气血俱伤，脉络瘀阻，湿浊瘀血内蕴化毒；后期肾气衰败，五脏损极，浊毒壅塞三焦，升降失常，水湿泛滥，浊毒充斥，气机逆乱而成危候。毒损肾络是消渴肾衰的病理基础，并贯穿整个病程，是消渴肾衰病情缠绵、久治不愈的根本原因。肝脏体阴而用阳，性喜条达而恶抑郁。肝肾阴亏，肝失所养，因而出现尿浊、眩晕、水肿、耳鸣、五心烦热、腰膝酸软、两目干涩、小便短少等症状。治疗过程中，患者应积极配合，节制饮食，防止过劳，按时就诊。

（三）脾肾阳虚兼瘀毒证

案1.顾某，男，55岁。初诊日期：2017年3月30日。

主诉：间断泡沫尿、腰酸8年，加重7天。

现病史：8年前因泡沫尿、腰酸于当地医院诊断为糖尿病肾病，经治疗好转后出院。7天前受凉后上症加重。现症：双下肢浮肿，腰膝酸痛，畏寒肢冷，易怒，眠可，大便干，夜尿频，耳鸣，足跟痛。裂纹舌，舌质暗红，苔少，脉沉细无力。空腹血糖6.2mmol/L，餐后2小时血糖10.2mmol/L；尿常规：隐血（－），蛋白（＋＋）；肾功：肌酐233.85μmol/L，尿素氮17.34mmol/L，尿酸650.06μmol/L；血压150/90mmHg。

既往史：糖尿病史15年，现三餐前予门冬胰岛素注射液各5U皮下注射联合重组甘精胰岛素注射液15U，晚20时皮下注射；高血压病史5年，最高血压180/100mmHg，现口服拜新同、琥珀酸美托洛尔缓释片，血压控制在150/80mmHg左右；脑梗死病史2年。

中医诊断：消渴肾衰之脾肾阳虚兼瘀毒证。

西医诊断：慢性肾功能衰竭；糖尿病肾病（Ⅴ期）；2型糖尿病；高血压3级（极高危）；高尿酸血症。

治法：温补脾肾，解毒益肾，通络导邪。

处方：

口服方：土茯苓60g，白茅根50g，黄精50g，熟地20g，枸杞子30g，玉竹15g，厚朴10g，槟榔5g，草果5g，牡蛎50g（先煎），藿香20g，姜半夏5g，补骨脂10g，肉豆蔻10g，僵蚕10g，蝉蜕10g，络石藤10g。12剂，每剂水煎取汁360ml，每次120ml，日3次，水煎饭后服。

灌肠方：酒大黄10g，厚朴10g，枳实10g，牡蛎50g（先煎），黄芪50g，制附子5g（先煎），金银花20g，土茯苓100g。6剂（12天），每剂水煎取汁200ml，每次100ml，睡前保留灌肠。

麝香抗栓胶囊，每次3粒，日3次，口服；复方榛花舒肝胶囊，每次3粒，日3次，口服；金水宝胶囊，每次6粒，日3次，口服；碳酸氢钠片，每次5片，日3次，口服；紫河车粉，每次3g，日3次，西洋参水送服；西洋参，每次5g加生姜3片，水煎代茶饮，每日1300ml左右。

2017年4月11日二诊：诸症略减轻，偶有恶心。裂纹舌，舌质暗红，苔薄白，脉沉细无力。尿常规：隐血（－），蛋白（＋＋）；肾功：尿素氮10.4mmol/L，尿酸453μmol/L，肌酐202μmol/L；血压140/86mmHg。上方加苏叶10g，黄连10g，续服6剂。保留灌肠。余药照用。

2017年4月18日三诊：诸症减轻，无恶心。裂纹舌，舌质暗红，苔薄白，脉沉细。尿常规：隐血（－），蛋白（＋）；血压128/80mmHg。效不更方，续服12剂。保留灌肠。余药照用。

2017年5月2日四诊：诸症减轻。裂纹舌，舌质暗红，苔薄白，脉沉细无力。尿常规：隐血（－），蛋白（＋＋）；肾功：尿素氮16.7mmol/L，尿酸508μmol/L，肌酐185μmol/L；血压130/83mmHg。效不更方，续服12剂。保留灌肠。余药照用。

2018年7月19日五诊：双下肢浮肿，恶心，纳差，眠可，大便溏。裂纹舌，舌质红，苔黄腻，脉沉细无力。尿常规：隐血（－），蛋白（＋）；肾功：尿素氮13.4mmol/L，尿酸467μmol/L，肌酐204μmol/L；血压150/92mmHg。患者不按时就诊，拒绝住院治疗。首诊方加苏叶10g，黄连10g，续服6剂。保留灌肠。余药照用。嘱其遵守"一则八法"管控守则。

2018年7月26日六诊：双下肢浮肿减轻，偶有恶心。裂纹舌，舌质红，苔白微黄，脉沉细。尿常规：隐血（-），蛋白（±）；血压146/88mmHg。效不更方，续服6剂。保留灌肠。余药照用。

2018年8月2日七诊：双下肢轻微浮肿，无恶心，眠可，夜尿3次，大便可。裂纹舌，尖红，苔少，剥脱苔，脉沉细无力。尿常规：隐血（-），蛋白（+）；肾功：尿素氮11.5mmol/L，尿酸457μmol/L，肌酐172μmol/L；血压142/88mmHg。上方加芡实10g，诃子10g，金樱子10g，续服12剂。保留灌肠。余药照用。

2018年8月21日八诊：双下肢无浮肿，无其他不适，眠可，夜尿1次，大便可。裂纹舌，舌质红，苔薄白，脉沉细无力。尿常规：隐血（-），蛋白（±）；肾功：尿素氮8.6mmol/L，尿酸350μmol/L，肌酐141μmol/L；血压142/84mmHg。效不更方，续服12剂。保留灌肠。余药照用。

【按语】笔者认为消渴肾衰的基本病机特点为本虚标实，本虚为气血阴阳，五脏亏虚，以肾为根本，标实多为血瘀、痰凝、湿阻、浊毒内生等，病机核心是毒损肾络。针对消渴肾衰的临床特点，应注重气阴两虚、肾失封藏、毒损肾络的病机，消渴肾衰患者出现少气懒言、畏寒肢冷、五更泄、手足麻木、舌淡脉沉细，是脾肾阳虚兼瘀证证候的特点，以此病机为依据，确立温补脾肾、解毒益肾、通络导邪治法。患者诊治共历时18个月，期间反复多次出现蛋白尿，究其原因为患者劳累或不能按照医嘱要求严格控制饮食。《内经》云："阴之所生，本在五味；阴之五宫，伤在五味。"因此治疗本病应始终嘱患者严格控制饮食。

案2.陈某，男，54岁。初诊日期：2011年9月20日。

主诉：间断乏力2月余，加重伴眼睑浮肿7天。

现病史：2个月前无明显诱因出现乏力症状，未予治疗，7天前无明显诱因上症加重，并伴眼睑浮肿。现症：乏力，眼睑浮肿，怕冷，口苦，头晕，胸闷，心慌，纳可，眠差，夜尿频，大便稀，日行2次。舌淡暗，苔白腻，脉沉细。尿常规：隐血（-），蛋白（+++）；肾功：肌酐304μmol/L，尿素氮9.8mmol/L，尿酸573μmol/L；空腹血糖7.2mmol/L，餐后2小时血糖11.2mmol/L。

既往史：2型糖尿病史10年，现使用门冬胰岛素注射治疗；高尿酸血症2年。

中医诊断：消渴肾衰之脾肾阳虚兼瘀毒证。

西医诊断：慢性肾功能衰竭；2型糖尿病；高尿酸血症。

治法：温补脾肾，解毒益肾，通络导邪。

处方：

口服方：土茯苓60g，白茅根50g，黄精50g，熟地20g，枸杞子30g，玉竹15g，厚朴10g，槟榔5g，草果5g，牡蛎50g（先煎），藿香20g，姜半夏5g，补骨脂10g，肉豆蔻10g。12剂，每剂水煎取汁360ml，每次120ml，日3次，水煎饭后服。

灌肠方：酒大黄10g，厚朴10g，枳实10g，牡蛎50g（先煎），黄芪50g，制附子5g（先煎），金银花20g，土茯苓100g。6剂（12天），每剂水煎取汁200ml，每次100ml，睡前保留灌肠。

紫河车粉，每次3g，日3次，西洋参水送服；西洋参，每次5g加生姜3片，水煎代茶饮，每日1300ml左右；金水宝胶囊，每次6粒，日3次，口服；碳酸氢钠片，每次5片，日3次，口服；银杏叶片，每次1片，日3次，口服。嘱患者注意休息，低优蛋白、低嘌呤饮食。

2011年10月6日二诊：诸症减轻，夜寐差，多梦。舌淡暗，苔白腻，脉沉细。尿常规：隐血（-），蛋白（+++）；肾功：肌酐304μmol/L，尿素氮8.5mmol/L，尿酸457μmol/L；空腹血糖6.2mmol/L，餐后2小时血糖10.1mmol/L。上方加夜交藤10g，柏子仁10g，酸枣仁10g，续服12剂。保留灌肠。余药照用。

2011年10月20日三诊：诸症减轻，眼睑无浮肿，夜寐可，大便可。舌淡暗，苔薄白，脉沉细。尿常规：隐血（-），蛋白（++）；肾功：肌酐224μmol/L，尿素氮7.3mmol/L，尿酸407μmol/L；空腹血糖5.7mmol/L，餐后2小时血糖9.7mmol/L。效不更方，续服12剂。保留灌肠。余药照用。

2011年11月3日四诊：轻微乏力，眼睑无浮肿，余症明显减轻。舌淡暗，苔薄白，脉沉细。尿常规：隐血（-），蛋白（+）；肾功：肌酐154μmol/L，尿素氮7.1mmol/L，尿酸377μmol/L；空腹血糖5.2mmol/L，餐后2小时血糖8.7mmol/L。效不更方，续服12剂。保留灌肠。余药照用。

【按语】《太平圣惠方》云："饮水随饮便下，小便味甘而白浊，腰腿消瘦者，肾消也。"消渴日久，毒损肾络，邪伏膜原，最后五脏皆弱，五脏皆脆，发展为消渴肾衰，故治则为扶正祛邪，攻补兼施，调散膏，达膜原，调和人体气血脏腑阴阳之平衡，使元气壮、瘀浊去、肾络通、毒邪解，达到保肾之目的。《内经》云："阴之五宫，伤在五味。"在治疗消渴肾衰时，应始终嘱患者严格控制饮食，低盐低脂，并控制体重。糖尿病肾病肾衰期，肾小球滤过功能下降，人体摄入蛋白不能被充分吸收，全部漏掉，即"虚不受补"，因此控制饮食在治疗中起着非常重要的作用。

案3.张某，女，55岁。初诊日期：2017年5月9日。

主诉：双下肢浮肿1年，加重3天。

现病史：1年前无明显诱因出现双下肢浮肿，于当地医院查肾功异常，诊断为糖尿病肾病，予口服金水宝胶囊、尿毒清颗粒治疗，症状时轻时重。3天前上症加重。现症：双下肢浮肿，神疲畏寒，腰膝酸冷，夜尿频，纳可，寐差，大便溏，1

日3行。舌质淡暗，苔薄白，脉沉迟无力。尿常规：隐血（－），蛋白（＋＋＋）；肾功：肌酐161μmol/L，尿素氮9.6mmol/L，尿酸459μmol/L；空腹血糖8.0mmol/L，餐后2小时血糖10.0mmol/L；血压130/70mmHg。

既往史：2型糖尿病4年余，现用门冬胰岛素注射液早6U、午7U、晚6U餐前皮下注射，甘精胰岛素注射液21U于20时皮下注射；高血压2年余，最高血压170/90mmHg，现用厄贝沙坦1片、硝苯地平控释片1片，晨起口服；高尿酸血症1年。

中医诊断：消渴肾衰之脾肾阳虚兼瘀毒证。

西医诊断：慢性肾功能衰竭；糖尿病肾病（Ⅴ期）；高血压2级；高尿酸血症。

治法：温补脾肾，解毒益肾，通络导邪。

处方：

口服方：土茯苓60g，白茅根50g，黄精50g，熟地20g，枸杞子30g，玉竹15g，厚朴10g，槟榔5g，草果5g，牡蛎50g（先煎），藿香20g，姜半夏5g，补骨脂10g，肉豆蔻10g。6剂，每剂水煎取汁360ml，每次120ml，日3次，水煎饭后服。

灌肠方：酒大黄10g，厚朴10g，枳实10g，牡蛎50g（先煎），黄芪50g，制附子5g（先煎），金银花20g，土茯苓100g。3剂（6天），每剂水煎取汁200ml，每次100ml，睡前保留灌肠。

血府逐瘀胶囊，每次4粒，日3次，口服；丹参滴丸，每次10粒，日3次，口服；银杏叶片，每次1片，日3次，口服；金水宝胶囊，每次6粒，日3次，口服；碳酸氢钠片，每次5片，日3次，口服；紫河车粉，每次3g，日3次，西洋参水送服；西洋参，每次5g加生姜3片，水煎代茶饮，每日1300ml左右。

2017年5月16日二诊：双下肢浮肿稍减轻，舌质淡暗，苔薄白，脉沉细。尿常规：尿糖（＋），蛋白（＋＋）。上方加车前子10g（包煎），茯苓15g，泽泻5g，续服12剂。保留灌肠。余药照用。

2017年5月30日三诊：诸症减轻，夜寐差，舌质红，苔薄白，脉沉细。尿常规：蛋白（＋）；肾功：肌酐108μmol/L，尿酸403μmol/L。上方加酸枣仁10g，柏子仁10g，首乌藤10g，续服12剂。保留灌肠。复方榛花舒肝胶囊，每次3粒，日3次，口服。余药照用。

2017年6月15日四诊：双下肢浮肿明显减轻，寐差好转，舌质红，苔薄白，脉沉细。尿常规：隐血（－），蛋白（＋＋）；肾功：肌酐103μmol/L，尿素氮7mmol/L，尿酸480μmol/L。效不更方，续服12剂。保留灌肠。余药照用。

2017年7月4日五诊：诸症明显减轻，舌质红，苔薄白，脉沉细。尿常规：隐血（－），蛋白（＋＋＋）；空腹血糖5.0mmol/L，餐后2小时血糖6.1mmol/L。调整胰岛素剂量为三餐前各6U，睡前18U。效不更方，续服6剂。保留灌肠。余药照用。

2017年10月12日六诊：患者3个月未就诊，现双下肢浮肿，乏力，夜尿3次，纳可，寐可，大便溏，日2行。舌质暗红，苔薄白，脉沉细。尿常规：隐血（＋），蛋白（＋＋＋）；肾功：肌酐120μmol/L，尿素氮8.3mmol/L，尿酸408μmol/L。首方加金樱子10g，芡实10g，诃子10g，续服6剂。保留灌肠。余药照用。

2017年10月19日七诊：双下肢浮肿稍减轻，夜尿2次，大便溏，日1行。舌质暗红，苔薄白，脉沉细。尿常规：隐血（＋），蛋白（＋＋），效不更方，续服12剂。保留灌肠。余药照用。

2017年10月26日八诊：双下肢浮肿减轻，夜尿1次，大便可，日1行。舌质暗红，苔薄白，脉沉细。肾功：尿酸431μmol/L，肌酐105μmol/L；尿常规：隐血（＋），蛋白（＋＋＋）；空腹血糖6.0mmol/L，餐后2小时血糖10.0mmol/L。效不更方，续服6剂。保留灌肠。余药照用。

2017年11月2日九诊：双下肢无浮肿，无乏力。舌质暗红，苔薄白，脉沉细。血压126/60mmHg；尿常规：隐血（＋），蛋白（＋＋）；空腹血糖7.3mmol/L，餐后2小时血糖9.1mmol/L。效不更方，续服12剂。保留灌肠。余药照用。

2017年11月26日十诊：无明显不适。舌质暗红，苔薄白，脉沉细。尿常规：隐血（＋），蛋白（＋＋＋）；肾功：肌酐111μmol/L，尿酸420μmol/L；空腹血糖6.7mmol/L，餐后2小时血糖9.1mmol/L。效不更方，续服12剂。保留灌肠。余药照用。

【按语】笔者认为消渴肾衰属于络病范畴。叶天士《临证指南医案》指出："百日久恙，血络必伤……经年宿病，病必在络……初为气结在经，久则血伤入络。"消渴日久不愈，毒邪侵袭肾之络脉，络脉瘀滞是其病理基础，邪客络脉、营卫功能失常是其基本的病理环节，络脉失养，血行不畅，气滞血瘀，痰瘀凝结是络病的基本演变过程。痰瘀积聚肾络，络气阻遏，络脉瘀滞，蕴邪成毒，毒损肾络。但毒邪之所以入络，是因络虚所致，至虚之处，便是容邪之所，邪阻肾络，郁久蕴毒，深滞于浮络、孙络，故治疗上应重视通络益肾导邪。

案4.车某，女，73岁。初诊日期：2017年11月21日。

主诉：间断口干渴13年，加重伴双下肢浮肿1年。

现病史：13年前出现口干渴症状，于当地医院查空腹血糖13.0mmol/L，诊断为2型糖尿病，经治疗好转后出院，现用诺和灵30R早12U、晚14U餐前30分钟皮下注射，空腹血糖波动在8.0～12.0mmol/L之间。1年前无明显诱因上症加重并伴有双下肢浮肿，未诊治。现症：双下肢浮肿，怕冷、汗出，腰膝酸痛，神疲乏力，尿中有泡沫，偶有恶心、呕吐。舌体淡胖，有齿痕、裂纹，脉沉细无力。尿常规：隐血（－），蛋白（＋＋＋）；空腹血糖7.2mmol/L；肾功：肌酐245μmol/L，尿素氮13.48mmol/L，尿酸458μmol/L；血压160/65mmHg。

既往史：高血压病史3年；肾功改变2年。

中医诊断：消渴肾衰之脾肾阳虚兼瘀毒证。

西医诊断：慢性肾功能衰竭；糖尿病肾病（Ⅴ期）；高血压；高尿酸血症。

治法：温补脾肾，解毒益肾，通络导邪。

处方：

口服方：土茯苓60g，白茅根50g，黄精50g，熟地20g，枸杞子30g，玉竹15g，厚朴10g，槟榔5g，草果5g，牡蛎50g（先煎），藿香20g，姜半夏5g，车前子10g（包煎），茯苓15g，薏苡仁30g，补骨脂10g，肉豆蔻10g。6剂，每剂水煎取汁360ml，每次120ml，日3次，水煎饭后服。

灌肠方：酒大黄10g，厚朴10g，枳实10g，牡蛎50g（先煎），黄芪50g，制附子5g（先煎），金银花20g，土茯苓100g。3剂（6天），每剂水煎取汁200ml，每次100ml，睡前保留灌肠。

血府逐瘀胶囊，每次4粒，日3次，口服；复方丹参滴丸，每次10粒，日3次，口服；金水宝胶囊，每次6粒，日3次，口服；碳酸氢钠片，每次5片，日3次，口服；紫河车粉，每次3g，日3次，西洋参水送服；西洋参，每次5g加生姜3片，水煎代茶饮，每日1300ml左右。嘱患者注意休息，严守"一则八法"，低优蛋白饮食。

2017年11月28日二诊：诸症稍减轻。舌质淡胖，有齿痕，苔薄白，脉沉细。尿常规：隐血（－），蛋白（＋＋＋）；空腹血糖7.0mmol/L。效不更方，续服6剂。保留灌肠。余药照服。

2017年12月5日三诊：诸症减轻。偶有恶心。舌质淡暗红，苔薄白，脉沉细。尿常规：隐血（－），蛋白（＋＋＋）；肾功：肌酐210μmol/L，尿素氮16.6mmol/L，尿酸348μmol/L；空腹血糖10.1mmol/L。上方加苏叶10g，黄连10g，续服6剂。保留灌肠。余药照服。

2017年12月12日四诊：诸症减轻。舌质淡暗红，苔薄白，脉沉细。尿常规：隐血（＋），蛋白（＋＋）；空腹血糖9.1mmol/L。效不更方，续服12剂。保留灌肠。余药照服。

2017年12月26日五诊：诸症减轻，咽痛。舌质暗红，苔薄白，脉弦细。尿常规：隐血（＋），蛋白（＋＋）；肾功：肌酐227μmol/L，尿素氮11.2mmol/L，尿酸322μmol/L；空腹血糖9.2mmol/L。上方加木蝴蝶10g，金荞麦10g，续服30剂。保留灌肠。余药照服。

2018年1月25日六诊：1个月未就诊，无明显不适，舌质暗红，苔薄白，脉沉细。尿常规：隐血（－），蛋白（＋），肾功：肌酐167μmol/L，尿素氮9.4mmol/L，尿酸332μmol/L；空腹血糖8.5mmol/L。效不更方，续服6剂。保留灌肠。余药照服。

【按语】 脾肾为先后天之本，互根互用，相互影响。脾主运化水谷精微，以升为健，为胃行其津液；肾主藏精，亦主水，调节全身水液代谢。脾不化湿，肾不化气，痰湿内停，久则血脉瘀阻，毒邪内生，毒损肾络，终致脾肾阳虚兼瘀毒之消渴肾衰。《圣济总录·消渴统论》载有："消渴病久，肾气受伤，肾主水，肾气虚衰，气化失常，开阖不利，能为水肿。"脾虚不能运化水液，水湿内停，泛溢肌肤，则为水肿。该患者年事已高，脾肾不足是为常态，加之该患者病程较长，最终由气阴两虚之证发展为脾肾阳虚兼瘀毒之证。治以温补脾肾，解毒益肾，通络导邪。该患者以双下肢水肿为主要症状，治疗过程中，在注意治本的同时，一定也要治标。并配合外用灌肠方以通腑泄浊，内外同治。

案5. 于某，女，67岁。初诊日期：2018年1月25日。

主诉：间断口干渴20年，加重伴双下肢浮肿1年。

现病史：20年前因口渴于当地医院查空腹血糖9.6mmol/L，诊断为2型糖尿病，予胰岛素注射降糖，现用诺和灵30R早30U、晚32U，餐前30分钟皮下注射降血糖。1年前无明显诱因出现双下肢浮肿，后体检发现肾功能改变，未用药。现症：双下肢浮肿，乏力，咽痛，腰酸，气短，尿频，夜尿3次，大便偶有不成形，纳可，眠差。舌体大，苔厚腻，污垢，脉弦数。空腹血糖8.6mmol/L，餐后2小时血糖13.2mmol/L；尿常规：隐血（＋），蛋白（＋＋）；肾功：肌酐216μmol/L，尿素氮13.1mmol/L，尿酸677μmol/L。

既往史：高血压病史15年，最高血压180/100mmHg，现服用拜新同，血压控制在150/80mmHg左右。

中医诊断：消渴肾衰之脾肾阳虚兼瘀毒证。

西医诊断：慢性肾功能衰竭；糖尿病肾病（Ⅴ期）；2型糖尿病；高血压；高尿酸血症。

治法：温补脾肾，解毒益肾，通络导邪。

处方：

口服方：土茯苓60g，白茅根50g，黄精50g，熟地20g，枸杞子30g，玉竹15g，厚朴10g，槟榔5g，草果5g，牡蛎50g（先煎），藿香20g，姜半夏5g，补骨脂10g，肉豆蔻10g，车前子10g（包煎），茯苓15g，泽泻5g，薏苡仁30g。12剂，每剂水煎取汁360ml，每次120ml，日3次，水煎饭后服。

灌肠方：酒大黄10g，厚朴10g，枳实10g，牡蛎50g（先煎），黄芪50g，制附子5g（先煎），金银花20g，土茯苓100g。3剂（6天），每剂水煎取汁200ml，每次

100ml，睡前保留灌肠。

血府逐瘀胶囊，每次4粒，日3次，口服；复方丹参滴丸，每次10粒，日3次，口服；银杏叶片，每次1片，日3次，口服；金水宝胶囊，每次6粒，日3次，口服；碳酸氢钠片，每次5片，日3次，口服；紫河车粉，每次3g，日3次，西洋参水送服；西洋参，每次5g加生姜3片，水煎代茶饮，每日1300ml左右。予肾病管控守则，嘱严格遵守"一则八法"。可住院治疗。

2018年1月31日至2018年2月13日于吉林省中医院住院治疗，给予中药内外同治法、养神静卧法等治疗，出院时肌酐160μmol/L。

2018年3月8日二诊：出院后带药1周，未按时复诊，今日查：空腹血糖8.2mmol/L，餐后2小时血糖11.2mmol/L；尿常规：隐血（+）、蛋白（+++）；肾功：肌酐176μmol/L，尿素氮11.9mmol/L，尿酸486μmol/L。双下肢轻微浮肿，偶有心慌、胸闷、眼干。舌质暗，苔薄白，有瘀斑，脉沉细。效不更方，续服12剂。保留灌肠。余药照用。

2018年3月22日三诊：诸症减轻，舌质暗红，苔薄白，脉沉细。空腹血糖6.8mmol/L，餐后2小时血糖12.0mmol/L；尿常规：隐血（+）、蛋白（+++）；肾功：肌酐158μmol/L，尿素氮8.9mmol/L，尿酸422μmol/L。效不更方，续服12剂。保留灌肠。余药照用。

【按语】消渴肾衰是消渴肾病进一步发展的终末期阶段。赵献可《医贯》曰："命门火之功能如走马灯，火旺则动速，火微则动缓。"灯中火即元气，灯中油即元精。元精亏，元气微，命门衰，即元精亏虚，命门火衰，即肾衰。消渴肾病日久不愈，邪伏膜络，毒邪盘踞膜原，五脏皆弱，五脏皆脆，而致消渴肾衰。根据患者舌、脉、症，可辨为脾肾阳虚兼瘀毒证，此证候是消渴肾衰多见证候，故临床上遣消渴肾衰安汤合二神丸加减用药，加以外用保留灌肠方，内外同治，使邪气溃败，速离膜原。予紫河车补肾益精，益气养血。《雷公炮制药性解》言："紫河车，味甘，性大温，无毒，入心、脾、肾三经。主诸虚百损，五劳七伤，骨蒸潮热，体弱气短，吐衄，男子精衰，妇人无孕。"《药性考》中记载："洋参甘苦，补阴热退，姜制益元，扶正药配。"神者，正气也。恢复患者精气神，则颓萎可除，病伤可复，大病可愈。

案6.刘某，男，51岁。初诊日期：2018年2月27日。

主诉：间断乏力10年，加重伴腰痛20天。

现病史：10年前无明显诱因出现乏力，于当地诊所测空腹血糖升高，拟诊为糖尿病，予二甲双胍片口服治疗，后自行停药，采用饮食运动法控制，空腹血糖8.0～9.0mmol/L。20天前因腰痛检查发现尿蛋白、隐血阳性，肌酐、尿素氮升高。

现症：乏力，腰痛，耳鸣，偶有胸闷、气短，汗出明显，怕冷，夜尿2次。舌质暗红，苔薄白微腻，脉沉细。尿常规：隐血（±），蛋白（+）；空腹血糖10.3mmol/L；肾功：肌酐190.82μmol/L，尿素氮16.04mmol/L，尿酸449μmol/L。血压140/96mmHg。

中医诊断：消渴肾衰之脾肾阳虚兼瘀毒证。

西医诊断：慢性肾功能衰竭；糖尿病肾病（Ⅴ期）；2型糖尿病。

治法：温补脾肾，解毒益肾，通络导邪。

处方：

口服方：土茯苓60g，白茅根50g，黄精50g，熟地20g，枸杞子30g，玉竹15g，厚朴10g，槟榔5g，草果5g，牡蛎50g（先煎），藿香20g，姜半夏5g，补骨脂10g，肉豆蔻10g，杜仲10g，桑寄生10g。6剂，每剂水煎取汁360ml，每次120ml，日3次，水煎饭后服。

灌肠方：酒大黄10g，厚朴10g，枳实10g，牡蛎50g（先煎），黄芪50g，制附子5g（先煎），金银花20g，土茯苓100g。3剂（6天），每剂水煎取汁200ml，每次100ml，睡前保留灌肠。

血府逐瘀胶囊，每次4粒，日3次，口服；复方丹参滴丸，每次10粒，日3次，口服；金水宝胶囊，每次6粒，日3次，口服；碳酸氢钠片，每次5片，日3次，口服；紫河车，每次3g，日3次，西洋参水送服；西洋参，每次5g加生姜3片，水煎代茶饮，每日1300ml左右。予肾病管控守则，嘱严格遵守"一则八法"。

2018年3月6日二诊：腰痛减轻，乏力、耳鸣略有好转，仍有汗出。舌质暗红，苔薄白，脉沉细。尿常规：隐血（+），蛋白（-）。空腹血糖9.2mmol/L，餐后2小时血糖11.4mmol/L。上方加浮小麦10g，麻黄根10g，车前子10g（包煎），茯苓15g，泽泻5g，续服6剂。保留灌肠。余药照用。

2018年3月13日三诊：腰痛减轻，乏力、耳鸣好转，汗出改善，睡眠不佳。舌质暗红，苔薄白，脉沉细。尿常规：隐血（+），蛋白（±）。空腹血糖8.7mmol/L，餐后2小时血糖10.5mmol/L。上方加酸枣仁10g，柏子仁10g，首乌藤30g，续服12剂。保留灌肠。余药照用。

2018年3月29日四诊：无多汗症状，舌质暗红，苔薄白，脉沉细。尿常规：隐血（±），蛋白（+），肾功：肌酐156.47μmol/L，尿素氮12.3mmol/L，尿酸448μmol/L。空腹血糖8.2mmol/L，餐后2小时血糖10.4mmol/L。上方去浮小麦、麻黄根、车前子、茯苓、泽泻，续服6剂。保留灌肠。余药照用。

2018年5月4日五诊：无腰痛、乏力，夜寐可，舌质暗红，苔薄白，脉沉细。尿常规：隐血（+），蛋白（++）。空腹血糖7.1mmol/L，餐后2小时血糖9.5mmol/L。效不更方，续服12剂。保留灌肠。余药照服。

2018年6月6日六诊：无明显不适，舌质暗红，苔薄白，脉沉细。尿常规：隐血（＋），蛋白（±）。肾功：肌酐138μmol/L，尿酸470μmol/L，尿素氮12mmol/L。空腹血糖6.6mmol/L，餐后2小时血糖8.7mmol/L。效不更方，续服12剂。保留灌肠。余药照服。

【按语】患者既往糖尿病史10年，未系统治疗，是导致发展到糖尿病肾病终末期的主要原因。首诊即见乏力、怕冷等阳虚症状，肾脾分别为先后天之本，肾之体用皆损，元阳元精皆伤，肾阳不足，不能温煦脾阳，致脾阳不振或脾阳久虚，进而损及肾阳，引起肾阳亦虚，毒邪贯穿于本病始终，故常兼瘀毒，而成脾肾阳虚兼瘀毒证。故方中用补骨脂、肉豆蔻以温补脾肾。二诊者仍有汗出，故加浮小麦、麻黄根敛汗，车前子、茯苓、泽泻以通利水道，使失于布散的水液从尿液中去，敛而不留邪。余后几诊，随诊加减，燮理阴阳。阴阳合，则邪勿进犯，正气存内，则邪不可干。

案7. 赵某，男，49岁。初诊日期：2018年5月3日。

主诉：间断腰痛8年，加重伴眼睑及双下肢浮肿1个月。

现病史：21年前体检发现空腹血糖升高，于当地医院诊断为2型糖尿病。期间因血糖控制不佳，曾多次更换降糖方案，现每日注射甘精胰岛素20U、利拉鲁肽1.8mg。空腹血糖6.5mmol/L左右，餐后2小时血糖9.0mmol/L左右。8年前因腰痛于当地医院检查发现肾功改变，口服金水宝胶囊。1个月前无明显诱因上症加重，伴眼睑及双下肢浮肿。现症：眼睑及双下肢浮肿，乏力，恶心，口苦，纳差，怕冷，足跟痛，左足活动不利，尿频，夜寐可。舌质暗红，苔薄白，脉沉细。肾功：肌酐150μmol/L，尿素氮4.27mmol/L，尿酸459μmol/L；尿常规：隐血（＋＋＋），蛋白（＋＋）。

中医诊断：消渴肾衰之脾肾阳虚兼瘀毒证。

西医诊断：慢性肾功能衰竭；糖尿病肾病（Ⅴ期）；2型糖尿病；高尿酸血症。

治法：温补脾肾，解毒益肾，通络导邪。

处方：

口服方：补骨脂15g，肉豆蔻10g，黄精50g，枸杞子20g，枳实10g，牡蛎50g（先煎），熟地15g，玉竹10g，藿香20g，竹茹20g，姜半夏5g，土茯苓60g，白茅根50g，血竭3g（冲服），丹参10g，厚朴10g，草果5g，槟榔5g。12剂，每剂水煎取汁360ml，每次120ml，日3次，水煎服。

灌肠方：酒大黄10g，厚朴10g，枳实10g，牡蛎50g（先煎），黄芪50g，制附子5g（先煎），金银花20g，土茯苓100g。6剂（12天），每剂水煎取汁200ml，每次100ml，睡前保留灌肠。

血府逐瘀胶囊，每次4粒，日3次，口服；丹参滴丸，每次10粒，日3次，口服；银杏叶片，每次1片，日3次，口服；金水宝，每次6粒，日3次，口服；碳酸氢钠片，每次5片，日3次，口服；紫河车粉，每次3g，日3次，西洋参水送服；西洋参5g加生姜3片，开水泡，代茶饮，每日1300ml左右。

2018年5月26日二诊：眼睑及双下肢浮肿略减轻，舌质暗红，苔薄白，脉沉细。尿常规：隐血（-），蛋白（+）；肾功：肌酐100μmol/L，尿酸413μmol/L。效不更方，续服6剂。保留灌肠。余药照用。

2018年6月2日三诊：诸症减轻，舌质暗红，苔薄白，脉沉细。尿常规：隐血（-），蛋白（+）；肾功：肌酐119μmol/L，尿素氮12.4mmol/L，尿酸528μmol/L。上方去槟榔、草果、厚朴，加山慈菇、猫爪草、秦艽、秦皮各10g，车前子10g（包煎），茯苓15g，泽泻5g，薏苡仁30g，续服12剂。保留灌肠。余药照用。

2018年6月21日四诊：眼睑及双下肢浮肿消失，余症明显减轻，舌质暗红，苔薄白，脉沉细。尿常规：隐血（+），蛋白（+）；肾功：肌酐106μmol/L，尿素氮8.3mmol/L，尿酸396μmol/L。上方6剂，3剂水煎服，3剂研末，加紫河车粉300g，混合炒香，每次3g，日3次，西洋参水送服。定期复诊。

【按语】根据患者的症状及舌脉，可辨为脾肾阳虚兼瘀毒证。本病是由于消渴日久不愈，散膏损伤，脂膏堆积，痰浊、湿热、瘀滞互结成毒邪，从气街而入，经咽喉入肾络，毒损肾络，毒邪盘踞伏于膜原，脾肾体用皆伤，导致消渴肾衰。该处方是在消渴肾衰安汤基础上合二神丸加减而成。二神丸中补骨脂具有温肾助阳、固精缩尿的作用，在二神丸中，补骨脂要盐炙，以增强温肾暖脾止泻作用；肉豆蔻具有温中行气、涩肠止泻之效，肉豆蔻需要煨用以免滑肠。二者都为温补脾肾之要药，同用能够温补脾肾之阳气，对脾肾阳衰有很好的疗效。

案8.张某，男，47岁。初诊日期：2018年10月18日。

主诉：间断口干渴、乏力10年，加重伴双下肢浮肿10天。

现病史：10年前无明显诱因出现口干渴、乏力症状，于当地医院查空腹血糖升高，诊断为2型糖尿病，予格列本脲片口服治疗。5年前因血糖控制不佳，改用诺和灵30R皮下注射降血糖。10天前无明显诱因上症加重，伴双下肢浮肿。现症：口干渴，乏力，双下肢浮肿，怕冷，汗出，腰痛，纳差，眠差，尿频，大便质稀，日行2次。舌质暗红，苔白厚，脉弦滑。尿常规：蛋白（+++），隐血（+++）；肾功：肌酐247.8μmol/L，尿素氮10.4mmol/L，尿酸400μmol/L；空腹血糖9.7mmol/L，糖化血红蛋白8.7%。

中医诊断：消渴肾衰之脾肾阳虚兼瘀毒证。

西医诊断：慢性肾功能衰竭；糖尿病肾病（Ⅴ期）；2型糖尿病。

治法：温补脾肾，解毒益肾，通络导邪。

处方：

口服方：土茯苓60g，白茅根50g，补骨脂10g，肉豆蔻10g，黄精50g，熟地20g，枸杞子30g，玉竹15g，牡蛎50g（先煎），藿香20g，姜半夏5g，厚朴10g，槟榔5g，草果5g，车前子10g（包煎），茯苓15g，泽泻5g，薏苡仁30g。6剂，每剂水煎取汁360ml，每次120ml，日3次，水煎饭后服。

灌肠方：酒大黄10g，厚朴10g，枳实10g，牡蛎50g（先煎），黄芪50g，制附子5g（先煎），金银花20g，土茯苓100g。3剂（6天），每剂水煎取汁200ml，每次100ml，睡前保留灌肠。

血府逐瘀胶囊，每次4粒，日3次，口服；丹参滴丸，每次10粒，日3次，口服；金水宝，每次6粒，日3次，口服；碳酸氢钠片，每次5片，日3次，口服。嘱患者注意休息，严守"一则八法"，低优蛋白饮食。

2018年10月25日二诊：诸症稍减轻，舌质暗红，苔白厚，脉弦滑。尿常规：蛋白（+++），隐血（++）；肾功：肌酐230μmol/L，尿素氮8.7mmol/L，尿酸389μmol/L；空腹血糖8.3mmol/L，餐后2小时血糖11.3mmol/L。效不更方，续服12剂。紫河车粉，每次3g，日3次，西洋参水送服；西洋参，5g加生姜3片，水煎代茶饮，每日1300ml左右。保留灌肠。余药照用。

2018年11月6日三诊：双下肢轻微浮肿，舌质暗红，苔白，脉弦细。尿常规：蛋白（++），隐血（++）；肾功：肌酐203μmol/L，尿素氮8.3mmol/L，尿酸379μmol/L；空腹血糖7.7mmol/L，餐后2小时血糖10.0mmol/L。效不更方，续服12剂。保留灌肠。余药照用。

2018年11月20日四诊：诸症明显减轻，舌质暗红，苔薄白，脉沉细。尿常规：蛋白（+），隐血（±）；肾功：肌酐178μmol/L，尿素氮7.1mmol/L，尿酸260μmol/L；空腹血糖7.1mmol/L，餐后2小时血糖8.9mmol/L。效不更方，续服12剂。保留灌肠。余药照用。

【按语】笔者认为消渴肾衰的病机为毒邪损伤肾络，伏居于膜原，膜原为人体半表半里之间，是正邪交争之处，是气机的枢纽。张志聪释曰："膜为募原也相连耳，而能为之行其津液。"可见，膜原与气化和津液循环有关。毒邪从气街侵入肾络，损伤募原，并伤及肾间动气，继而损伤肾之体用，以致肾体衰竭。毒邪居于膜原，需开达膜原导邪外出，治则为导邪外出，邪尽方愈，使邪气驱散，速离膜原。开达膜原的常用药物为草果、厚朴、槟榔，为达原饮之主药。槟榔、草果、厚朴破戾气，除伏邪，疏利宣泄，辟秽化浊，直达巢穴，使邪气溃败，膜原开达。邪既已除，同时再以补气益肾药固护肾气，发挥药物最大的功用。

（四）阴阳两虚兼瘀毒证

案1.李某，女，40岁。初诊日期：2015年1月13日。

主诉：间断口干渴3年，加重伴恶心、呕吐1个月。

现病史：3年前无明显诱因出现口干渴，于当地医院查空腹血糖12.0mmol/L，诊断为2型糖尿病，现口服糖适平治疗。1个月前上症加重伴恶心、呕吐，于当地医院查肾功改变，服包醛氧淀粉、爱西特治疗，疗效欠佳。现症：头晕，腰酸膝软，恶心欲吐，腹胀，手足心热，气短乏力，下肢浮肿，夜尿增多，消瘦。舌质暗红，苔黄腻，脉沉细无力。血压130/90mmHg；随机血糖9.6mmol/L；尿常规：蛋白（+），隐血（+）；肾功：尿素氮10.4mmol/L，肌酐185μmol/L。

中医诊断：消渴肾衰之阴阳两虚兼瘀毒证。

西医诊断：慢性肾功能衰竭；糖尿病肾病（V期）；2型糖尿病。

治法：双补阴阳，解毒益肾，通络导邪。

处方：

口服方：龟甲胶10g（烊化），鹿角胶10g（烊化），人参10g（包煎），枸杞子20g，土茯苓60g，白茅根50g，黄精50g，熟地20g，枸杞子30g，玉竹15g，厚朴10g，槟榔5g，草果5g，牡蛎50g（先煎），藿香20g，姜半夏5g。6剂，每剂水煎服汁360ml，每次120ml，日3次，水煎饭后服。

灌肠方：酒大黄10g，厚朴10g，枳实10g，牡蛎50g（先煎），黄芪50g，制附子5g（先煎），金银花20g，土茯苓100g。3剂（6天），每剂水煎取汁200ml，每次100ml，睡前保留灌肠。

血府逐瘀胶囊，每次4粒，日3次，口服；丹参滴丸，每次10粒，日3次，口服；金水宝胶囊，每次6粒，日3次，口服；碳酸氢钠片，每次5片，日3次，口服；紫河车，每次3g，日3次，西洋参水送服；西洋参5g加生姜3片，水煎代茶饮；糖适平继续口服以控制血糖；严格遵守"一则八法"。

2015年1月20日二诊：浮肿、腹胀略改善，恶心明显。舌暗红，苔黄腻，脉沉细。尿常规：蛋白（±），尿隐血（+）；空腹血糖9.0mmol/L。上方加紫苏叶10g，黄连10g，续服6剂。保留灌肠。余药照用。

2015年1月27日三诊：浮肿、腹胀明显减轻，恶心改善。舌暗红，苔薄黄腻，脉沉细。尿常规：蛋白（+），隐血（++）；肾功：尿素氮7.9mmol/L，肌酐169μmol/L；空腹血糖7mmol/L。效不更方，续服6剂。保留灌肠。余药照用。

2015年2月3日四诊：轻微浮肿，无恶心，乏力减轻。舌暗红，苔薄黄，脉沉细。尿常规：蛋白（+），隐血（±）；空腹血糖5.5mmol/L。效不更方，续服12剂。

保留灌肠。余药照用。

2015年2月28日五诊：自觉肢端麻木，余症均改善。舌质暗红，苔薄白，脉沉细。尿常规：蛋白（±），尿隐血（±）；肾功：尿素氮4.3mmol/L，肌酐141μmol/L。上方加桃仁10g，红花10g，续服12剂。保留灌肠。余药照用。

2015年3月16日六诊：诸症减轻，舌质暗红，苔薄白，脉沉细。尿常规：蛋白（+），尿隐血（±）；肾功：尿素氮5.3mmol/L，肌酐132μmol/L。效不更方，续服12剂。保留灌肠。余药照用。

2015年4月1日七诊：无明显不适，舌质暗红，苔薄白，脉沉细。尿常规：蛋白（±），尿隐血（±）；肾功：尿素氮4.9mmol/L，肌酐117μmol/L；空腹血糖5.4mmol/L。上方6剂，3剂水煎服，3剂研末，加紫河车粉300g，混合炒香，每次3g，日3次，西洋参水送服。继续保留灌肠。定期复诊。

【按语】本案为本虚标实证，必应标本兼顾。邪气已入肠胃，客邪贵乎早逐。诸湿肿满，皆属于脾。二便开阖，皆司于肾。补肾中兼以利水，既补肾涩精，又泄浊通络。后以紫河车粉补气、益精血。口服药与灌肠药合用，可攻补兼施，祛瘀生新，益肾解毒通络。加之患者按时就诊，遵"一则八法"，合理饮食与充分休息，故诸症减轻，肾功改善，蛋白与尿隐血均减轻。

案2.徐某，女，29岁。初诊日期：2018年5月19日。

主诉： 腰痛4年，加重伴双下肢浮肿1个月。

现病史： 4年前因腰痛于某医院查尿常规：蛋白（++），经肾脏穿刺病理诊断，确诊为慢性肾小球肾炎，予住院治疗。住院期间予金水宝胶囊及激素口服治疗，后复查显示血糖升高，确诊为糖尿病。3年前复查肾功，提示肌酐升高。1个月前患者上症加重，伴双下肢浮肿。现症：腰酸痛，双下肢浮肿，按之凹陷，口干渴，畏寒肢冷，五心烦热，夜尿清长，大便干结。舌暗红，有瘀点，脉沉细。尿常规：隐血（+），蛋白（+++）。肾功：肌酐306μmol/L，尿素氮16mmol/L，尿酸467μmol/L。

中医诊断： 消渴肾衰之阴阳两虚兼瘀毒证。

西医诊断： 慢性肾功能衰竭；糖尿病肾病（V期）；2型糖尿病。

治法： 双补阴阳，解毒益肾，通络导邪。

处方：

口服方：土茯苓60g，白茅根50g，黄精50g，熟地20g，枸杞子30g，玉竹15g，厚朴10g，槟榔5g，草果5g，牡蛎50g（先煎），藿香20g，姜半夏5g，龟甲胶15g（烊化），鹿角胶15g（烊化），人参10g（包煎）。12剂，每剂水煎取汁360ml，每次120ml，日3次，水煎饭后服。

灌肠方：酒大黄10g，厚朴10g，枳实10g，牡蛎50g（先煎），黄芪50g，制附子5g（先煎），金银花20g，土茯苓100g。6剂（12天），每剂水煎取汁200ml，每次100ml，睡前保留灌肠。

血府逐瘀胶囊，每次4粒，日3次，口服；复方丹参滴丸，每次10粒，日3次，口服；银杏叶片，每次1片，日3次，口服；金水宝胶囊，每次6粒，日3次，口服；碳酸氢钠片，每次5片，日3次，口服；紫河车，每次3g，日3次，西洋参水送服；西洋参5g加生姜3片，水煎代茶饮。

2018年6月12日二诊：下肢浮肿稍减轻，舌暗红，有瘀点，脉沉细。尿常规：隐血（+），蛋白（+++）；肾功：肌酐247μmol/L，尿酸421μmol/L。上方加车前子10g（包煎），茯苓15g，泽泻5g，续服12剂；紫河车，每次3g，日3次，西洋参水送服；西洋参5g加生姜3片，水煎代茶饮，每日1300ml左右。保留灌肠。余药照用。

2018年6月26日三诊：诸症减轻，夜寐差，多梦，舌暗红，有瘀点，脉沉细。尿常规：隐血（+），蛋白（+++）；肾功：肌酐278μmol/L，尿酸403μmol/L。上方加酸枣仁10g，柏子仁10g，首乌藤30g，6剂，水煎服。保留灌肠。余药照用。

2018年7月3日四诊：诸症减轻，夜寐可，舌暗红，苔薄白，脉沉细。尿常规：隐血（+），蛋白（++）；空腹血糖6.1mmol/L，餐后2小时血糖7.8mmol/L。效不更方，上方6剂，水煎服。保留灌肠。余药照用。

2018年7月10日五诊：诸症减轻，夜寐可，舌暗红，苔薄白，脉沉细。尿常规：隐血（-），蛋白（+++）；空腹血糖5mmol/L，餐后2小时血糖6.1mmol/L。嘱其将胰岛素剂量调整为三餐前各6U，睡前18U；效不更方，续服12剂。保留灌肠。余药照用。

2018年7月24日六诊：双下肢无浮肿，余症减轻，心烦。舌尖红，质暗，苔薄白，脉沉细。尿常规：隐血（-），蛋白（++）；肾功：肌酐230μmol/L，尿酸431μmol/L。上方加栀子10g，百合20g，续服12剂。保留灌肠。余药照用。

2018年8月7日七诊：下肢无浮肿，偶有腰酸，无心烦，纳可，眠可，夜尿1~2次，大便可。舌质暗红，苔薄白，脉沉细。尿常规：隐血（-），蛋白（++）。肾功：肌酐191μmol/L，尿酸460μmol/L。空腹血糖7.3mmol/L，餐后2小时血糖9.1mmol/L。效不更方，续服12剂。保留灌肠。余药照用。

【按语】消渴肾衰是由于久病入络，毒邪伤及脾肾之阳，肾之体用皆损，渐至阴阳两虚。治以双补阴阳，解毒益肾，通络导邪。三诊时患者寐差，夜不能寐者，乃心气不交于肾也，予酸枣仁宁心志、安五脏；柏子仁，《本草纲目》言其"养心气，润肾燥"；首乌藤入心、肝经，《本草正义》言其"治夜少安寐"，三药正应夜不能眠之症状。六诊时患者心烦，舌尖红，加栀子、百合清心除烦。方中人参甘温，补气，生津，安神，《滇南本草》言其"治阴阳不足，肺气虚弱"，《主治秘要》言其"补元气，生津液"；枸杞子味甘性平，专入肝肾，而能补肝肾、益精气，《药性论》谓其"补益精，诸不足"；龟甲胶滋阴、养血、止血；鹿角胶归肾、肝经，《玉楸药解》言其"温肝补肾，滋益精血"。以上四药为龟鹿二仙胶之要药，所谓精生气，气生神，《医方考》言"龟、鹿禀阴气之最完者，其角与板，又其身聚气之最胜者，故取其胶以补阴精。用血气之属剂而补之，所谓补以类也。人参善于固气，气固则精不遗。枸杞善于滋阴，阴滋则火不泄。此药行则精日生，气日壮，神日旺矣"。槟榔能消能磨，除伏邪，为疏利之药，又除岭南瘴气；厚朴破戾气所结；草果辛烈气雄，除伏邪盘踞，三味协力直达其巢穴，使邪气溃败，速离膜原，是以为达原也。

附　论文选摘

解毒通络益肾导邪法治疗消渴肾功能衰竭

鲍鹏杰[1]，南征[2]

（1.长春中医药大学，长春　130117；2.长春中医药大学附属医院，长春　130021）

摘要： 目的　观察解毒通络益肾导邪法治疗消渴肾衰的临床疗效。方法：将1150例患者随机分为治疗组与对照组，治疗组720例，以解毒通络益肾导邪立法治疗，口服消渴肾衰安汤，外用中药保留灌肠；对照组430例，予海昆肾喜胶囊、黄葵胶囊联合口服治疗。2组患者予相同的基础治疗。观察2组患者的临床症状及实验室指标的改变情况。结果　治疗2个疗程后，治疗组总有效率为82.36%，优于对照组的62.56%（ $P < 0.05$ ）。结论　解毒通络益肾导邪法治疗消渴肾功能衰竭，在改善患者的临床症状，降低肌酐、消除蛋白尿等方面疗效显著。

关键词： 解毒通络益肾导邪；消渴肾衰；一则八法；中药灌肠

Treatment of Diabetic Renal Failure by Removing Toxicity，Dredging Collateral，Benefiting Kidney and Eliminating Pathogen Method

BAO Pengjie[1], NAN Zheng[2]

（1. Changchun University of Chinese Medicine，Changchun 130117，China;

2. Affiliated Hospital of Changchun University of Chinese Medicine，Changchun 130021，China）

Abstract: Objective　To observe the clinical effect of removing toxicity，dredging collateral，benefiting kidney and eliminating pathogen method in the treatment of diabetic renal failure. **Methods**　A total of 1 150 patients were randomly divided into treatment group and control group. And 720 cases in the treatment group were treated with Xiaoke Shenshuai'an Decoction and herbal enema，and 430 cases in the control group were treated with Haikun Shenxi Capsule and Huangkui Capsule. Patients in both groups received the same basic treatment. The changes of clinical symptoms and laboratory indicators in both groups were observed. **Results** After 2 courses of treatment, the total effective rate (82.36%) of the treatment group was higher than that (62.56%) of the control group ($P < 0.05$). **Conclusion** This method is effective in improving clinical symptoms, reducing serum creatinine and eliminating proteinuria in the treatment of diabetic renal failure.

Keywords: removing toxicity, dredging collateral, benefiting kidney and eliminating pathogen method; diabetic renal failure; one principle and eight methods; herbal enema

消渴肾功能衰竭相当于西医学的糖尿病肾病肾功能衰竭，是最常见的糖尿病（DM）慢性并发症之一，属中医学"消渴""消肾""尿浊""水肿""关格"等范畴。西医学对糖尿病肾病肾功能衰竭的病因病机尚未有完全阐明，南征教授在多年临床经验基础上，提出本病的形成与散膏、膜原密切相关，认为毒损肾络[1-2]是消渴肾病的病机关键，消渴肾病迁延不愈，发展到后期，命门火衰，则成消渴肾功能衰竭，确立了治疗消渴肾功能衰竭的解毒通络益肾导邪法[3]。1999年9月—2017年7月，南征教授共治疗消渴肾功能衰竭1150例，取得了较好的临床疗效。现报告如下。

1 资料与方法

1.1 一般资料 本研究共计1150例患者病例，皆来源于1999年9月—2017年7月长春中医药大学附属医院门诊及住院患者，分为治疗组与对照组。治疗组720例，男415例，女305例，平均年龄（56.76±2.53）岁，平均病程为（12.55±1.33）年；对照组430例，男250例，女180例，平均年龄（55.80±2.72）岁，平均病程为（11.65±1.45）年。所有患者均符合中西医诊断标准及中医辨证标准，并经纳入及排除标准筛选合格。2组患者的年龄、性别、病程等一般资料比较，差异无统计学意义（$P > 0.05$），具有可比性。

1.2 纳入标准及排除标准 纳入标准：中医诊断标准依据《中药新药临床研究指导原则（试行）》和《慢性肾功能衰竭诊疗指南》[4]为标准，症状：口渴多饮、尿频尿浊、腰膝酸软、少气懒言、倦怠乏力、畏寒怕冷、手脚麻木、颜面四肢浮肿、舌质暗、隐青或有瘀斑、脉沉细无力；西医诊断标准：糖尿病诊断标准参照《中国2型糖尿病防治指南》[5]，糖尿病肾功能衰竭诊断标准参考Mogensen[6]的标准。诊断要点：1）糖尿病病史明确；2）肌酐＞133 μmol/L。排除标准：1）妊娠或哺乳期女性；2）对药物过敏者；3）肝功能不全者；4）心功能衰竭、急性心肌梗死及其他严重心、肺疾病患者；5）严重感染或外伤、外科手术、临床有低血压或缺氧等；6）合并其他严重糖尿病并发症者；7）其他疾病引起的肾脏功能衰竭。

1.3 治疗方法

1.3.1 常规治疗 对所有入组患者均根据血糖水平制定个体化的降糖方案，使血糖达标。2组每个疗程为4周，连续治疗2个疗程后，进行数据统计分析。

1.3.2 治疗组 药物治疗，消渴肾衰安汤加减口服。方药组成：大黄10g，土茯苓60g，黄芪50g，黄精50g，覆盆子10g，金荞麦10g，紫荆皮10g，木蝴蝶10g，血竭3g，丹参10g，槟榔10g，草果10g，厚朴10g。水煎取汁360ml，每次120ml，3次/天，口服。中药汤剂保留灌肠，方药组成：土茯苓100g，黄芪50g，牡蛎50g，金银花20g，枳实10g，厚朴10g，大黄10g，制附子5g。水煎取汁200ml，100ml睡前保留灌肠，1剂/2天。另有代茶饮方：西洋参5g，加去皮生姜3片，开水泡，代茶饮，每天1300ml，早、中、晚分别送服紫河车粉3g。饮食标准，严格遵守南征教授"一则八法"。"一则八法"[7]是南征教授提出的诊治消渴及并证管控的有效机制。"一则"是指：辨证求因，审因治人，标本同治，治病治本，治病必求于本；"八法"是指：内外同治法、节食散步法、养生静卧法、标本兼顾法、反省醒悟法、精神养心法、心得日记法、依从教育法。

1.3.3 对照组 对照组低盐、低脂、低优蛋白饮食，在常规治疗基础上，口服海昆肾喜胶囊，3粒，每天3次；黄葵胶囊，5粒/次，3次/天，饭后20min口服。

1.4 观察指标 2组患者分别于治疗前后检测空腹血糖（FPG）、糖化血红蛋白（HbA1c）、肌酐（SCr）、24小时蛋白定量。中医症状积分标准：主要症状包括倦怠乏力、气短懒言、腰膝酸软、畏寒肢冷、口干咽燥、颜面四肢浮肿，根据无、轻、中、重度分别计0、1、2、3分。见表1。

表1 中医症状积分标准

症 状	0分	1分	2分	3分
倦怠乏力	无	偶感疲乏，程度轻微，不耐劳力，可坚持轻体力劳动	一般活动即感乏力，间歇出现，勉强支持日常活动	休息亦感疲乏无力，持续出现，不能坚持日常活动
气短懒言	无	气力不足，多语则觉疲乏	体虚气短，懒于言语	语声低微、断续或无力言语
腰膝酸软	无	晨起腰膝酸软，捶打可止	腰酸持续，膝软，下肢沉重	腰酸难忍，膝软不欲行走
畏寒肢冷	无	手足有时怕冷，不影响衣着，遇风出现	经常四肢怕冷，比一般人明显，夜晚出现	全身明显怕冷，着衣较常人差一季节
口干咽燥	无	咽喉微干，稍饮水即可缓解	咽喉干燥，饮水能解	咽喉干燥难忍，饮水也难缓解
水肿	无	晨起眼睑水肿	眼睑及双下肢水肿	全身水肿

1.5 疗效判定标准 根据《中药新药临床研究指导原则（试行）》制定。显效：

1）临床症状积分减少≥60%；2）内生肌酐清除率增加≥20%；3）肌酐降低≥20%。有效：1）临床症状积分减少≥30%；2）内生肌酐清除率增加≥10%；3）肌酐降低≥10%。无效：1）临床症状无改善或加重；2）内生肌酐清除率降低；3）肌酐增加。以上1）项为必备，2）、3）项具备一项，即可判定。

1.6 统计学方法　采用SPSS 17.0统计软件进行数据分析，计量资料采用t检验，计数资料采用χ^2检验，等级资料采用秩和检验。以$P<0.05$为差异有统计学意义。

2 结果

2.1 　2组治疗前后实验室指标变化情况比较见表2。

2.2 　2组治疗前后中医症状积分情况比较见表3。

2.3 　2组临床疗效结果比较见表4。

表2　两组治疗前后实验室指标变化情况比较（$\bar{x}\pm s$）

组别	时间	例数	FPG（mmol/L）	HbA1c（%）	SCr（μmol/L）	蛋白（g/24h）
治疗组	治疗前	720	12.39±2.85	8.10±2.08	203.63±54.53	1.18±0.20
	治疗后	720	8.18±2.84[#△]	6.31±1.70[#△]	116.08±44.89[#△]	0.55±0.18[#△]
对照组	治疗前	430	12.58±3.13	8.06±2.13	207.65±54.47	1.17±0.19
	治疗后	430	9.37±3.08[#]	7.08±1.77[#]	145.27±48.75[#]	0.89±0.20[#]

注：与治疗前比较，#$P<0.05$，与对照组比较，△$P<0.01$。

表3　两组治疗前后中医症状积分情况比较（例）

症状	组别	治疗前				治疗后			
		0	1	2	3	0	1	2	3
倦怠乏力	治疗组	15	319	310	76	305	178	188	49
	对照组	10	191	185	44	128	150	127	25
气短懒言	治疗组	18	296	338	68	299	187	186	48
	对照组	14	177	199	40	133	136	132	29
腰膝酸软	治疗组	12	263	387	58	208	190	282	40
	对照组	8	157	231	34	91	118	195	26
畏寒肢冷	治疗组	21	294	333	72	276	188	214	42
	对照组	13	172	200	45	95	139	160	36
口干咽燥	治疗组	125	312	248	35	255	248	197	20
	对照组	72	184	153	21	120	158	137	15
水　肿	治疗组	24	366	261	69	148	303	212	57
	对照组	14	208	167	41	67	182	146	35

表4 两组临床疗效结果比较（例）

组别	例数	显效	有效	总有效率
治疗组	720	222	371	82.36%[#]
对照组	430	95	174	62.56%

注：与对照组比较，# $P < 0.05$。

3 验案举隅

张某，男，54岁，干部，2004年2月24日初诊。发现血糖升高3年，口渴喜饮3年。现症：口渴，饮水量增加、消瘦、尿多、气短乏力，全身浮肿，尤以下肢为甚，怕冷，手脚凉，恶心，呕吐，心烦，纳差，大便溏薄，舌质淡有瘀斑，苔厚腻，脉沉弦无力。该患者高血压病史2年，曾在某医院确诊为糖尿病、高血压，服用二甲双胍等各种降糖药物，长期服药效果不显，血糖波动较大，查空腹血糖19.30mmol/L，餐后2小时血糖24.30mmol/L，果糖胺4.10mmol/L；肾功：尿素氮11.70mmol/L，肌酐246μmol/L；尿糖（+++），尿蛋白（+++），尿隐血（++）。诊断：消渴肾功能衰竭（脾肾阳虚兼痰浊瘀毒）；慢性肾脏病4期。治法：补脾益肾，祛痰化浊，解毒通络。处置：1）嘱患者严守"一则八法"，注意控制饮食，根据体重指数按日需热量给予饮食。2）继续服用原降压药，余药停服。3）中药以消渴肾衰安汤加减。方药组成：土茯苓100g，白茅根50g，藿香30g，竹茹20g，姜半夏5g，泽泻10g，车前子30g，党参10g，黄芪50g，地榆30g，丹参30g，肉桂10g，小茴香10g，蒲黄炭15g，艾叶炭15g，生地炭15g，金银花20g，槐花15g，甘草5g。水煎服，1剂/天，3次/天。4）予灌肠方：土茯苓100g，大黄10g（后下），枳实10g，厚朴10g，生牡蛎50g（先煎），制附子5g（先煎），黄芪50g，金银花20g，7剂，1剂/天，水煎取汁100ml，睡前30min保留灌肠。服药7剂后，患者呕吐、心烦、纳差、气短乏力、全身浮肿症状减轻，舌质淡青，苔薄白，脉沉弦无力。空腹血糖降至12.70mmol/L，餐后2小时血糖19.30mmol/L，果糖胺3.70mmol/L，尿蛋白（++），尿隐血（+），但觉视力模糊，上方加青葙子15g，决明子15g，枸杞子10g，覆盆子10g，菟丝子20g。续上方服用2周。继用灌肠。服药14剂后，气短乏力、浮肿症状基本消失，畏寒、手脚凉症状明显减轻，舌质淡，苔薄白，脉沉弦。空腹血糖降至7.10mmol/L，餐后2小时血糖11.30mmol/L，果糖胺2.60mmol/L；肾功：尿素氮7.20mmol/L，肌酐113μmol/L；尿糖（-），尿蛋白（-），尿隐血（-）。上方去肉桂、小茴香、蒲黄炭、艾叶炭、生地炭。续服2周。继用灌肠药。上方3剂加紫河车粉300g研末，温水冲服，3g/次，3次/天。嘱患者严守"一则八法"，自测空腹血糖及餐后2小时血糖；1周检测1次尿常规，有变化及时就诊。随访至今，血糖控制理想，尿常规正常，至今病未复发。

4 讨论

导师南征教授在中医经典理论的指导下，依据《灵枢·师传》等中医经典理论，结合多年对消渴肾功能衰竭的潜心研究，创新性地提出了治疗消渴肾功能衰竭等中医疑难重症的综合诊疗管控有效机制"一则八法"，让患者真正做到自己管理自己，让每个患者建立起自我管理表，从吃、喝、拉、撒、睡、动、情等方面来监测自己的生活，让患者以心得日记的方式做好记录，来反省醒悟生活中的不良习惯，真正提高消渴肾功能衰竭患者的生活质量，使患者终身受益[8]。南征教授认为，消渴日久不愈，升降出入失调，水精输布受阻，脂膏布散失常，三焦气化不利，损伤散膏，散膏受损后产生的痰浊、湿热、瘀滞等病理产物在体内日久可互结为毒邪[9-10]。毒邪盘踞膜原[11]，从气街处而入，亦可经咽喉损伤肾络，肾之体用皆损而成消渴肾病，失治误治，最终发展为消渴肾功能衰竭。

毒邪贯穿消渴肾功能衰竭的始终，故南征教授治疗时用解毒通络益肾导邪法，并创立了消渴肾衰安汤。方中以大黄、土茯苓为君药，重在排毒解毒，除湿通络。以黄芪、黄精、覆盆子为臣药，三药合用共同助君益气养阴、滋补肝肾、安和脏腑。金荞麦、紫荆皮、木蝴蝶、血竭、丹参，利咽清热，解毒通络，活血化瘀。厚朴、槟榔、草果为达原饮之主药，三药合用直达膜原，使毒邪速离患病之巢穴为佐使药。辨证加减：口渴多饮者加葛根、石斛；畏寒怕冷者加小茴香、肉桂；手脚麻木者加桃仁、红花；腰膝酸软者加杜仲、桑寄生；尿隐血者加侧柏叶炭、血余炭、蒲黄炭、艾叶炭、生地炭；蛋白尿者加络石藤、陈皮、益母草、白僵蚕、蝉蜕；尿酸升高者加猫爪草、山慈菇。全方药物合用，补而不滞，标本兼顾，相辅相成，共奏解毒通络、益肾导邪之功。中药保留灌肠是一种传统的外治法，其原理是通过肠道给药，使药液在肠道吸收，直接发挥作用。《理瀹骈文》云："外治之理，即内治之理；外治之药，即内治之药。所异者法耳。"口服加灌肠，是南征教授"一则八法"之内外同治法的典型体现。灌肠方中，大黄[12]泻下攻积，凉血解毒，逐瘀通经，南征教授称它是拨乱反正、推陈出新的药，与解毒除湿通络之土茯苓共为君药；厚朴、枳实助大黄推荡之力，为臣药；金银花清热解毒，牡蛎[13]软坚散结，附子辛热、散寒通络、补火助阳，此处用一味温通之品，意在避上药峻猛凉遏之意，共为佐药；黄芪[14]补气升阳，有通络之功，通过充养体内正气，荣养络脉，引领诸药入络，更具使药之性。《内经》云："清阳出上窍，浊阴出下窍。"全方通腑泻浊，使浊毒从下窍而出，清升浊降，瘀毒化则病解。

研究结果表明，以解毒通络、益肾导邪为法，应用消渴肾衰安汤、灌肠方及"一则八法"治疗消渴肾功能衰竭，在改善患者的临床症状，降低空腹血糖、糖化血红蛋白与肌酐、消除蛋白尿方面疗效显著，为临床治疗消渴肾功能衰竭提供了一个可靠思路，值得临床推广。

参考文献

[1]南征.消渴肾病（糖尿病肾病）研究[M].长春：吉林科学技术出版社，2001.

[2]李光善，邓悦，黄启福，等.毒损肾络是糖尿病肾病的病理基础[J].中医药学刊，2003，21（9）：1477-1478.

[3]赵贤俊，邓悦，李光善，等.解毒通络保肾散治疗糖尿病肾病114例分析[J].中医药学刊，2003，21（6）：949-962.

[4]中华中医药学会.慢性肾功能衰竭诊疗指南[J].中国中医药现代远程教育，2011，9（9）：132-133.

[5]中华医学会糖尿病学分会.中国2型糖尿病防治指南（2013年版）[J].中国糖尿病杂志，2014，22（8）：2-42.

[6]Mogensen CE.Management of early nephropathy in diabetic patients[J]. Annual Review of Medicine，1995，46（46）：79-93.

[7]南征，刘世林，祝志岳，等.一则八法是诊治消渴及并证管控有效机制[J].长春中医药大学学报，2018，34（1）：1-3.

[8]赵芸芸，张琦，南征.南征教授应用解毒通络益肾导邪法治疗消渴肾功能衰竭[J].吉林中医药，2018，38（1）：45-48.

[9]于敏，史耀勋，田谧，等.南征教授从毒损肾络立论治疗糖尿病肾病经验[J].中国中医急症，2009，18（1）：74-75.

[10]马晓燕，刘月，王艳杰.慢性肾功能衰竭之毒邪[J].吉林中医药，2014，34（10）：1038-1040.

[11]孙胜君，南征.消渴膜原论[J].长春中医药大学学报，2013，29（2）：227-228.

[12]郭俊，陈莉明，常宝成，等.大黄为主中药灌肠治疗2型糖尿病肾病的研究[J].临床荟萃，2011，26（18）：1595-1598.

[13]白剑峰，林培贤.中药灌肠治疗慢性肾功能衰竭[J].中医临床研究，2011，3（3）：86-87.

[14]赵晨男，崔云竹.浅析中药灌肠方在糖尿病肾病中的临床应用[J].光明中医，2016，31（20）：3052-3054.

南征教授应用解毒通络益肾导邪法治疗消渴肾衰

赵芸芸[1]，张琦[1]，南征[2]

（1.长春中医药大学，长春 130117；2.长春中医药大学附属医院，长春 130021）

摘要： 目的 观察南征教授运用解毒通络益肾导邪法治疗消渴肾衰的临床疗效。方法 将81例患者随机分为治疗组与对照组。治疗组在常规治疗基础上以解毒通络益肾导邪为大法治疗，对照组在常规治疗基础上给予海坤肾喜胶囊和黄葵胶囊治疗。4周为个1个疗程，共2个疗程，观察治疗组与对照组的空腹血糖（FBG）、糖化血红蛋白（HbA1c）、尿酸（UA）、肌酐（SCr）、24小时蛋白定量改变情况。结果 2个疗程后，治疗组治疗有效率为78.43%，对照组的治疗有效率为56.67%，2组比较差异具有统计学意义（$P<0.01$）。结论 运用南征教授解毒通络益肾导邪法治疗消渴肾衰能改善症状，降低空腹血糖、糖化血红蛋白与肌酐，清除蛋白尿。

关键词： 南征；消渴肾衰；解毒通络；益肾导邪

Detoxifying and dredging collaterals and kidney – benefiting and pathogenic guiding therapy treating diabetic renal failure by Professor NANZheng

ZHAO Yunyun[1], ZHANG Qi[1], NAN Zheng[2]

（1. Changchun University of Chinese Medicine, Changchun 130117, China;

2. Affiliated Hospital of Changchun University of Chinese Medicine, Changchun 130021, China）

Abstract: Objective To observe the curative effect of detoxifying and dredging collaterals and kidney – benefiting and pathogenic guiding therapy in the treatment of the diabetic renal failure.Methods 81 patients were ethods randomly divided into the treatment group and the control group. The treatment group was 51 cases. On the basis of routine treatment, the treatment was treated withdetoxifying and dredging collaterals and kidney – benefiting and pathogenic guiding therapy; control group was 30 cases, on the basis of routine treatment, given hikon renal capsules and Huangkui capsule treatment. 4 weeks for 1 course, a total of 2 courses, observe the treatment group and the control group fasting blood glucose（FBG）, glycosylated hemoglobin（HbA1c）, blood uric acid（UA）, serum creatinine（SCr）, 24 hours urine protein quantitative change.**Results**　After 2 courses of treatment, the effective rate esults of treatment in the treatment group was 78.43%, and the effective rate of the control group was 56.67%. **Conclusion**　The use of detoxifying and dredging collaterals and kidney – benefiting and pathogenic guiding therapy of Professor NAN Zheng can improve symptoms, reduce fasting blood sugar, glycated hemoglobin and blood creatinine, and remove albuminuria.

Keywords: NAN Zheng; diabetic renal failure; detoxifying and dredging collaterals; kidney–benefiting and pathogenic guiding

消渴肾衰相当于西医学的糖尿病肾衰竭，是最常见的糖尿病（DM）慢性并发症之一，属中医学"消渴""消肾""尿浊""水肿""关格"等范畴。糖尿病肾病是糖尿病最常见的慢性微血管并发症之一，糖尿病患者病程15年以上者，约41%并发糖尿病肾病。每年新增终末期肾病患者中，糖尿病肾病所占比例逐年升高，已成为发达国家终末期肾功能衰竭的首位原因[1]及威胁人类健康的一大杀手[2]。西医学对糖尿病肾衰竭的病因病机尚未有完全阐明。南征教授在多年临床经验基础上，首创毒损肾络学说[3]，提出本病的形成与散膏、膜原密切相关，以解毒通络益肾导邪法治疗消渴肾衰取得了较好的临床疗效。

1 临床资料

1.1 一般资料　本研究共纳入病例81例，均为2013年1月—2017年7月长春中医药大学附属医院南征教授门诊及内分泌疗区住院患者。纳入患者分为2组。治疗组51例，男39例，女12例，年龄24～81岁，平均年龄60.24岁，消渴病病程最短时间为5年，最长时间为34年，平均病程为19.5年；对照组30例，男20例，女10例，年龄26～83岁，平均年龄60.58岁，消渴病病程最短时间为2年，最长时间为24年，平均时间为19.5年。2组患者的年龄、性别、病程及病情临床资料经统计学处理无统计学意义，具有可比性。

1.2 诊断标准　中医诊断标准依据《中药新药治疗糖尿病临床研究指导原则》[4]和《慢性肾衰竭诊疗指南》[5]为标准。临床表现：口渴多饮、尿频尿浊、腰膝酸软、少气懒言、倦怠乏力、畏寒怕冷、手脚麻木、颜面四肢浮肿，舌质暗、隐青或有瘀斑，脉沉细无力。西医诊断标准：糖尿病诊断标准参照1999年WHO颁布的诊断标准，糖尿病肾衰竭诊断标准参考Mogensen的标准[6]。诊断要点：1）糖尿病病史明确。2）肌酐＞133μmol/L。3）排除其他疾病引起的肾脏功能衰竭。

1.3 排除标准 1）妊娠或哺乳期妇女。2）对药物过敏者。3）肝功能不全者或肌酐清除率异常等原发系统疾病者。4）心功能衰竭、急性心肌梗死及其他严重心、肺疾病。5）严重感染或外伤、外科大手术、临床有低血压或缺氧等。6）合并其他严重糖尿病并发症。

2 治疗及观察方法

2.1 常规治疗 二甲双胍缓释片0.85g，1次/天，早餐中嚼服。

2.2 治疗组 治疗组患者严格遵守"一则八法"。按照南征教授制定的蛋白尿饮食表合理饮食。具体做法如下：6:30吃早饭，11:30吃午饭，17:30吃晚饭。主食以大米、小米饭为主；蔬菜以大白菜、小白菜、芹菜等8种蔬菜为主，洗净，淋干。切成一寸宽，开水烫焯，加香油、芝麻、海鲜酱油温拌。禁食豆制品、肉类、海鲜、生冷瓜果等食品。饮白开水，醒后大口，饭前、饭后小口，睡前大口，以每天1300ml为宜。避免劳累，静卧静养，22点准时睡觉，睡眠时间以7～8小时为宜。避免运动，尽量卧床。患者遵守的"一则八法"，其中"一则"是指辨证求因，审因治人，标本同治，治病求本；"八法"是指内外同治法、饮食运动法、养生静卧法、标本兼顾法、反省醒悟法、养神心理法、心得日记法、依从教育法。在常规治疗基础上，南征教授以解毒通络益肾导邪法拟方消渴肾安汤[7]，药物组成如下：大黄、土茯苓、黄芪、黄精、覆盆子、金荞麦、紫荆皮、木蝴蝶、血竭、丹参、槟榔、草果、厚朴。水煎取汁360ml，每次120ml，3次/天，饭后20分钟温服。紫河车粉，每次3g，3次/天，温开水冲服。睡前保留灌肠，药物如下：土茯苓、黄芪、牡蛎、大黄、厚朴、枳实、制附子、金银花，每剂水煎取汁200ml，每次100ml，2天1剂。

2.3 对照组 对照组患者低脂、低蛋白饮食，在常规治疗基础上口服海坤肾喜胶囊，3粒，3次/天；黄葵胶囊5粒/次，3次/天，饭后20min口服。

2.4 疗程 每个疗程为4周，连续治疗2个疗程后进行数据统计分析。

2.5 观察指标 2组患者分别于治疗前后检测患者空腹血糖（FPG）、糖化血红蛋白（HbA1c）、尿酸（UA）、肌酐（SCr）、24小时蛋白定量。计算患者中医症状积分，主要症状包括口渴多饮、腰膝酸软、气短懒言、倦怠乏力、畏寒怕冷、颜面四肢浮肿，根据无、轻、中、重度分别计0、1、2、3分。在此基础上计算各指标治疗前后升降率，升降率=（治疗前该指标数值–治疗后该指标数值）/治疗前该指标数值×100%。

2.6 疗效判定标准 根据《中药新药临床研究指导原则（试行）》制定。显效：临床主要症状及体征积分减少率≥50%，蛋白定量减少率≥50%，或达到正常标准；有效：临床主要症状及体征积分减少率30% ~ 49%，蛋白定量减少率30% ~ 49%；无效：未达到上述有效标准。

2.7 统计学方法 采用SPSS17.0统计软件进行数据分析，计量资料采用t检验，计数资料采用χ^2检验，等级资料采用秩和检验。

3 结果与分析

3.1 2组患者临床疗效比较 治疗组显效15例，有效25例，无效11例，总有效率78.43%；对照组显效6例，有效11例，无效13例，总有效率56.67%，2组患者临床疗效总有效率比较。治疗组优于对照组（$P < 0.01$）。见表1。

表1 2组患者临床疗效对照（例）

组 别	例数	显效	有效	无效	总有效率（%）
治疗组	51	15	25	11	78.43##
对照组	30	6	11	13	56.67

注：与对照组比较，## $P < 0.01$。

3.2 2组患者治疗前后中医症状积分比较 组内比较，2组患者中医症状积分均较本组治疗前显著降低（$P < 0.05$）；组间比较，治疗组中医症状积分较对照组显著降低（$P < 0.01$），见表2。

表2 2组患者临床症状改善情况比较（例）

症状	组别	治疗前				治疗后			
		0	1	2	3	0	1	2	3
口渴多饮	治疗组	3	24	16	8	17	25	7	2
	对照组	1	5	11	13	7	6	9	8
腰膝酸软	治疗组	5	22	14	10	16	24	8	3
	对照组	3	6	9	12	8	9	7	6
气短懒言	治疗组	2	23	15	11	14	23	12	2
	对照组	4	6	12	8	10	9	7	4
倦怠乏力	治疗组	4	23	13	11	15	22	10	4
	对照组	6	8	13	3	9	15	5	1
畏寒怕冷	治疗组	3	22	14	2	16	22	9	4
	对照组	5	9	11	5	8	14	6	2
颜面四肢浮肿	治疗组	5	24	15	7	17	21	10	3
	对照组	4	11	9	6	8	13	6	3

3.3 2组患者治疗前后实验室检查指标比较 2组患者治疗后FPG、HbA1c、

UA、SCr、24小时蛋白定量均较治疗前显著改善（ $P < 0.05$ ），见表3。

表3 2组患者实验室检查指标改善情况（ $\bar{x} \pm s$ ）

组别	时间	FPG（mmol/L）	HbA1c（%）	UA（μmol/L）	SCr（μmol/L）	蛋白（g/24h）
治疗组	治疗前	13.77 ± 3.76	9.65 ± 1.74	453.24 ± 81.62	222.83 ± 28.84	1.22 ± 0.36
	治疗后	7.73 ± 1.35#	7.51 ± 1.46#	244.14 ± 52.41#	103.64 ± 31.72#	0.75 ± 0.24#
对照组	治疗前	13.42 ± 3.68	9.46 ± 1.83	451.82 ± 77.43	220.68 ± 27.41	1.24 ± 0.28
	治疗后	7.85 ± 1.12#	7.64 ± 1.66#	327.32 ± 51.33#	138.12 ± 26.53#	0.92 ± 0.27#

注：与治疗前比较，# $P < 0.05$ 。

4 病案举例

赵某，女，69岁，于2017年3月7日入住长春中医药大学附属传统诊疗医院。糖尿病病史17年。症见：口干，口渴，乏力，汗出，怕冷，腰痛，双目干涩，视物不清，畏光，夜尿频，舌质隐青，苔白腻，边齿痕，脉沉细无力。入院后查血压：170/100mmHg，尿常规：蛋白（+++），隐血（±）。血生化示：空腹血糖8.2mmol/L，肌酐189μmol/L，尿素8.8mmol/L，尿酸442μmol/L。中医诊断：消渴肾衰（脾肾阳虚兼瘀毒证）。西医诊断：2型糖尿病；糖尿病肾病；慢性肾脏病4期。治疗方法：嘱患者严格遵守"一则八法"，按照南征教授名老中医工作室的蛋白尿饮食表控制饮食，避免劳累，静卧静养。方药：1）大黄10g，土茯苓60g，黄芪50g，黄精50g，金荞麦10g，紫荆皮10g，血竭3g（冲服），丹参10g，槟榔10g，厚朴10g，土鳖虫5g，郁金5g，白茅根50g，络石藤10g，蝉蜕10g，僵蚕10g，陈皮10g，益母草10g。水煎取汁，取120ml，3次/天，饭后20min温服。2）大黄10g（后下），厚朴10g，枳实10g，牡蛎50g（先煎），黄芪50g，炙附子5g（先煎），金银花20g，土茯苓100g。水煎取汁200ml，2天1剂，1次/天，每次100ml，睡前外用保留灌肠。3）紫河车粉，每次3g，3次/天，饭后温开水冲服。3月21日会诊：尿常规蛋白（++），尿隐血（-）。血生化示空腹血糖7.4mmol/L，肌酐174μmol/L，尿素7.4mmol/L，尿酸412μmol/L。口干多饮减轻，汗出明显，夜尿频，舌质暗，苔薄白，脉沉细。上方浮小麦10g，麻黄根10g，诃子10g，金樱子10g，苍术10g。余药照用。4月7日诊：尿常规示尿蛋白（++），尿隐血（-）。血生化示空腹血糖6.9mmol/L，肌酐149μmol/L，尿素7.1mmol/L，尿酸404μmol/L。口干多饮减轻，汗出不明显，夜尿频，舌质红，苔薄白，脉弦细无力。上方去浮小麦10g，麻黄根10g。余药照用。4月21日出院后门诊复诊：尿常规示尿蛋白（+）；血生化显示空腹血糖6.1mmol/L，肌酐137μmol/L，尿素氮7.1mmol/L，尿酸410μmol/L。口干多饮减轻，汗出不明显，夜尿频症状明显减轻，近日睡眠欠佳。舌质红，苔薄白，脉沉细。上方去诃子、金樱子、苍术，加酸枣仁15g，柏子仁15g，夜交藤30g。余药照用。5月7日门诊复诊：尿常规示尿蛋白（±）；血生化示空腹血糖5.1mmol/L，肌酐128μmol/L，尿素氮6.8mmol/L，尿酸398μmol/L。患者自诉症状明显减轻，上方续服9剂。余3剂为末，加紫河车300g，混合炒香，每次3g，3次/天。嘱患者每周复尿常规，有变化随诊。每月定期复诊。

5讨论

糖尿病肾衰在西医治疗上以保护微小血管、控制血糖、平稳降压为主要的治疗手段[8]，以肾素-血管紧张素抑制药如依那普利、氯沙坦钾、缬沙坦等研究较多[9]，但临床疗效上尚不满意。导师南征教授在中医经典理论的指导下，依据《灵枢·师传》等中医经典理论，结合多年对消渴肾衰的潜心研究，创新性提出了治疗消渴肾衰等中医疑难重症的综合诊疗管控有效机制"一则八法"，让患者真正做到自己管理自己，让每个患者建立起自我管理表，从多方面来监测自己的生活，让患者以心得日记的方式做好记录，来反省醒悟生活中的不良习惯，真正提高消渴肾衰患者的生活质量，使患者终身受益。南征教授认为，消渴病位在散膏，消渴日久不愈，升降出入失调，水精输布受阻，脂膏布散失常，三焦气化不利，损伤散膏，散膏受损后产生的痰浊、湿热、瘀滞等病理产物在体内日久可互结为毒邪。毒邪盘踞膜原[10]，从气街处而入，亦可经咽喉损伤肾络，肾之体用皆损而成消渴肾病。毒邪贯穿消渴肾衰的始终[11]，"毒"虽然属于邪的范畴，但其不仅仅指一种单一的、具体的致病因素，更重要的是它代表着一种非常邪所为的病势胶着、顽固不愈的病因病理概念[12]。故南征教授治疗消渴肾衰用解毒通络益肾导邪法，并创立了消渴肾安汤[13]。方中以大黄、土茯苓为君药，重在排毒解毒，除湿通络，以黄芪、黄精为臣药，2药合用共同助君益气养阴、滋补肝肾、安和脏腑[14]。金荞麦治咽喉，保护肾之根本[15]，紫荆皮、血竭、土鳖虫、郁金、益母草清热解毒通络、活血化瘀。厚朴、草果、槟榔为达原饮之主药，三药合用直达膜原，使毒邪速离患病之巢穴为佐使药。辨证加减：口渴多饮者加葛根、石斛；畏寒怕冷者加小茴香、肉桂；手脚麻木者加桃仁、红花；腰膝酸软者加杜仲、桑寄生。辨症加减：有尿隐血者加侧柏叶炭、血余炭、蒲黄炭、艾叶炭、生地炭；蛋白尿加络石藤、陈皮、益母草、僵蚕、蝉蜕；尿酸升高者加猫抓草、山慈菇、土鳖虫。全方药物合用，补而不滞，标本兼顾，相辅相成，共奏助阳益肾、解毒通络、解肾毒之功，使毒浊祛，肾安毒解，膜原透达[16]。治疗过程中做到辨证求因，审因论治，随症加减。研究结果表明，消渴肾安汤具有解毒通络、益肾导邪的功效，对改善消渴肾衰的临床症状，降低空腹血糖、糖化血红蛋白与肌酐，消除蛋白尿有着重要意义。

参考文献

[1]南征，朴春丽.消渴肾病诊治新论[J].环球中医药，2012，8（5）：598-600.

[2]吕萌，胡高云，涂志军，等.糖尿病肾病的发病机制及抗糖尿病肾病化合物的研究发展[J].中国新药杂志，2014，23（10）:1139-1145.

[3]米佳，朴春丽.南征教授基于"络病"理论治疗消渴肾病的经验[J].国医论坛，2016，5（31）:24-26.

[4]中华人民共和国卫生部.中药新药治疗糖尿病临床研究指导原则[S].北京：人民卫生出版社，1987.

[5]中华中医药学会.慢性肾衰竭诊疗指南[J].中国中医药现代远程教育，2011，9（9）：132-133.

[6] Mogensen CE.Management of early nephropathy in diabetic patients[J]. Annual Review of Medicine, 1995，46（46）：79-93.

[7]祝志岳，南征.南征教授从邪伏膜原理论论治消渴肾病[J].实用中西医结合临床，2016，16（8）：56-57.

[8]张国艳，张浩，牛效清，等.前列地尔联合贝那普利治疗糖尿病肾病蛋白尿的疗效[J].当代医学，2012，18（4）：145-146.

[9]马丽芬，刘彦君，苏振丽，等.高压氧联合厄贝沙坦预防2型糖尿病患者微血管病变的临床效果[J].中国医学前沿杂志，2015，7（9）：29-32.

[10]孙胜君，南征.消渴膜原论[J].长春中医药大学学报，2013，29（2）：227-228.

[11]于敏，史耀勋，田谧，等.南征教授从毒损肾络立论治疗糖尿病肾病经验[J].中国中医急症，2009，18（1）：74.

[12]南征.毒损肾络所致消渴肾病机理浅说[J].吉林中医药，2007，27（1）：227-228.

[13]南红梅，周凤新，韩香莲.南征教授治疗消渴肾病新路径[J].长春中医药大学学报，2012，28（1）：291-292.

[14]刘小伟，殷国海，南征.益杞精消肾安汤治疗消渴肾病（糖尿病肾病）临床疗效[J].现代医药卫生，2016，32（10）：1443-1445.

[15]刘艳华，任喜杰，王建，等.任继学应用喉肾相关理论治慢性肾风经验[J].中医杂志，2015，56（4）：283-285.

[16]南一，南征，姜良铎.益肾通络解毒汤治疗消渴肾病气阴两虚兼瘀毒型的临床研究[J].辽宁中医杂志，2008，35（1）：75.